これからの医療と介護のカタチ

超高齢社会を明るい未来にする10の提言

［編著］
佐々木 淳
医療法人社団悠翔会理事長

日本医療企画

これからの医療と介護のカタチ

超高齢社会を明るい未来にする10の提言

はじめに　現在の延長線上にない新しい未来を求めて

２００６年、私と在宅医療との出会いは偶然でした。

治療医学という武器が必ずしも通用しない領域。治らない病気や障害と共に生きる人々と医療者としてどう向き合うのか。医師として初めて「患者の本当のニーズは何なのか」を意識しました。

以来、在宅医療に魅せられ、首都圏で在宅医療に専念してきました。年々変化していく地域のニーズを肌で感じつつ、同時に患者さんたちの暮らしを通じてさまざまな問題が見えてきました。地域の期待に応えるべく、私たちは在宅医療機関としての診療力を強化しながら、時に保険診療の枠を超え、採算性を保留し、前例のない取り組みにも挑戦してきました。

私たちを駆り立ててきたのは使命感というよりは焦燥感と危機感。目の前に山積する課題、そして予想可能な未来。何とかしなければならないという強い思いで、今日まで試行錯誤を続けてきました。

２０１６年、未来はさらにはっきりと見えてきています。

急激に増加していく後期高齢者と死亡者、介護施設の不足、増え続ける医療介護費……。とくに私たちの診療フィールドである首都圏には、避けることのできない厳しい変化が待ち受けています。しかし在宅医療を含む地域医療とケアの体制は、この超高齢化に適応する準備ができていません。

私たちはどうあるべきなのか。

医療法人社団悠翔会の創設から10年を経て、改めて考えてみたいと思いました。

専門職としての固定観念と硬直した思考回路がこの議論を停滞させてきました。重要なのは「何ができるか」ではなく「何をすべきか」。そのための具体的なビジョンを見つけ出すことです。これまでの延長線上に、あるいは専門性という殻のなかに、解を見つけることはできないだろうと感じました。しかし、立ち止まっている時間的余裕はありません。

私たちは未来のために自ら行動する24人のオピニオンリーダーたちにそのヒントを求めました。

社会保障政策、医療経済学の先鋭的研究者が見据える日本の未来像を共有し、人口構造の変化に最適化した医療を模索する医師・歯科医師・看護師・薬剤師からは、新しい時代の医療職のあり方を。ケアとは何かという本質的な問いに向き合い続ける当事者と各領域の専門家からは、誰もが避けることのできない身体機能障害、認知症、そして人生の最終段階において、私たち自身の行動変容の必要性を示唆されました。社会学の視点から介護職や家族の役割を再定義し、ケアする側の課題を整理するとともに、コミュニティデザインやシニアビジネスの視点から高齢化は負の側面ばかりではないということを確認しました。

いずれの対話も多くの示唆に富んでいます。超高齢化という未来を変えることはできません。しかし、私たちのあり方次第では、未来は決して暗いものではないという確信を持つことができました。あとは行動するだけです。

２０１６年11月
佐々木 淳

contents

これからの医療と介護のカタチ
超高齢社会を明るい未来にする10の提言

第一章

日本が迎えた「超高齢社会」を識る

世界初の「長生きして良かった」と言える社会を完成させよう。

社会保障の給付と負担のシステムは完成している。重要なのは高齢化に伴う負担増に対し、納得できる医療介護が提供され、そして誰もが生活者として「生き切る」ことができること。生活の場である「地域」で、医療介護の壁を超えて、生活を支え、療養の質を高める。そして、社会全体で戦略的に予防に取り組み、それを社会の文化に高めていく。日本という成熟した国は、新しい時代の秩序をつくることができるはずだ。

辻 哲夫
東京大学高齢社会総合研究機構特任教授
西村周三
一般財団法人医療経済研究・社会保険福祉協会 医療経済研究機構所長

日本の未来に対するアドバンスケアプランニング

在宅療養支援診療所の制度が始まってから10年、医療や介護のサービス、社会環境は大きく変貌を遂げた。今後の超高齢社会を迎えるにあたり、どのような体制を整えていけばよいのだろうか。これまでを振り返りつつ、医療制度改革に早くから関わり、高齢社会研究でも高い成果を誇る辻哲夫氏、医療経済学の草分け的存在の一人として知られる西村周三氏に、将来における在宅医療の姿について語っていただいた。

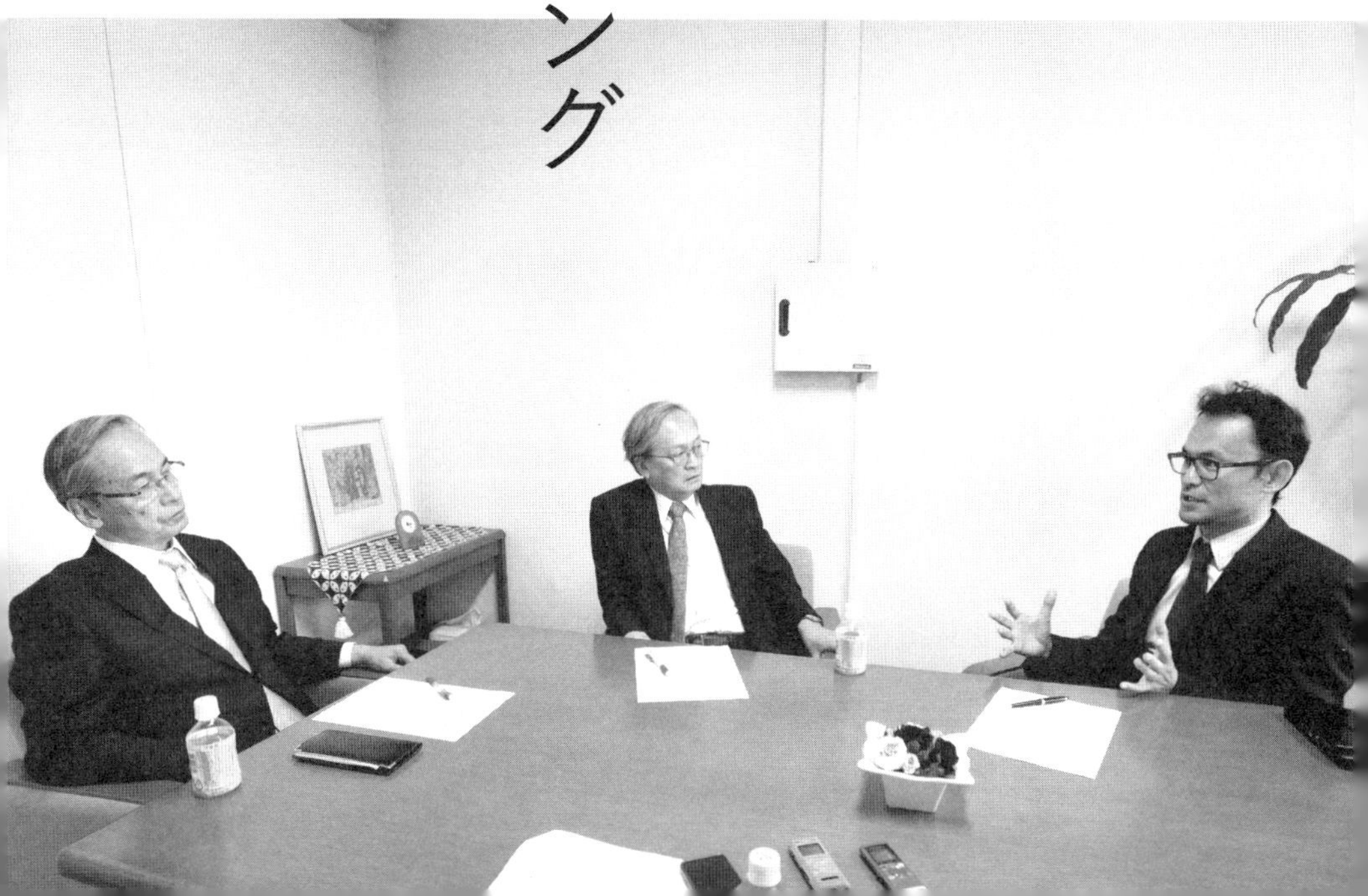

制度や経済への不安を払拭する

佐々木 ２００６年、在宅療養支援診療所が制度化されて10年が経過しました。医療や介護の状況、提供されるサービス、社会の状況も変わるなか、これまでの10年を振り返りつつ、25年、35年、40年といった、次の節目となる時期までに我々がどういったスタイルの在宅医療やケアを提供できる体制をつくっていけばいいのか。本書では、具体的なビジョンを明らかにしたいと考えています。

また、超高齢社会というと、マスコミや社会一般は悲惨なものと捉えがちですが、こうやって取り組めば違うのではないかと、前向きなメッセージも発信したい。

辻先生、西村先生には、少子高齢化、超高齢・多死社会を迎えた日本が、具体的にどういう社会なのか。医療介護における保険のサービスは、今後どうなっていくのか。シミュレーションできる部分と、我々の努力や工夫で変化し得る部分について、お考えをうかがいたい次第です。

いわば日本の未来そのものに対するアドバンスケアプランニング*について、というイメージです。

医療や介護の事業所で働く人たち、あるいは一部の国民は、医療介護の両保険制度がこのままの状況でやっていけるのか不安を抱えています。私自身も医療機関の経営をしていて診療報酬が入ってきますが、これを誰かが負担していると考えた時、今後の社会保障費の増額を考えると不安が否めません。とはいえ辻先生は以前お話

＊アドバンスケアプランニング：意思決定支援の一環で、患者の意思決定能力低下に備えて、今後の治療、療養について話し合うこと。現在の病状と今後の見通しを伝え、患者の治療やケアに対する意向、死生観や希望について聞き、意思が尊重される安心を得てもらえるようケアすること。本稿のタイトルでは「日本の将来に対する見通しと展望を明らかにする」との意。

をお伺いした際に、社会保障は地域からしっかり組み直していけば、何とかなるとおっしゃっていました。その見通しをうかがえますか。

辻　一般的には高齢化率が21％を超えれば「超高齢化」と言われますが、日本は世界が経験したことのない超高齢社会、20％台、30％という未知の社会に向かっていて、社会保障の負担をどうするかは大きな課題です。

ただし、あえて申し上げると、社会保障の給付と負担のシステムは、ほぼ完成しています。

年金、医療、介護と、部分部分で議論はあるものの、基本的には費用負担の調達システム、患者、利用者負担のレベルは、長い時間をかけてつくり上げてきた結果、制度は整ってきている。従って、今後はシステムの整備よりも、高齢化において負担をどのように引き上げるかが問題でしょう。

これまで被用者と非被用者の間の制度間調整、高齢者の給付に対する公的財源の配分、国と地方の負担関係、利用者の負担のレベルなど、制度ごとに合意がつかない点について問題があるということで腐心しましたが、概ね整備されたように思います。ならば、今後は負担の引き上げが課題であり、上げなければならないことも事実です。

そうなると、国民の健康や自立度をできるだけ維持して、社会保障、税負担にかかるウェイトをいかに減らしていくか、広い意味での予防政策や、改めて生活の質にも注目しないといけません。

一方、現代は大なり小なり虚弱な期間を経て死に至る、俗にいう「ピンピンコロリ」をかなえる人は稀です。これは医療技術が進展した成果でもありますが。ならば自立した期間を延ばし虚弱な期間を短くすると同時に、虚弱になっても「生きていて良かった」という流れにしないと、長生き社会は完成しません。

社会保障との関係で言えば、負担の合意を取り付けるためにも、生活習慣病とフレイル*の予防政策を戦略的に、社会の文化に高める気持ちでやっていく意気込みが求められます。

また虚弱になり、死に至る過程に医療と介護は両方必要です。自立度が落ちている状態で、病気であるということで、医療介護の連携は生活の場で行われるべきでしょうし、高齢者が老いる過程を「生活者」として過ごせなければ、幸せとは言えません。そこで、両者をつなぐ役割として期待しているのが在宅医療です。

こういった構図を展望していて、団塊の世代が75歳を迎える２０２５年を節目に大転換していく必要があると考えています。

戦略展望はありますから、実現できるかどうかが課題で、日本に住んで良かった、良い国と言えるよう、全国民が総力を挙げて成し遂げなければなりません。

西村 私の専門は経済で、社会保障に関しては税金がどうなるかなど、お金の面から問題を捉えています。

最近は三つの視点から考えていて、ひとつは我々の収入で、そこから社会保障にどれだけお金を使うかというフローの視点です。

一方、私たちは去年よりも今年の方が豊かで、来年はもっと豊かになるという「伸び率」も重視します。これからの超高齢社会を人間の身体に例えると、大人に

フレイル：加齢による衰弱のこと。世界的にもまだ確固たるコンセンサスがないが、多面的であることが分かり「身体の虚弱（フィジカル・フレイル）」と共に「こころ・心理の虚弱（メンタル・フレイル）」「社会性の虚弱（ソーシャル・フレイル）」があり、バランスのとれた評価やケアが求められる。また、フレイルは「フレイル・ドミノ」と呼ばれる悪循環を起こすこと、高齢者の低栄養や歯科口腔の問題とも関係する「オーラルフレイル」も問題視されている。

辻 哲夫
東京大学高齢社会総合研究機構特任教授

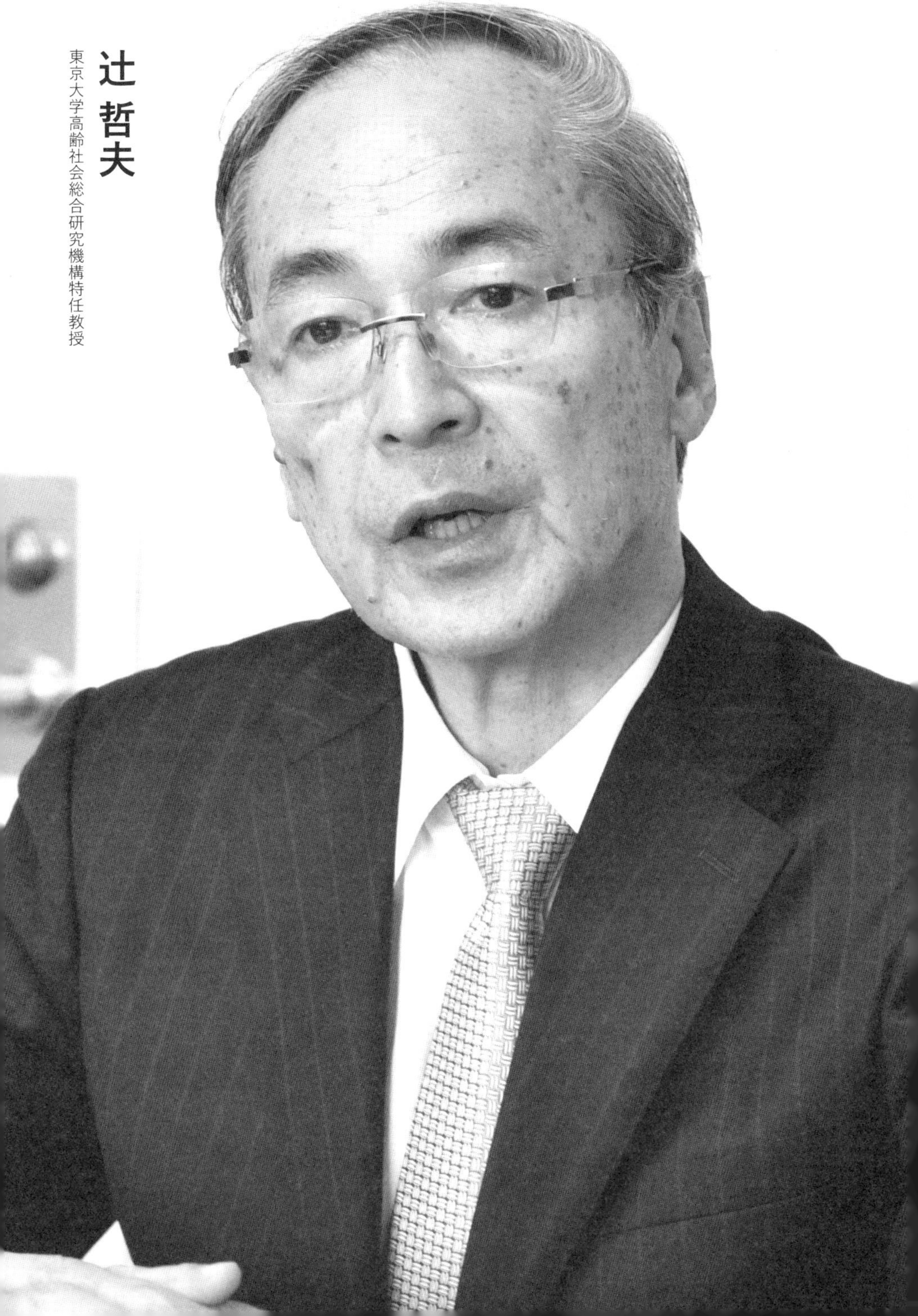

なり、年を取っていくので、これから先も成長し、身体が大きくなるというイメージからは発想の転換が必要だと思います。

また、超高齢社会を迎え、「日本経済」という身体がどうやって病気を予防し、健康を維持していくかでは、日本には基礎体力と言える金融資産や住宅など、世界的に見ても豊かな財産があります。それをメンテナンスしながら活用していくというアイデアが求められるでしょう。

例えば、近年は空き家問題が取り沙汰されていますが、社会で活用するなど、持っている財産をどう使っていくかが肝心です。簡単な話ではありませんが、日本経済も財産を活用することで、豊かな経済を維持しながら、かつ社会保障も継続できます。

例えば、お年を召して90歳になった方が、もっと広く大きい家に住みたいといった発想は、これからの社会とはミスマッチと言わざるを得ません。広い家に一人で暮らすというのは非効率です。発想を換え、新しいアイデアで在宅という財産を使っていくことで、ケアの体制も整っていくでしょう。

経済と社会保障の対象としての高齢者をパラレルに考えていくと、経済に関しては資産課税を徴収することも考えられますし、財源の基として保有財産を使うという発想もできます。

日本経済自体は100歳になっているわけではなく、まだ壮年期でこれから熟年期に入っていく様相なので、ある程度、所得を生み出すことも可能です。

さらに言えば、年齢別に1人当たりに使われる医療費を増やさなければ、医療費の総額はさほど増えないことも分かっています。

超高齢社会になるに伴い医療費が高騰するという指摘があり、高薬価の薬剤が財政を破たんさせるという指摘もありますが、そもそも日本では薬価を決めるのは厚生労働省ですから、財政がひっ迫すれば調整される。1人当たりの医療費がコントロールされている限り、この国の医療費に問題はないという見方ができます。

加えて、伸び率はそれほどないとしても、持っている財産、毎年の収入で考えていくと日本は世界的に見ても捨てたものではなく、世界トップクラスの水準を維持しながら、超高齢社会を迎えることが可能です。

社会全体で予防、今こそ

佐々木　予防が大事ということですが、現状の医療制度、保険診療の枠の中では、生活習慣病自体の発症予防など、手前の段階での介入が難しいです。また、フレイル予防も医療機関ではなかなかできません。

とくに通院困難になってから患者と出会う在宅医療は、予防といっても肺炎や再骨折の予防などに限られます。糖尿病患者であれば治療の過程で二次的な動脈硬化を防ぐことはできますが、それも重症化予防です。

辻　確かにそうですね。そこで、私が言う予防とは「社会全体での予防」という観点です。

生活習慣病であれば発症前、フレイルなら要介護になる相当前、サルコペニア*の

サルコペニア：骨格筋の筋繊維の減少と萎縮、身体活動の低下によって起こる「加齢性筋肉減弱症」のこと。骨格筋の筋繊維の減少と萎縮は栄養低下、ホルモン変化、代謝性変化、炎症性変化などから起こる。診断は①四肢（手足）の筋肉量、②筋力（握力）、③身体能力（通常の歩行速度）で評価する。

兆候が出る頃からの予防が重要で、これらに医学的な治療はまだ関与する必要はありません。

生活習慣病予防は身体活動、運動とバランスのとれた食事の管理といった個人の行動次第、フレイルも高齢期にサルコペニアの兆候が出るころから防ぐことはできます。筋肉の減少を防ぐには、栄養管理、口腔機能の維持、歩くことを基本とする身体活動、これらを土台とした社会参加が大切で、要は閉じこもらないということです。

それが予防につながるのはエビデンスによって検証されています。従って社会のシステムそのものを「生活習慣病予防は若い頃から、老いたらフレイル予防」ということで、そういう行動パターンをしやすい、することを好むような社会をつくるという意味で予防政策が求められます。

もうひとつ重要なのは、虚弱な期間を経て死に至るという現実をポジティブに迎えること。「最期まで人生を降りない」という生き方をすることであり、「生活者として生き切る」という姿勢です。誰もがコミュニティのなかで自分の人生、生活、命を生き切ることができるシステムがあれば、どのような時期にも人生は輝き、社会や経済の伸び率は小さく見えても、質的に分厚い社会へと変わっていくでしょう。

それには発想の転換が必要で、従来型の医療もかなりのパラダイムシフトが求められます。重症化予防も大事ですが、その手前をやらないと社会変革には至りません。重症化予防はある程度成功していますので、次のステップとしてその手前の対応へ。一方、虚弱になっても「長生きして良かった」というための医療・介護の連携を、社会のシステムにしていくことです。

　財源は保険料負担を含めた公費にかなり依存しますが、そこで新たに良質な、素敵なサービス業態が育てば雇用も促進され、国民からの支持も得られるのではないでしょうか。


西村　制度的な話をすると、日本の医療保険制度、正確には健康保険法は、一次予防にシフトしていくと思っています。現状は重症化予防に関しては保険でかなりカバーしていますが、さらに前の段階へ、高齢者に始めたことを参考にしながら、若い人向けにも広がっていくでしょう。

　その、ひとつのキーワードが「多職種連携」です。なぜかというと、一次予防の観点では運動や食生活が注目され、これに伴い、理学療法士や管理栄養士といった専門家の関与が高まるでしょう。食べ物の嚥下に関しては歯科衛生士など、さまざまな専門職が医師や看護師と共にチームを組み、若い頃から健康維持・増進という方向に進んでいくに違いありません。

　喫緊の課題は高齢者なので、この世代を重点的に試みて、得たノウハウや知見が幅広い世代にも応用されていくと思います。

　予防は治療に比べると不確実で、保険制度に確定的に組み込むことが難しい面もありますが、辻先生の取り組みが引っ張ってくださっていますし、高齢者に対する予防政策にエビデンスが出ることにより、他地域、多世代へ広がるでしょう。いずれにしろ、世界的にも医師の仕事は治療から予防も含まれていくのではないでしょうか。

辻　西村先生のお言葉を私なりに表現させていただくと、多職種連携の共通の土台は地域生活であり、生活を支えるために地域に着目した多職種の連携が必要だということです。

また、例えばリハビリテーションを行うセラピスト職の仕事は、以前は「機能回復」といわれましたが、それは単なる一概念にしか過ぎず、本来はその人らしい生活を続けるための支援をする「生活リハ」というように、役割が広がっています。かつての、生理学的な概念を基本とした医療から、より社会的・心理的なジャンルに拡大していく必要性があり、医療人であれば治療だけではなく、生活、地域、社会といった概念に目覚めていくことが望まれます。

医学部教育や研究の変革の好機

佐々木　在宅医療に携わっていて残念に思うのは、日本では患者も、家族も切羽詰まった状況にならないと、死を考える機会があまりないということです。実際に、看取りの話をすると抵抗を感じる方も多く、患者や家族は「病院に行けばなんとかなる」と無意識に思っていることが多いです。

だいぶ減ってきてはいますが、老衰なのか、病気なのか、誰も判断しないから「お任せします」と言われて、医師もできる限りの医療行為をする、そんな傾向が依然あります。そこで予防の部分を含めても、社会教育というか、できれば子どもの教育から関わっていくことが大事ではないか、などと在宅医の集まりでは話しています。

医学部の教育も疾病治療学が中心で、私自身もＩＣＦ＊の概念を知ったのは在宅医療を始めてからでした。

急性期病院で働いている時も、大学院に通っている時も、基本的には「病気を治す」というのが価値判断の基軸で、生活にアウトカムを置くという発想は在宅医になるまでありませんでした。

しかし、辻先生がおっしゃる通り、私たち全員が、いずれ虚弱の状態となり、治らない病気や障害とともに、人生の終末期を迎えることになります。病気の治癒や改善が唯一のアウトカムだとすれば、誰しもが人生の最後に不幸になります。しかし、生活のなかに答えを見つけるということであれば治療も、リハビリテーションも、看護も目標が変わってくると思います。

そういう発想を医療者の養成の段階から教育していく、国民全体が持っていくというのも大事なことだと感じています。

西村　誤解を恐れず、期待を込めて言うなら、現在の医学部教育には問題がありますね。私はかつて皮肉の意味を込めて『「病院化社会」の経済学』＊という本を上梓し、ここでは現代医療システムに対する疑問を呈しました。その思いは今も変わらず、死を含めて、医療にまつわる現状を家に取り戻すことが大事だと考えています。

例えば、子どもや孫たちが、近代的で環境の良い病院にお見舞いに行っても、高齢者が人生の最終段階にあるという実感は湧きません。ところが家で過ごしていると、衰えていく様を子どもたちが見続けるわけです。

ＩＣＦ：障害の分類に関する国際的な共通の定義で「International Classification of Functioning, Disability and Health（国際生活機能分類）」の略。生活機能と障害を「心身機能・身体構造」「活動」「参加」の3次元及び「環境因子」等の影響を及ぼす約１５００項目に分類しており、プラス面から障害を見る視点と環境因子の影響等の観点が加えられていることが特徴的。

「病院化社会」の経済学：ＰＨＰ研究所刊、１９８３年

学校教育も大切ですが、実際に身近な地域でお年寄りに接して、感じる教育という観点があってもいいと思います。

在宅医療の実習、終末期のケアに当たるなど、医学部教育も変わり始めていることは知っていますが、未だ違和感を覚えるのは研究です。教育は「何かしないといけない」といった気風が出てきましたが、本格的に医学部で人生の最終段階と死を研究しようという姿勢が感じられません。

公衆衛生学、社会健康医学、辻先生の老年学など、医学に付随する分野として出てきて、ずいぶん研究も始まっていますが、さらに深掘りしようという流れになると、教育の仕方も変わってくるはずです。ところが、教育は他の人に任せて、医学部は従来の病気の研究だけをやりますという雰囲気が漂っています。

辻　的を射たご指摘です。長い間、医学部教育がこれでいいのかと言われていて、私が医学教育の現場を見て気付いたのは、大学教育の基盤は病院なのだということでした。

西村先生は先ほど「家」とおっしゃいましたが、病院は生活の場ではなく、患者はそこにいる限り病気と闘う者として治療すべき対象です。

そういったフィールドしかありませんから、頭で分かっていても、何をすべきか見当がつかないのでしょう。

しかし結論は明白で、医学部が在宅医療のフィールドを持つことですが、残念なことに、日本の医学部には在宅医療を実践する場は設けられていません。

いずれにしても、在宅の臨床に携わっている方々と、研究を行う医学部が連携す

西村周三

一般財団法人医療経済研究・社会保険福祉協会 医療経済研究機構所長

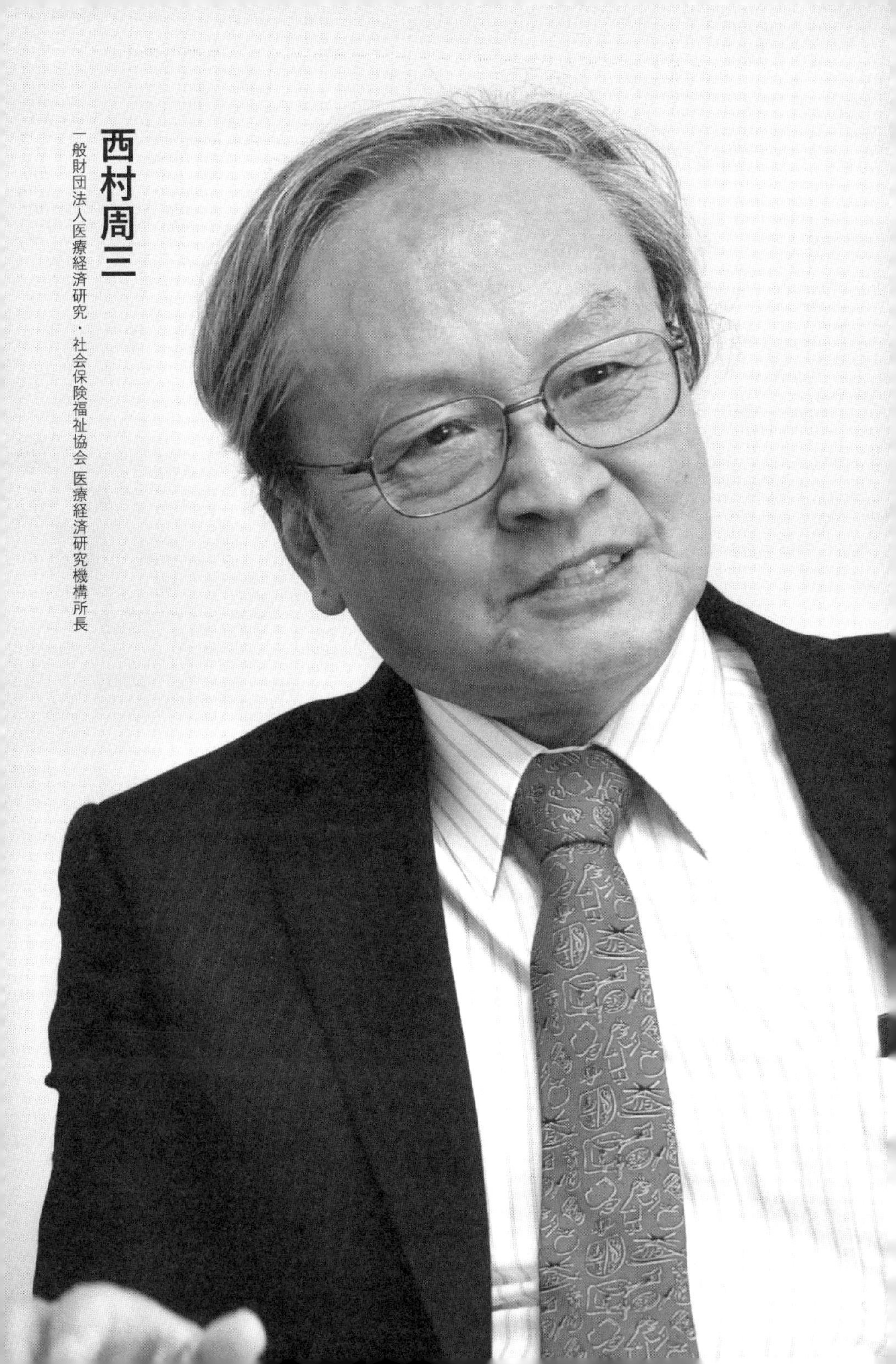

る必要があり、それに気が付き、東大医学部では在宅医療に対応できる人材の養成を行う「在宅医療学拠点」を設置されました。大学は研究作法を持っていますから、在宅の臨床症例から一定の研究成果を導くことができ、どのような研究にしていくかが今後の課題です。

東大医学部の在宅医療学拠点ですべてをやるのではなく、臨床と大学をつなぐひとつの中継点として在宅医療の研究・評価を行い、より良い在宅医療を学問として確立してくことが目的です。

これは急がないといけませんが、ようやく兆しは出つつあります。大学と連携して、在宅医療の症例分析を行い、学問として高める。それは医学部の変革にもつながっていくと思っています。

西村 英国の家庭医と日本の医師はよく比較され、そこには一長一短があり100%英国礼賛ではありませんが、家庭医の素晴らしさは「英国家庭医学会（Royal College of General Practitioners：RCGP）」という学会を組織して、症例を論文にまとめていることとです。

日本の医師もある程度インテリジェントな人たちは研究に関心があり、在宅医療と研究を並行したいと考える人も多いはず。そこで、論文なり評価される仕組みが望まれ、日本は在宅医療を研究する姿勢で遅れを取っています。英国に学びたいところです。

辻 データを見れば一目瞭然で、1950年から70年間、著しく若死にが減り、多くの人が75歳を超え、老いて亡くなるのが普通という時代になりました。医学医術が大変な貢献をしたのは紛れもない事実です。

さらに大学を見ていると、がんや心臓など、あらゆる領域で治すことに対して限界までの効果を発揮しつつあり、結局のところ多くの人々は老いたが故に亡くなるというありがたい時代を迎えました。

ならば治せる間だけのことをやるのが医療かというと、決してそうではありません。重要な人生、幸せに生きるために医療は治療だけが仕事ではないのです。

ところが実際には逆を向いているような気がしてなりません。大学自体が死を遠ざけるために病気を治すことに必死に取り組んだのは素晴らしいことですが、老いたが故に亡くなる人々に対しては、人生の質とは隔たる現状を招いてしまっています。

そうではなく、治らない、治りきらない病気を抱えた人の心豊かな生活を支えるためにも医療は必要です。

がん、認知症など幅広いさまざまな専門家は、治すことから支えることまでをどうやってつなげていくのか研究し、考える時代に入っているというのに、このことが研究と教育の現場の間でコンセンサスが得られていないのも課題でしょう。

佐々木　先日、あるがん患者さんから話を聞く機会があったのですが、集学的な治療を受けてきたものの、いざ治療が終わると主治医が誰かハッキリせず、結局、誰からもフォローされないまま自宅で放置状態になっていたということでした。

「治す医療」の対象であるうちは集中的に治療が受けられる半面、終わると一切のケアが途切れてしまう。

本来であれば、アドボケイト*というか、誰かがしっかり伴走しながら専門医が適宜協力する仕組みがあるべきです。必要な医療・社会資源を、必要なタイミングで、必要なだけ使っていくのが望ましい。そういった点でも英国は素晴らしいと思います。

日本は専門医志向が高くて、在宅医や家庭医の人気はありません。患者も、在宅医より専門医の方が、しっかり診てくれるというイメージがあるようです。そのため90歳であっても糖尿病、循環器、消化器など病気ごとに複数の主治医がいて、それぞれからたくさんの薬をもらっていて、管理するのが大変です。（苦笑）。

西村　薬の影響力は大きいようで、処方しない医師は信用できないなどと言われてしまうこともあるとか（笑）。

佐々木　はい。「風邪はウイルスの感染なので、抗菌薬を飲んでも仕方がありません」と30分間説明し、納得してくれたと思いきや、近所のクリニックでもらっていたと後で知ることもあります。

西村　漫画や落語みたいな話だね（笑）。

佐々木　はい（苦笑）。患者からすると、思い通りの医療をしてくれないことに対して、不満があるようです。しかし、保険診療は一般サービス業ではなく公的サービスですから財源は共有の医療資源。適した使い方は曲げられませんが、患者の意識は違っていたり、言いなりになる医師がいるといった現状もあります。

西村　もう少し、薬が効く・効かないといった指導があれば、患者も「もらっても効果はない」と分かるかもしれません。

*アドボケイト：人がもつ権利をさまざまな理由で行使できない状況にある人に代わり、その権利を代弁・擁護し、権利実現を支援する活動を行う人のこと。

超高齢社会においては、もっと根源的な話をする必要があり、かつ国民全員が共有する医療資源について考えて使う時代ですね。

医療は生活の場で再検証される

辻　そもそも現在の治す医療とは病院で開発された医療ですから、我々は病院医療に依存していると言えます。一定の症状に対して診断をしたら処方する、治す。その医療が効果を発揮したことはデータを見て明らかですが、虚弱な高齢期に病院医療だけがふさわしいのか、もう一度、医療が再検証される必要があるでしょう。生活の場で行われる生活を支える医療も必要です。

病院から「その症状なら、この診療科へどうぞ」という関係性だけではダメで、とりわけ高齢者は通院困難になることにもあらかじめ配慮して、在宅医療で患者の生活の質を評価して、トータルでどのようにコントロールしていくのかが肝心です。それは薬だけではなく、リハビリテーション、在宅口腔ケアなど、生活から見ると視野が広がりますし、多職種の連携といった切り口につながっていきます。

佐々木　高齢者は年を取ると共に病気が増えていくので、病名ごとに治療をしていたら、いくら薬があっても足りません。飲める薬にはおのずと上限がありますから、全体を見て、どう治療していくか優先順位を決めていく。コーディネートする役割が必要で、在宅医療は交通整理に適していると思います。

辻　家庭医療、総合診療的な機能ですね。

西村　例えば、腰が痛くても高齢だと薬では治らないこともあるでしょう。そこで、一緒にいて「痛いね」と言ってくれる人がいるかどうか、一人暮らしの方など、そういうケアをする人がいる、いないで患者の生活の質は全く違うと思います。
　それは医師がやるのではなく、ボランティアも含めて、一緒に悲しんでくれる人などをアレンジする。それができると、在宅医療の成果は上がってくるかもしれません。

佐々木　在宅医療では、医師の治療行為によって必ずしも患者が救われるわけではありません。しかし、多職種が連携して、各専門職がしっかりと仕事をすれば必ず生活の質が上がると思います。

　私自身は主にコーディネーターの位置付けで仕事をしているつもりですが、辻先生が先ほどおっしゃったように、まさしく在宅医療は家庭医療、総合診療です。日本では、純粋な家庭医や総合診療医は少ないですが、在宅医療という形で供給されている家庭医療・総合診療はかなり増えてきていると思います。ただ、在宅医療は通院困難にならないと診療に関与できない。

　在宅医の仲間たちは、もう少しはやめに介入すれば通院困難になる手前で何とかできたのではということに気付き始め、在宅医療専門だったのが、新たに外来を始める医師も増え始めています。私たちも在宅医療専門でやってきましたが、今後どうすべきか考えているところです。

多くの医師に在宅医のポテンシャルはある

辻　外来の延長として在宅医療も診るという視点に立つようになるわけですね。現在の患者ニーズに対応する、総合診療を目指す動きと言えます。

総合診療専門医や家庭医が重要なのは間違いないのですが、日本においては、それだけでは高齢化に対応し切れません。

今後2025年以後に向けて在宅医療に携わる医師が圧倒的に必要になります。現在、既にがんの専門医、整形外科の専門医など、非常に多様な分野から在宅医に転身しています。今まさに、在宅医療というフィールドで、臓器別の縦軸でものすごく勉強した専門医が、在宅という舞台で総合医的な視点で横に、T字型の専門性を持った医師になっていく、そういう転換期を迎えているということです。在宅医療の進展は、日本の医療改革の大きな土台であると確信しています。

佐々木　家庭医療という言葉ができて本格的にプログラムが動き始めたのが、2000年頃のことでした。私は筑波大出身ですが、研修医になった頃、筑波大には総合診療や家庭医のコースがなく、私は総合診療医になりたい思いはあったものの、臓器別内科ではない研修制度を持っている都内の民間の臨床研修指定病院を探し、三井記念病院に入職しました。

3年目で内科のなかでもサブスペシャリティを選択することとなり消化器内科医になり、最終的には肝臓腫瘍の専門家になり、肝臓がんだけを診る人生をしばらく続けていたところ、たまたまアルバイトで在宅医療を知り、総合診療の世界に戻ってくることになりました。

辻　サブスペシャリティまでの修練を受けないと認められない経験を経て、そのまま進む医師もいるでしょうが、在宅医療はもう一度、T字型の専門性を持った医師になっていく、時代の要請に応える大きなパス、通過点です。

政策にもちろん総合診療専門医は必要ですが、日本の医師はサブスペシャリティに至るまでに、幅広い臨床症例を経験するのが一般的と聞いています。それは幅のあるポテンシャルを持った医師を育てていることになり、在宅医療の動機付けさえできれば、在宅医に転身することが可能だと考えられます。そこで私どもは、医師に対する動機付けの研修プログラムを開発しました。

西村　最近、親御さんや子どもの間では、いろんな仕事の経験ができる「キッザニア」が遊園地よりも人気だとか（笑）。受験教育が進むなか、必要なことしか教えない雰囲気が蔓延していますが、いろいろな現場を幅広く経験することは将来にとって重要で、見直されているのかもしれない。

それは子どもだけのことではないですよね。一見するとすぐ役に立たないようなことも、習っていない、思いもしないことを経験するのは貴重。そうした意味で、在宅医療は最先端で、学ぶことができるのではないでしょうか。

佐々木　多職種連携や、治らない病気を抱える患者とのコミュニケーションは医学部の教育にはなく、実践で身につけていきました。

また、最期まで家で暮らしたいと希望する患者に対して、我々が24時間見守りますと言ったところで、弱った高齢者を見届ける覚悟のあるヘルパー、迅速に対応できるケアマネジャー、包括的な支援ができる訪問看護が不可欠で、さらにチームで目的意識を共有できないことには看取りは果たせません。

西村　専門医は基本的には病院のなかで仕事をしますが、しばしば在宅に行くという経験は重要ではないのかな。家に帰ってからどのように過ごしているか知らないと、適切な治療は考えられないでしょう。チーム化ができると素晴らしいですね。

佐々木　しかし、実は患者の多くは僕らのような在宅専門医が診ることを望んでいません。これまでの主治医にできれば最期まで診てほしい。だけど、これまでの主治医は在宅医療はやらない。そして私たちにバトンが渡されるのですが、在宅の専門医としては患者の心中を察し、苦悩するところもあります。

専門的な治療の時期を過ぎ、病気自体が治らないのであれば基本的にケアで支えていくことになります。高度な医療が要求されることは少なく、夜間の急変も実はそんなに多くはありません。かかりつけ医が対応することも難しくはないと思います。私たちは重難度ケースにも対応できるし、休日夜間も確実に対応できる。しかし、そのこと自体が患者さんにとっての幸せだとは思いません。

地域医師会と在宅医のチーム化を

佐々木　都市部の場合、かかりつけ医が大病院の専門医ということもありますが、郊外では開業医であるということも。さまざまなパターンがありますが、例えば今、医科研の緩和の先生とは、時々、受け持ちの患者の顔を見に家に行ってもらう仕組みをつくっています。

また、我々は開業医の休日・夜間対応もバックアップしていますが、そうすると、昼間はかかりつけの先生が診てくれて、急変時は我々が対応するという仕組みができて、その先生たちは安心して在宅や看取りを増やすことができるようです。

辻 それは素晴らしい。かかりつけ医であれば、地域の患者のことをよく知っているはず。膝に水が溜まる可能性のある人であれば、痛いと言えばかかりつけ医ならその場での的確な対応が可能ですが、そうでないと、病院で検査しようとなり、その間に寝たきりになってしまうかもしれません。かかりつけ医が外来の延長として、求められれば在宅で診るのが基本であるべきです。しかしながら一方で、急変時の対応に限界があり、そこにはヘッジシステムが求められます。

在宅医療専門の診療所が地域の医師会や市町村と協調しながら、医療や介護を点から面に展開していくということを期待しています。

在宅医療専門の診療所がかかりつけ医と共にチーム化するというのは、日本の医療改革のあり方のひとつ。そういう秩序を地域の医師会のなかにつくっていくことが求められていて、かかりつけ医、在宅専門の医師にとって最適な関係を築いて欲しいと考えています。

医師会そのものが地域を守るシステムになるためにも、優秀なコーディネート機能を備えた、在宅医療専門の診療所が適度に必要です。地域の医師会の秩序のなかに在宅医療専門の診療所があり、医師会に所属するかかりつけ医も安心できる関係がベストであり、そういった仕組みが成り立たない地域であれば、在宅療養支援病院となる地域の中小規模の病院が医師会と補完関係に入るのが理想だというのが、私どもの一貫した政策論です。

在宅医療専門の医師は難しい症例を経験していて、連携についてもプロですから、いろいろな形で地域を耕すことにも向いている。ぜひ、けん引役になっていただきたいところ。在宅医の先生方には、政策実現のためのエネルギーになっていただきたい。

トータルとして、地域の医師会の在宅医療の機能の発展につながれば良いのです。口で言うのは易く、実際は難しいことでしょうが、日本はそういう挑戦をしないことには、次のステップに進めません。英国では5人ほどの家庭医がグループ診療に当たるのが一般的で、対して日本は1人開業が基本ですが、日本風のシステムを開発すればいいのであり、そこを追い求めていただくと、大変な社会貢献になります。

佐々木　現状は1人の医師が診る前提で診療報酬が設定されているので、連携すると誰がどこからコストを捻出するのかなど、実務的な問題はありますが、医師会とも対話をさせていただいていて、ある自治体では医師会単位で24時間のバックアップをトータルで連携しようという話も進んでいます。

辻　地域ごとの医療文化を良いアウトカムに向かうように推進する診療報酬体系、システムでないと持続できませんし、医師会単位で地域の在宅医療の体制が分厚くなっていくような診療報酬にしていくことが課題です。

個々の医師単位のグループ化、強化型に留まるのではなく、医師会という地域の面を支えるところでシステムになるのが完成形で、日本の医療改革のあるべき姿として位置付けられるべきだと思います。

佐々木 辻先生は先日、「医師会の先生が病棟医で、地域がベッド、首長が事務長である」というお話をされていました。そう考えると、医師会のネットワークという既存のシステムがキーになるということですね。

辻 これが新しい医療システムになり、病院と両輪になることで超高齢社会は完成します。佐々木先生にもその役割の一端を果たしていただきたいですね。

西村 そこが周りも期待するところ。悠翔会のような規模で展開している事例はまだあまりないので、各地域の医師会とも連携し、ネットワークをつくることに期待を寄せています。

辻 急性期など、病院でできることは病院で、他方、生活の場では多職種が関わり、その人の自己実現を支援するような医療でありつつ、結果として医療費の適切化に寄与できるなら、国民は納得して医療を受け続けられます。大変な面はあるでしょうが、医師会とも良い関係を結んでいただき、新たな日本型の医療を構築して欲しいと願っています。

対談を終えて

日本の社会保障制度の将来に対し、不安を抱いている人は少なくありません。しかし、社会保障の給付も負担もいずれも政策によるコントロールが可能であり、基本的には持続可能であることを再確認することができました。

しかし、高齢化に伴う医療・介護費の伸びに対し、国民の負担増は避けられません。重要なのは、その負担増に納得することができる社会をつくることができるかどうかだと思います。

そのために、まずは私たち自身が「目指すべき社会」を具体的にイメージすべきだと思います。そして、それを実現するためには、社会全体でそのイメージを共有し、社会全体で取り組んでいかなければなりません。

私たちの未来は、現在の延長線上には存在しないのかもしれません。この挑戦を成功させるためには、私たち一人ひとりの意識改革が必要です。そこに医療介護専門職の果たすべき責任は大きいと感じました。

私たち医療法人社団悠翔会も、社会保障制度の中で保険診療を行う一在宅医療機関として、患者や地域のみならず、地域における自らの役割・使命を再定義していかなければならないと強く感じました。

第二章

医療と介護の未来を拓く

〝人が生きることの全体〟を支える医療と介護は、地域と一体化する。

医療者は、患者の「本当のニーズ」に気付き、それに応える努力をしなければならない。それは、医療に依存させることではなく、患者の主体性を活性化すること。そして、地域の専門職やインフォーマルサービス、そして住民自身と共に、「支える地域」をつくること。そのために必要なのは、具体的な未来図と強力なリーダーシップ、そして私たち一人ひとりの意識改革。医療者の本当の仕事とは、住民の自立支援であり、そのための地域づくりである。それが不可能でないことはすでに証明されている。あとは行動するだけだ。

森田洋之

南日本ヘルスリサーチラボ代表

「病院のある安心な街」から「病院がなくても安心な街」へ

これからは「病院が近くにあるから安心な街」という時代ではない。日本の地域の本当の課題は、医療インフラではなく患者の医療に対する意識変革だ。そしてそれは、医療者にも必要である。最終的な目標は「患者」の自立。客体から主体に変わり、自己管理・自己決定ができる患者と、病院に依存しない地域社会をつくらなければならない。財政破綻して病院から診療所に医療が縮小した夕張市に赴任し、今は鹿児島県から「病院に頼らない地域医療推進」を訴えられている森田洋之先生と求められる医療介護専門職のあり方と在宅医療の重要性を考えた。

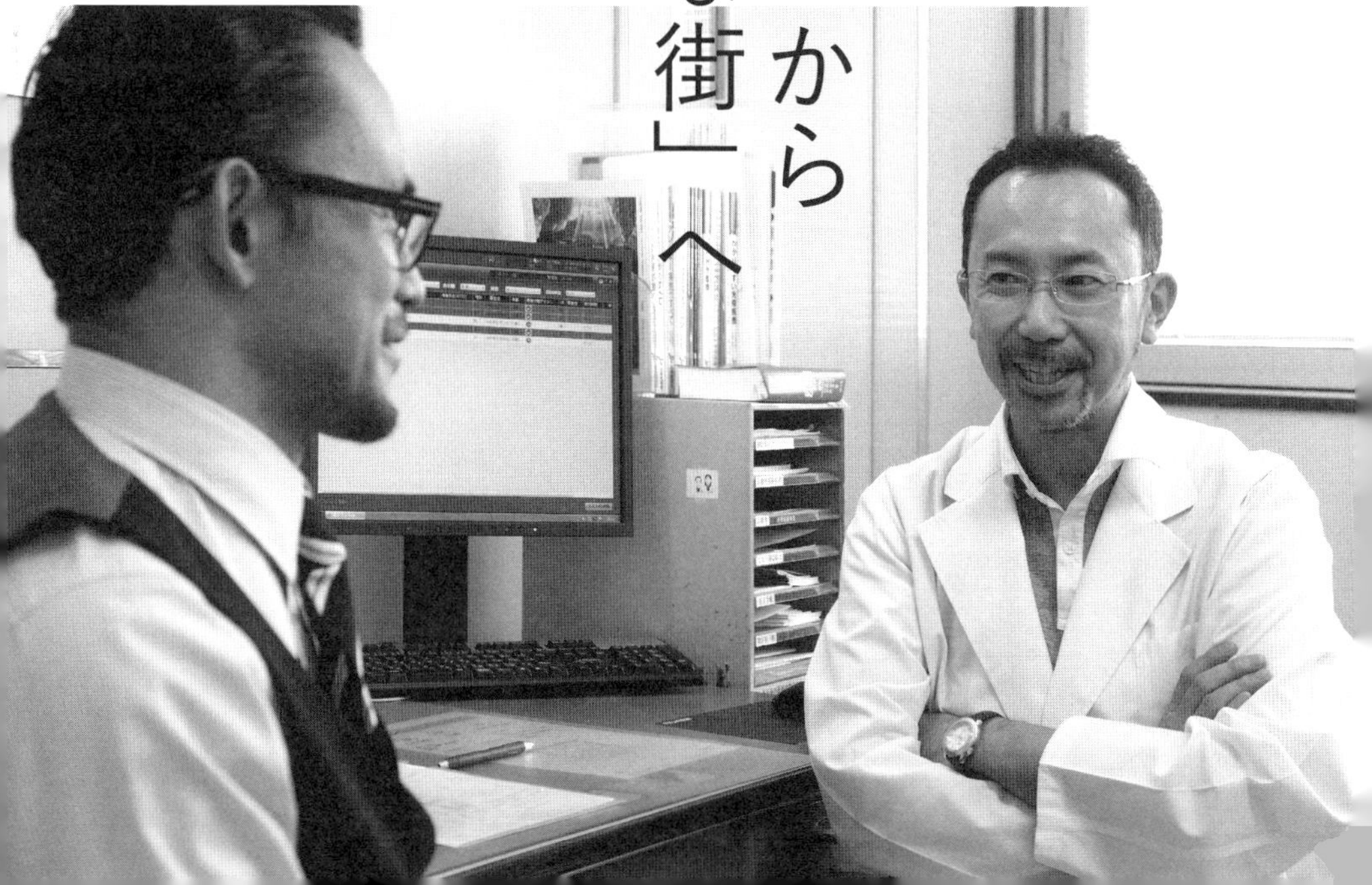

現医療では対応不可の未来

佐々木　今後一層、高齢化と人口減少が進むなかで、自分たちの未来を現在の延長線上で考えていいのか？

　僕は在宅医療の現場で日々悩んでいて、森田先生の夕張での経験は、これからの医療のあるべき形を考える上で、とても重要だと思っています。

　先日、講演で青森市に行きました。ここでも中心部を離れると高齢化を通り過ぎて、高齢者も減り始めている。クリニックの経営も厳しくなってきたという話も聞きました。高齢化といっても全国一律ではないことを感じましたが、首都圏はまだこれから。まだまだ高齢化が進むと予想されています。

　僕自身は団塊ジュニア世代のちょうど真ん中。高校生の頃は、日本の人口ピラミッドはなんとなくまだ三角形でしたが、僕自身が高齢者になる頃には、まさにこれが逆三角形になりますね。* 僕が若かった頃、若者の多い国の医療は、病気を治す、社会復帰を目標にした治癒、その延長上に延命治療がありましたが、高齢者ばかりになってくるとはそう単純ではないと思うのです。

　加齢に伴って病気が増えていく。病気が3つある、では3つの病気をそれぞれ治療すればいいのかというと、それはそう単純な問題ではなく、これらは絡み合っている。そもそも治せない病気も増えていくので、病気の治癒を目指すのではなく、悪化を防ぎ、再発を防ぐというアプローチがメインになります。しかし病院はそう

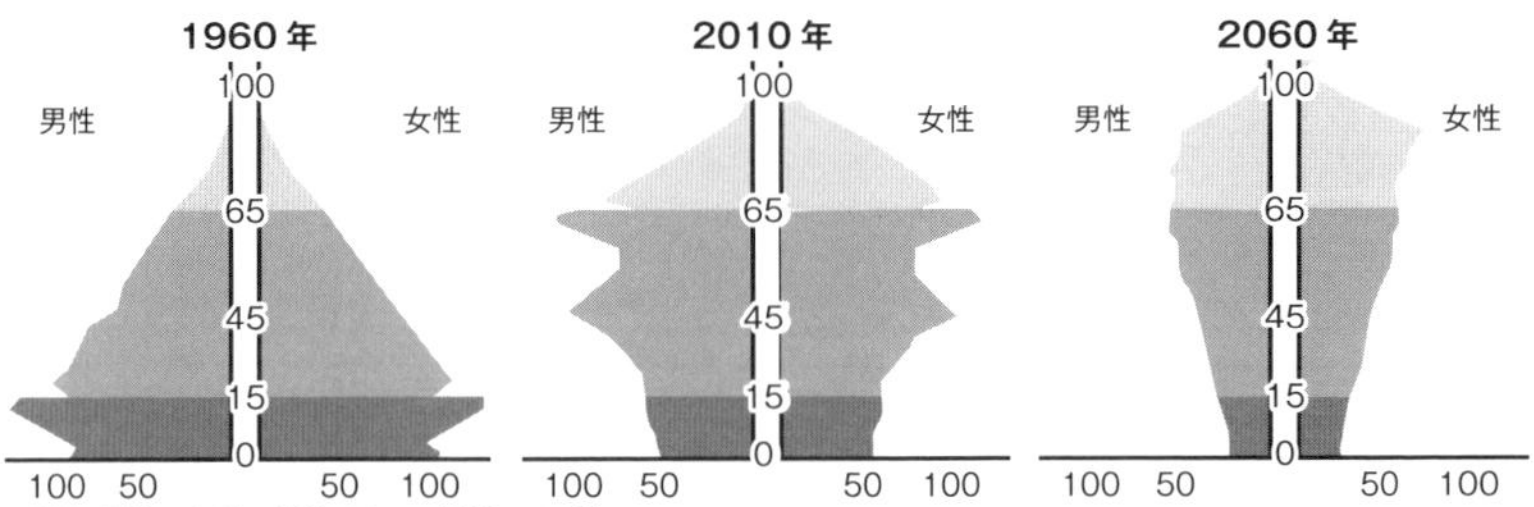

人口ピラミッドの変化

(注) 縦軸は年齢、横軸は人口（単位：万人）。
(出典) 1960年および2010年は総務省「国税調査」、2060年は国立社会保障・人口問題研究所「日本の将来推計人口（2012年1月推計）」の出生中位・死亡中位推計。

いうことに慣れておらず、施設完結を目指す傾向があるので「病気を治す」にこだわり、CRP*は下がったけど、ADL*も下がった、というような結果になることが少なくないですよね。

森田　よくありますね。

佐々木　病院の役割もそうだし、住民が病院や医療に期待するものも変わらなければならないのだと思います。

僕らは埼玉県にも診療所があり、そこでの診療で思うことがあります。埼玉県は人口当たりの医師数が日本で最も少なく、なおかつ高齢化も日本で最速で進むと予想されているんですね。埼玉県で医療の話をすると、病院が足りない、病院を建てろ、という話になるのだけれど、埼玉に足りないのは病院ではなくて、実は地域医療ではないかと。

市民団体からは「大病院を、救急センターを」と要望が上がっています。確かに救急車や救命救急センターはどこもフル稼働。でもそれを使っているのは誰かというと、実は多くは高齢者です。病院で働いている医師の話を聞くと、この程度で救急車で来たの？　というケースは少なくない。病院があって、救急車を呼べば5分で来てくれるので、なんとなく使ってしまうけど、一方で本当に救命救急が必要なケースは搬送先の確保に4時間も5時間もかかり、搬送中に死亡する、などという事件もあった。

医療資源が適正に活用されていないということを強く感じます。

森田　本当にその通りですね。埼玉に限ったことではないでしょう。

CRP：血液中に含まれる「C反応性たんぱく」の含有量から炎症や感染症の度合いや経過を判断する検査の数値。

ADL：Activities of Daily Livingの略。日常生活動作（食事や排泄、整容、移動、入浴など）のこと。

佐々木　そうしたことが起こる根幹には、開業医が地域医療を担えていない状況があると感じています。とくに首都圏の開業医は「自分の専門」でやりたいという人が多く、英国の家庭医のような開業医は少ないですね。

森田　そうそう、澤先生みたいなね。

佐々木　身体全部見てくれる医師は少なくて、循環器はここ、糖尿病はここ、といくつもの医療機関をかけもちしている患者も多くて、誰が主治医か分かりにくい。高齢者の健康管理がこれでいいのでしょうか。

森田　鹿児島県は全国で2番目にベッドが多い県*なんですが、全くその傾向が強いですね。それこそ、一人のおじいさんがいて狭心症、軽い脳梗塞、糖尿病を患っている。循環器・脳外・糖尿病、すべて違う専門医にかかっていて、「本当の主治医」がいない。ほとんどの高齢者はかかりつけ医を持っていない。

　これはとても不幸なことで、これからの超高齢社会においては、かかりつけ医、本当に言えば家庭医ですが、これを持っているか持っていないかでその人の人生がガラッと変わる。そのことを声を大にして言いたいですよね。

佐々木　とくに老年期は変わりますよね。

森田　本当に変わります。後期高齢者にとって最も必要な医療というのは専門医ではなく、急性期医療の重要性というのもだんだん減っていく。

　その年齢まで生きた人の病気というのは、治せないものが多い。治癒が望めない、上手に付き合っていかなければいけないというフェイズになる。しかもいろんな病気が重なっていく。本気で治そうと思うと、どんどん管だらけになる。病気や症状

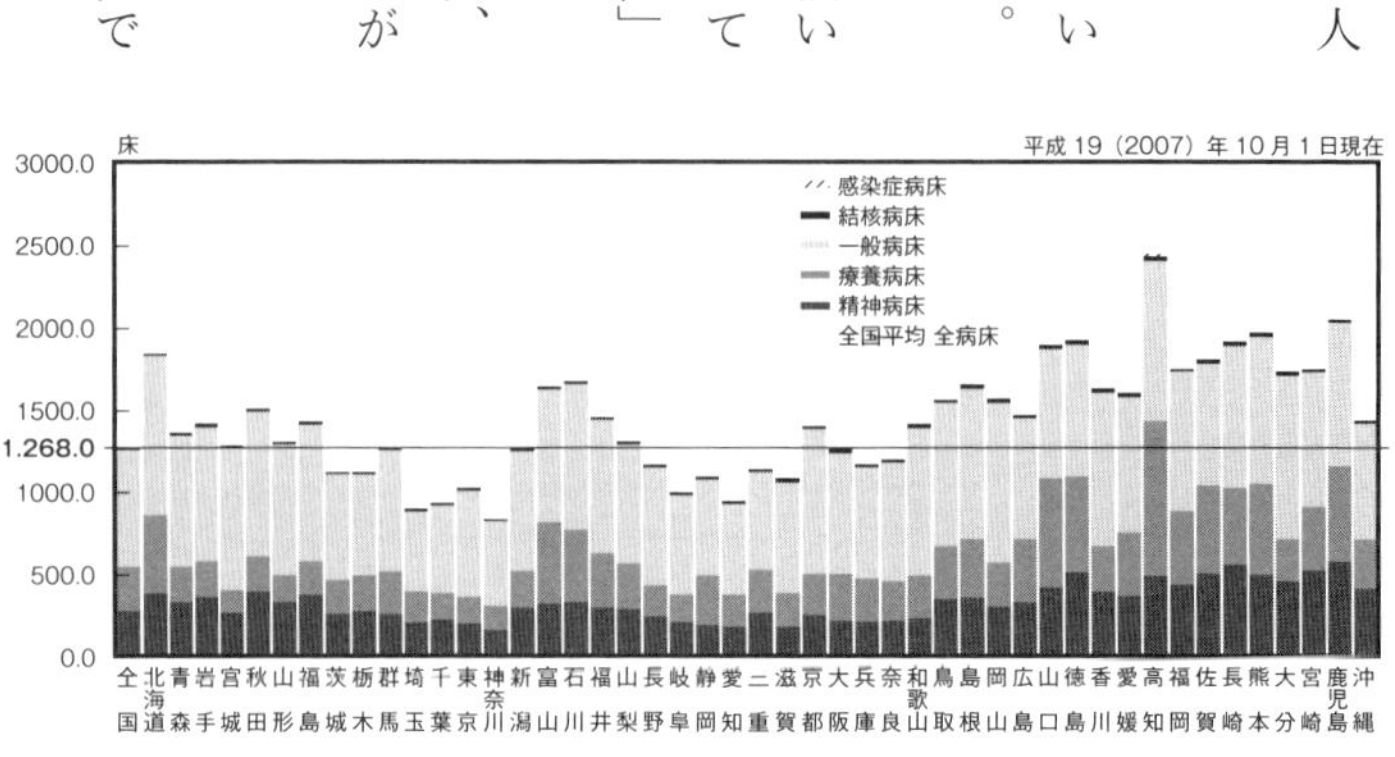

都道府県別のベッド数

が増えていきながら、だんだん衰えていくというのは後期高齢者の典型像ですね。
その病気一つひとつを治そうと、医者も患者も今まで通りのイメージで医療を使うと、何か変化が起きた時には結局、入院が必要になってしまう。入院でＡＤＬが落ちて、それで管だらけになってしまい、以前の生活に戻れない。
入院が本当に必要なこともあるので、入院した時のメリットとデメリットが話し合えるような医師が必要。それが家庭医、本当の地域医療ですね。

家庭医不足のなか、在宅医の役割

佐々木　そういうリソースが現状、全く足りていませんね。古くからの診療所の先生、俗に言う町医者の先生には、そういう感じの方もいらっしゃいますけど、先生方もかなり高齢化しつつありますし、若い医師はこれまでの自分の専門領域を生かして開業する傾向があるから、家庭医療や地域医療などという視点で開業する医師は少ないですね。

森田　とくに東京など首都圏はそうでしょうね。高齢者の身体を全部診る、生活まで診るという医師は少ないでしょう。
鹿児島では、医師のいない小さな離島で、そこの住民の看取りをどうするのかという話をしていますが、最期まできちんと診てくれる医者がいないという点では、首都圏は離島と同じですね。

佐々木　はい。東京で家庭医というと、実質的にそれに近いのは在宅医。在宅医療

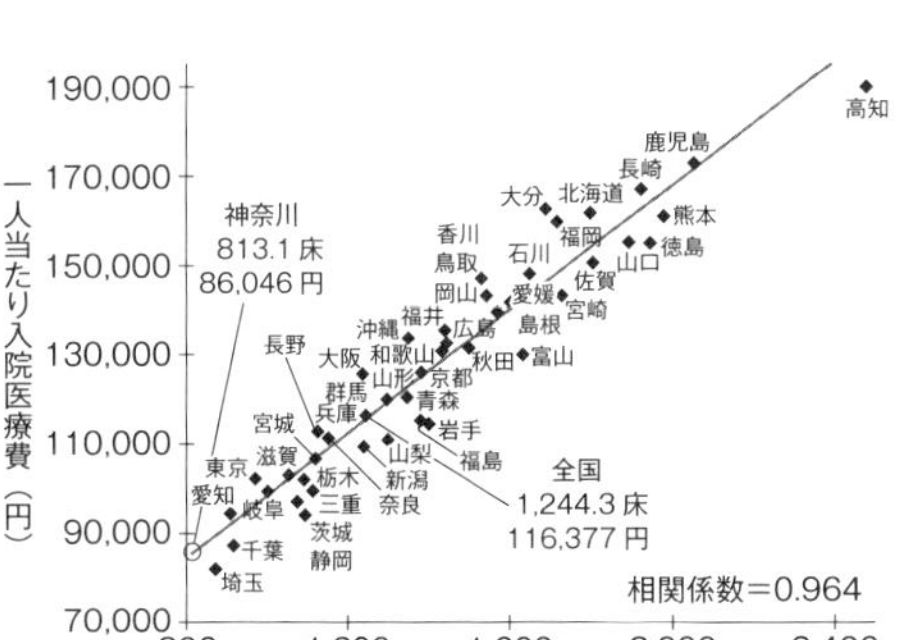

人口10万人当たりの病床数と一人当たり入院医療の関係

（出典）厚生労働省　医療施設調査（平成22年）、
厚生労働省　概算医療費（平成22年4月から平成23年3月）、
総務省国勢調査（平成22年）
グラフは神奈川県ホームページより
(http://www.pref.kanagawa.jp/cnt/f450232/p613939.html)

が入って、初めて家庭医的な関わりが始まります。

しかし、それは通院困難になってからのお付き合いなので、その手前での介入は難しい。あるいはたまたま元気になって自立した後は、また手を離れてしまいます。

森田　本当はアクティブシニアのうちに、かかりつけ医を見つけておくべきだと思います。

佐々木　まだまだ元気な高齢の方たちに早い段階から関われたら、人生全体のアドバンスケアプランニングができて、また最期はどうするという話も、準備もできる。

患者側はどうかというと、終活ノートを買って、自分でアドバンスディレクティブをし始める人たちも出てきています。

森田　みんな考えていますよね。

国民の真のニーズはそこにあるけれど、まず医師が気付いていないし、どうやったらそこにアプローチできるか、ニーズにどう対応できるか、というスキルをまだしっかり持ってないですよね。必要な知識や情報は持っているのだけど、その自覚がないし、スキルは全く浸透していない。

佐々木　逆に、そういう部分に医師が関わることができたら、すべて一人で決めなければいけないと思っている地域の潜在的な患者に専門家として伴走することができる、より多様な選択肢を示すことができる。

森田　まさにそれが夕張*で村上智彦先生*・永森克志先生*がやった家庭医療、地域医療です。

アクティブシニアの段階からそういうことに関して地域全体が関心を持って取り

夕張での経験：財政が破綻し、病院がなくなったが、病気による死亡率は減少し、老衰による死亡が増加し、自宅で看取られる高齢者が増えた。

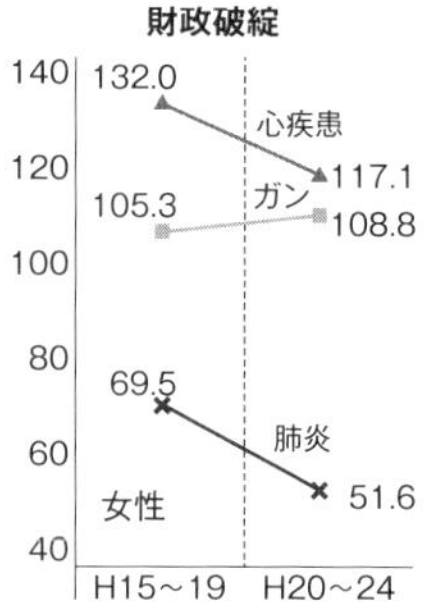

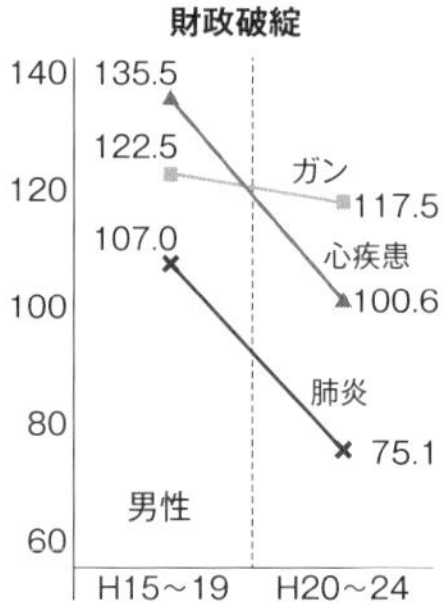

村上智彦先生：北海道出身の医師、薬剤師、臨床検査技師。ＮＰＯ法人ささえる医療研究所の理事長。専門分野は地域医療、予防医学、地域包括ケア、チーム医療。２０１２年まで医療法人財団夕張希望の杜理事長および夕張医療センター（旧夕張市立総合病院）センター長を務め、夕張市の破綻に伴い40億円もの負債を抱え経営難に陥った旧市立病院の経営再建に尽力、地域医療そのものを一から再構築し、地域包括ケアシス

組んでいた空気がありましたね。

夕張も病院がなくなった時は、村上先生が糾弾され、住民は反対していたのです。僕が出る時、村上先生が入って5年目くらいの時にはもう反対意見はなくなり、「在宅医療でおじいさんを看取ることができて良かった」といった意見の方が多かった。

役所も最初は在宅医療ではなく、もっと救急や入院を受けてくれといった要望が強かったのですが、その頃にはほとんどそういう意見は出ずに、先日聞いたら、「村上先生がやった医療は本当に先進的な取り組みだったのだと、今にして思う」という意見まで出てくるようになった。それをこれから広めていかなければいけない。

佐々木　北海道の隔離されたある地域で、そこに最適化された地域医療、地域包括ケアシステムが限られたリソースのなかで実現した。

森田　まさに〝奇蹟〟です。自治体が財政破綻し、病院がなくなって、そこに村上先生という地域医療を理解し、家庭医療ができる人が5年間みっちり入ったから、そういう地域になり得た。

佐々木　夕張の場合も、仮に病院がなくなっただけで、在宅医療など地域医療の充実が伴っていなければ、住民は医療難民になっていたはずですね。

森田先生に見せていただいたデータだと、病院がなくなっても死亡率は上がっていないということでしたが、それはやはり本来住民にとって必要な医療が、病院がなくなった代わりにきちんと提供できていたから、ということですよね。

森田　そうです。救急の患者は高次病院ですね。二次救急・三次救急に適切に搬送する。その代わり、そうじゃない患者は地域でちゃんと看取ると。

テムの先進モデルを確立した。瀬棚国保医科診療所時代には、保健師による予防医療に力を入れ、むだな投薬や検査を減らす予防的な地域包括ケアを実践、就任前（99年）に約106万円だった1人当たりの老人医療費を退任時には77万3678円にまで改善した。

永森克志先生：医療法人社団ささえる医療研究所「ささえるクリニック」院長。村上智彦医師と共に夕張にて医療再生に取り組む。

佐々木　一人の患者にとって、あるいは地域にとって必要な医療が何なのかということにきちんと向き合わなければいけないという現実が目の前にあって、そのなかで病院よりも在宅医療、介護だという風になって行ったということですよね。

森田　そうですね。最初、夕張市民も行政も理解していなかったと思うけれど、5年くらいで理解したのではないでしょうか。今もう10年を経ました。

佐々木　首都圏などはこれから高齢者がどんどん増えます。急性期医療のニーズの高い人よりも、慢性期というか、その人の全体を診る医療、支える医療が必要な人たちが増えていく。

森田　患者の年齢が上がるに従って、病気の一つを診てもその人の人生にとっては利益にならないことの方が増えていく。先ほど佐々木先生が話したように、病気は治ったけど、ＡＤＬは下がってしまったなど、病院で何をしていたんだということが少なくない。

佐々木　首都圏は病院が多い。人口あたりの医師数は少ないとはいえ、人口密度が高いから、大きな病院が身近なところにある。アクセシビリティという意味では、自転車に乗れば大病院に行ける、というくらい病院はたくさんある。

一方で地域医療、家庭医療の供給量がまだまだ足りない。在宅医療は拡充してきていますが、その手前の段階がない。そうなってくると、地域包括ケアシステムの3枚の葉っぱのうちの「予防」という部分が、おそらく医療的には誰も関われていない。

森田　そこで関わっていないと、結局、大病院に行ってしまう。そして退院した時には要介護状態になっている。そこで初めて在宅医療という家庭医療につながる。

佐々木　要介護状態になってから家庭医療につながっても予防的な介入が難しい。その手前の段階から介入できる仕組みをつくっていかなければいけないと思う。

森田　そうですね。それは僕ら医師が意識を変えないといけない。もちろん国民も。両方同時に意識改革していかないと、みんなが不幸になりますね。

佐々木　僕も病院で働いていた時は「地域医療なんて」という思いがあり、高齢者医療というよりは、高齢者は病気が多いから入院が多く、懸命に病気を治さなきゃいけない、などと考えていました。

しかし、在宅医療の現場に出てみると、そもそも高齢者という存在に対する見方を変える必要に迫られた。急性期医療と同様、疾患別に診ていたのではうまくいかないし、非常に複雑なケースが多い。なぜこの人は今の状態になったのだろうという視点で診ていくと、少し手前に何らかのエピソードがあって、そこでちゃんと関われていたら良かったのではないかと、感じることが多い。

首都圏では、２０１６年4月に在宅医療専門クリニック*というのが認められて、在宅専門のクリニックが増えるかと思ったら、逆にこれまで事実上、在宅医療に特化してやってきたクリニックが実は外来を始めたケースの方が多くて。

森田　在宅専門クリニックのハードルが少し高かったですね。

佐々木　そうですね。一方で、在宅専門クリニックの要件が満たせないというだけではなく、高齢者を連続して診ていくなかでの在宅医療の方がいいと考えて、能動的に外来への取り組みを始めたところも少なくないと思います。

在宅医療専門クリニック：２０１６年4月から開設が可能になった。在宅患者の割合が95％以上のクリニックと定義され、在宅医療を提供する地域をあらかじめ規定、外来診療が必要な場合に対応できるよう地域医師会から協力の同意を得ていることなど、7項目の開設要件を満たすことが条件。

在宅専門診療所の場合、機能強化型の在宅療養支援診療所（在支診）として在宅時医学総合管理料（在医総管）などの管理料を算定するには、「管理料の合計算定件数に占める施設入居時医学総合管理料（施設総管）の件数が7割以下」「管理料を算定する患者に占める重症度の高い患者、要介護3以上の患者の割合が5割以上」といった要件が課される。これらの要件を満たせない場合、在支診でない場合の点数の8割という低い点数を算定することになるなど、厳しい報酬設定となっている。

通院できなくなったら在宅へ、通院ができるようになったらまた外来へ。これがシームレスにつながる家庭医療をやりたい、という在宅医が増えてきている。

森田　いいことですよね。

佐々木　高齢者だけではなく、小児も診たいというクリニックも増えてきています。日本は家庭医療学会やプライマリケア連合学会がありますけど、それぞれの専門医って決して多くはないですよね。在宅医が、在宅医療を実践するなかで、家庭医療や総合診療に興味を持ち始めているというのはありますね。

森田　在宅医療は家庭医療という大きなくくりのなかの一分野ですが、日本では在宅医療が家庭医療にもっとも近いですね。

佐々木　おそらく医療の供給量としても、医師の数としても家庭医療のなかに占める在宅医療のインパクトは大きいのではないかと思います。悠翔会でも、今までは在宅専門でしたが、外来をやりたいという医師が増え、外来を併設したいというクリニックも出てきている。

森田　いいですね。地域を全体的に考えると、やはり方向性としてはそうなると思います。

僕が鹿児島で勤めていた中野一司先生*のクリニックも基本的には在宅専門ですけど、外来もやろうか、という流れになってきている。これはいいことですね。外来通院できる人は在宅クリニックの外来に、となりやすい。在宅専門の医師のなかには患者を見放したくない、専門医への外来通院には戻したくないというモチベーションが働くこともあるじゃないですか。

*中野一司先生：医療法人ナカノ会ナカノ在宅医療クリニック（鹿児島県鹿児島市）院長

佐々木　診療報酬的にも地域包括診療料などが設定されていて、外来通院だけど24時間サポートできるというような枠もあり、在宅クリニックとしてはそういうものを活用しながら、訪問・通院は状態に応じて、何かあったら往診できる、という診療サービスが提供できる制度ができている、というのはとても良いと感じています。

森田　例えば、高齢者が体調不良を起こした時は、病気がある場合と、原因が病気ではなくて社会的問題による場合があり、実は後者であることが非常に多い。

高齢者に起こっている問題は、医療だけで解決できるものは一握りかもしれない。例えば、家族の問題や、逆に孤立。家族がいなくて、寂しくて夜眠れないなど、結局、医療に頼るのは「睡眠薬が欲しい」ということだけれど、基は家族問題だったりする。

あまり友達がいないから、外に行くのが億劫になり、足腰が弱って、膝も痛くなった。これは社会活動の問題であって医療の問題ではない。しかしそこにアプローチするのも医師の仕事。それが家庭医療だと思います。

佐々木　在宅医療はアウトリーチが基本になっているから、身体だけではなく、家庭環境とか住環境とかを診ていける。

森田　若い医師がこういうことに気付く機会が在宅医療ですよね。病気ばかり診ていても、患者の健康問題の解決にはならないのだ、ということに気付けるのが在宅医療。そういう意味ではかなり大きいですすよね。

病院と在宅医療の接点を

佐々木　僕も先日フェイスブックに投稿したのですけど、精密検査したけど分からなかった不眠と倦怠感の原因が、実は自宅前の工事の騒音、というか資材搬入トラックの出入りの振動だったと。

トラックの出入り口を道路の裏側に変えてもらうだけで症状は軽快したのですけど、そういうのって病院の外来では診断が難しくて、総合診療科や心療内科に紹介状が書かれる感じですよね。

森田　それで睡眠薬や安定剤が出されて終了。結果、意識が不鮮明になり、認知症が悪化して……。

佐々木　病院の医師が在宅医療との接点を持つのは、おそらく患者の退院のタイミングだと思うのですが、何を退院のゴールにするのかは、高齢者の場合にはやはり生活状況を診ないと難しいと思います。

生活状況が分からないから、とりあえず病気だけを治して、家に帰すつもりだったけれど、病気をとことん治しているうちに帰れる状況じゃなくなってしまって施設に行きました、とか。

退院できたけれど、とても一般家庭では継続できないような指示、例えば認知症の独居高齢者に二種類のインスリンを1日4回注射と自己血糖測定、といった指示が出されたりします。

高齢者が入院しなければいけない時には退院の目標をどの辺に設定するのか、あらかじめ決めておかないと、病気は治癒したけど、生活が破綻してしまうことがありますよね。

森田　いい先生は医療ソーシャルワーカーにつないでくれますが、病気は治したから後は知らない、という医師も多いですよね。だから、これからは若い医師たちの臨床研修のなかに在宅医療を入れることが必要だと思う。みんな一度は在宅医療を、患者が家や施設でどんな生活をしているのかを一度は診る必要がある。

佐々木　男性は9年、女性は12年以上、平均寿命と健康寿命のギャップがありますよね。

その後半は在宅医療とのお付き合いということになるわけですから、やはり経験しておかないといけないと思います。

僕らのクリニックには研修医も来るし、東大医学部の6年生もカリキュラムの一環で見学に来ます。実際に在宅の現場に同行すると、みんな目をキラキラさせて、貴重な経験をしたと言って帰る人が多い。

森田　在宅には、診察室で患者を診る時の10倍、１００倍の情報がある。家に一歩入っただけで情報が入ってくるので、頭のいい学生たちには刺激がいっぱい。アンテナが立っている人ならキラキラするでしょうね。

佐々木　もう一つは患者さんが言いたいことを言いますよね。自分の場所だから。〝俺ん家だから言わせてもらうけど〟と。

森田　本当のことを言ってくれる確率は、診察室よりもずっと高い（笑）。

佐々木　外来では、患者の多くは優等生を演じるので、本当の悩みやニーズに到達するのが非常に難しい。在宅医療をやって良かったと思います（笑）。

医療は幸せの手段

森田　昨日、一般の若い人が介護療養病棟を見学に来て、高齢の患者たちの姿に強い違和感を感じたようです。

本当の地域医療、家庭医療があったら、このような光景はない。そんな延命治療の末の姿を一般の人が目の当たりにすれば、違和感を覚える。僕らは慣れ過ぎているので感じないが、その感覚を取り戻して、あるべき姿に戻さないといけない。なんとか日本の将来を変えていきたいと思います。

佐々木　多くの人は、自分自身や自分の身内がそうならない限りあまり意識しません。しかし、こういう現実があるのだということを知ること、そして人間はみんないずれ弱って死んでいくのだと、改めて考える必要があると思います。

その時々の状況に合わせて医療やケアの形、生活の形が変わるのが自然ですよね。普通の高齢者なら、加齢と共に身体機能が低下し、食事の量も減るけれど、経管栄養*になった途端、1日1200キロカロリー、毎日きっちりと入っていく。そういうのはどうかと思いますね。

森田　一つひとつの病気を「治そう」と思うと、あっという間に、あのような姿になってしまう。しかし、アンケートなどをすると「延命治療をして欲しい」と答え

＊経管栄養：口から食べられない時に栄養をとる手段。「経鼻法」と「経ろう孔法（胃ろう、腸ろう）」がある。経口摂取以外の方法としては他に「経静脈栄養（抹消静脈栄養と中心静脈栄養）」もある。

る人は数パーセントいるかいないか。現実的に「とことんやる医療」が行われている原因がどこにあるのか？　それを考えると、やはり医療側に責任があり、それをなんとなく受け入れている患者側の問題でもある。

佐々木　患者の全体を診て問題を捉えようというのが、これまでの医療には足りなかったと思います。

僕らは患者の問題をプロブレムリスト*に整理して、それぞれを解決していくというアプローチをトレーニングされている。

摂食障害、脱水と病名が並ぶと、それぞれに対するアプローチを考え、「この人もう100歳だよね」という事実を含めて考えず、それぞれの治療が行われる。

患者や家族と、その人の人生の経過や全体像について話し、共有できれば、病院の主治医も意思決定支援のガイド役としての役割を果たすことができると思うけれど、在宅医療の関係者などが患者の問題点を説明すると「そんなことに対して何ができますか？」という話になる。ハナから関係ないこと、できないことだと思っている。僕が病院で行っていたのも、まさにそんな医療でした。

森田　そうですね。悪意があるわけではない。しかし何が目的かということを突き詰めて考えることが大切だと思います。

病気を治すことは一つの目的かもしれないけど、みんなが願っているのは、最期まで幸せに生きていくこと。そこにどう向かっていくかを、僕ら医療者も考えなければならないと思う。

その目的に合致するのであれば入院も必要、治療も必要だけれど、その入院や治

*プロブレムリスト：医療者が患者の全疾患をリスト化したもの。

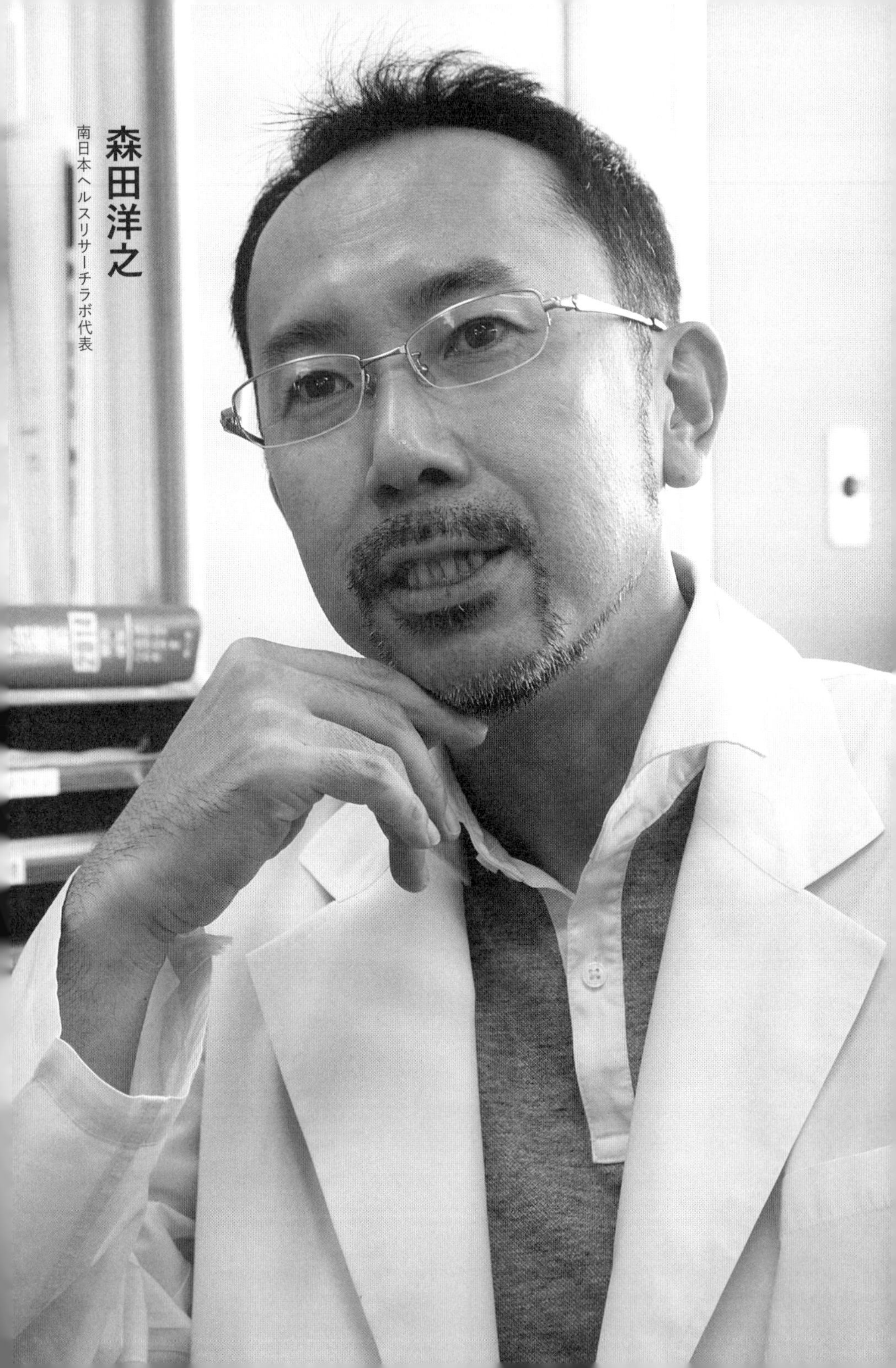

森田洋之

南日本ヘルスリサーチラボ代表

療が幸せな人生に貢献しないのであれば、そこは患者と一緒に考えなければいけない。そういう姿勢を僕らは持たなければいけない。

ついつい病気ばかり見てしまう。すると高齢者は問題点だらけでしょう。しかし問題点があったって、その人が幸せならそれでいいんですよ。

佐々木　そうですよね。病院にいると問題点、とくに健康上の問題があること自体が不幸だと先入観を持って仕事をしている人が多いけれど、在宅では必ずしもそうではないですね。

森田　問題点を抱えつつ、みんなが笑顔で生活していることが普通にあるわけで。

佐々木　そもそも健康寿命が終われば、みんな健康上の課題と一緒に生きていかなければなりません。それが苦痛に満ちた人生だと、それは悲惨ですよね。

森田　幸せならいい。本当の家庭医療、地域医療はそこを見つめる。治療ができるとしても、その人が望まないのであれば、治療をしない選択を受け入れる覚悟まで必要なのではないかと思う。

佐々木　治療できるから治療する、ではなく、この人の幸せに治療が貢献できるから治療する、ということですね。

森田　はい。「医学的には、絶対にこっちが正解だけれど患者は望んでない」とか、「治療がその人の幸せに貢献しない」とか、患者の意思と幸福を加味して飲み込む。

今日、会いに行く予定の患者さんもそうです。嚥下機能が悪い。医学的には経管栄養が必要。それでも胃ろうを抜いてくれ、と。抜かないと訴えるくらいにいうので、抜くことにした。そうしたら食べられるようになって、在宅に帰って、テレビを見て笑っています。

佐々木　本人の生きる力を信じるということですね。素晴らしいですね。仮に食事がとれるようにはならなかったとしても、ご本人に後悔はなかったでしょうね。

森田　専門医をしていると専門性を高めることが目的化してしまう。多くの医師は専門技術を磨く、専門知識を仕入れることに必死になるけど、僕は、それはまだまだ未熟な段階だと思う。専門家であるということって、3段階中の2段階目かと。

本当のプロはその専門職の鎧を脱ぎ捨てられる。秋山正子さん*も白衣を脱げ、とよく言われていますが、専門職の技術を一回置いて、人間として一対一で患者を診る、ということをやらないと、ほとんどの場合に失敗する。

結局、その専門技術だけを持っているから、在宅医療だったら在宅だけ、肝臓専門医だったら肝臓だけ、結局そこに逃げ込んで、終わりにしてしまう。俺はそこしか見ない、そこの専門家だ、あとは知らない。

本当の専門家は、いったん専門の技術を磨き、だけどその技術を持っていないふりをして相手に接する。そうすると全体像が見える。その人の本当の幸せに貢献できる。そう僕は思います。

夕張は人口が減少した末の姿で、まさに日本の未来の象徴でしょう。医療も縮小しました。それでも人々の幸せの価値は奪われなかったのだ、ということを僕は重ねて言いたい。

人口減少や、経済や医療の縮小など、いろいろなことがあっても、人々の幸せは

秋山正子：1973年聖路加看護大学卒業　1992年から東京都新宿区にて訪問看護を開始。㈱ケアーズ代表取締役、白十字訪問看護ステーション統括所長として、新宿区及び東久留米市にて訪問看護・居宅介護支援・訪問介護の3事業を展開。2011年、新宿区戸山団地に暮らしの保健室開設。2016年10月、東京都有明に「マギーズ東京」開設。NPO法人マギーズ東京共同代表。

別のものなので、人々の夢がなくなるとか、不幸になるとか、そういうことは、僕はないと思います。国の人口が減っていくなかでもどうやって幸せを見つけていくか。国の規模でも、絶対にできることです。

佐々木　今までは人口が増えて、経済も持続的に成長して、医療がどんどん進歩するという前提で僕たちは暮らしてきたけれど、必ずしもそれが幸せそのものではないですよね。

家庭医療をより身近に

森田　ずっと進歩し続けなければいけない、という考えを一回捨て去って、もっとシンプルに、本当に自分が何に幸せを感じるのかなど、考えていくべきじゃないかと思いますね。

でも、本当の人間の幸せって、身近な人と良好な関係を築けているとか、そういうことじゃないですか。本当はね。

医療があるから幸せというわけもないし、お金があるから幸せというわけでもない。社会のなかで、人間関係のなかで幸せを感じる。そこが一番なので、みんなの本当の幸せを願うという意味で、医療も人と人とのつながり、社会をつくっていくのが、幸せに貢献することになると思います。医療はそこに向かっていかないといけないと思うんですよね。

本当の幸せづくり。僕ら家庭医療という立場は、ただ病気だけを治すのではなく、本当のその人の幸せは何なのかを突き詰めていかないといけない。

先述の専門医の話と絡むけれど、「俺はこれだけ専門で在宅医療しか見ないよ」ではなくて、その人を総合的に診る。アクティブシニアなど元気な人も診る。家庭環境も全部診る。

専門の鎧を脱いで、人と人として、その人の幸せを願えるような家庭医療が日本に根付けば、おそらくお金もかからないし、みんな幸せになれる。いいことづくめ、です。

日本の未来を医療という部分で切るのであれば、最も必要なのは地域医療であり、家庭医療だと思います。そういう医師を増やすことです。

英国では医学部卒業生の半分程度が家庭医療に就く。しかも、病気だけじゃなく、全人的に診る、生活を診るというトレーニングをみっちりとやるでしょう。そういう医療が日本でもっと身近になれば、がらりと変わるでしょうね。

たぶん日本の未来が明るくなると思います。それができるようになれば。だけど、国民はまだそれを願っていないし、医師も認識がないので、これからです。啓発しなければいけませんね。

佐々木　スティーブ・ジョブズが亡くなる前に書いた文章を読んだことがあります。「最期に持っていけるのは、愛情にあふれた思い出だけだ。これこそが本当の豊かさであり、あなたとずっと一緒にいてくれるもの、あなたに力をあたえてくれるもの、あなたの道を照らしてくれるものだ」と。そして自分の健康を大切にすること。

森田　まさにそれですよね。

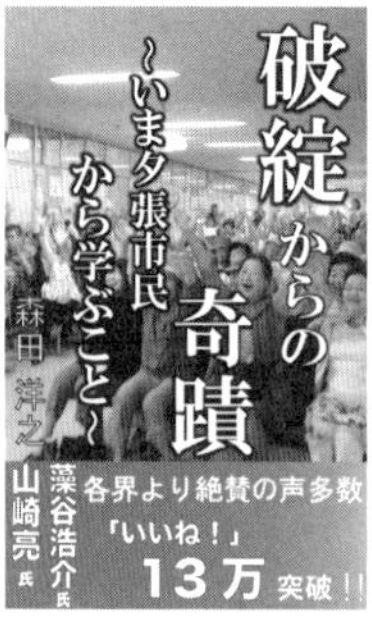

『破綻からの奇蹟～いま夕張市民から学ぶこと～これからの日本の医療・介護の話をしようシリーズ1』森田洋之著、南日本ヘルスリサーチラボ、2015年

佐々木　経済成長が目的化しているけど、経済成長のために自分の生活を犠牲にしている。最貧国が経済成長して、栄養的にも、衛生的にも、医療的にも満たされた社会になることはとても大切なことだけれど、どこまでこれを伸ばしていくのが国民にとって本当の幸せなのか、とても難しい問題なのかもしれませんね。

森田　日本人の幸せは、生活という意味では完全に基準は満たされているので、むしろ減らしたいという要求が出てくることも。

僕の友人で、鹿児島の山奥で、年間家賃1万円の小屋を借りて生活をしている30代の若者がいます。水も、電気も、ガスも全部カットして、ライフラインはすべて自給です。

彼曰く、まずは全部ゼロにしてみると何が本当に必要なのかが分かると。その実験をしていると言っていて、みんなにそれを求めているのではない。僕自身はそこまでは無理だけど、言わんとしていることは理解しています。

医療も同じ。夕張の場合は全部なくなったわけではないけれど、病院はなくなり、ある意味、究極の状況に陥りました。それでも不幸ではなかった。ある意味アンチテーゼではあるのだけれど、そのことはみんな知っておくべきですよね。

佐々木　夕張の経験があって良かったですよね、日本は。

あの経験がなければ、日本の将来はお先真っ暗だとみんな思っていたかもしれないけれど、意外とこういう世界が開けるのだ、という。

森田　財政破綻して病院がなくなっても、みんな笑って生活しているんだね、と。

佐々木　医療者の意識と、一般市民の意識がちょっとずつ変わって、新しい医療者と患者という、今とは違う新たな関係が深化していくといいですよね。

対談を終えて

財政破たんし、病院を失った夕張に残されたのは、失望ではなく希望でした。病院へのアクセシビリティが制限され、医療への依存を断ち切られた住民たちは、住み慣れた地域で最期まで過ごすために必要なのは、実は急性期医療ではなく、生活を支える医療であることに気付きます。

村上智彦という一人の医師の強力なリーダーシップによって導かれた地域住民の意識改革は、永森医師、そして森田医師らに引き継がれ、医療費の削減のみならず、死亡率の低下、在宅での看取り率の向上というアウトカムをもたらしました。

病床数と医療費が比例するという事実は、医療が、実は患者ニーズではなく、医療機関のシーズによってもたらされている現実を如実に示しています。

私たち医療者の本当の仕事とは何なのか。そして本当の患者ニーズとは何なのか。医療者も患者も、いま一度、立ち止まって考えるべき時なのかもしれません。

そして、診療に従事するにとどまらず、このような地域医療の実情をしっかりと検証し、「見える化」し、発信していくことも、私たち地域医療者にとって必要なことなのではないかと感じました。

澤 憲明

英国のGeneral Practitioner（家庭医療専門医）

GP先進国、英国から考える日本の未来

「病院がなくても安心な街」を現実のものとするためには、患者と医療者、双方の意識変革と行動変容が必要だ。家庭医先進国の英国で、日本人の家庭医として活躍している澤憲明先生に英国の取り組みについてうかがうと共に、対談を通じて、今後の日本の在宅医療のあり方と、医療介護専門職の役割について考えた。

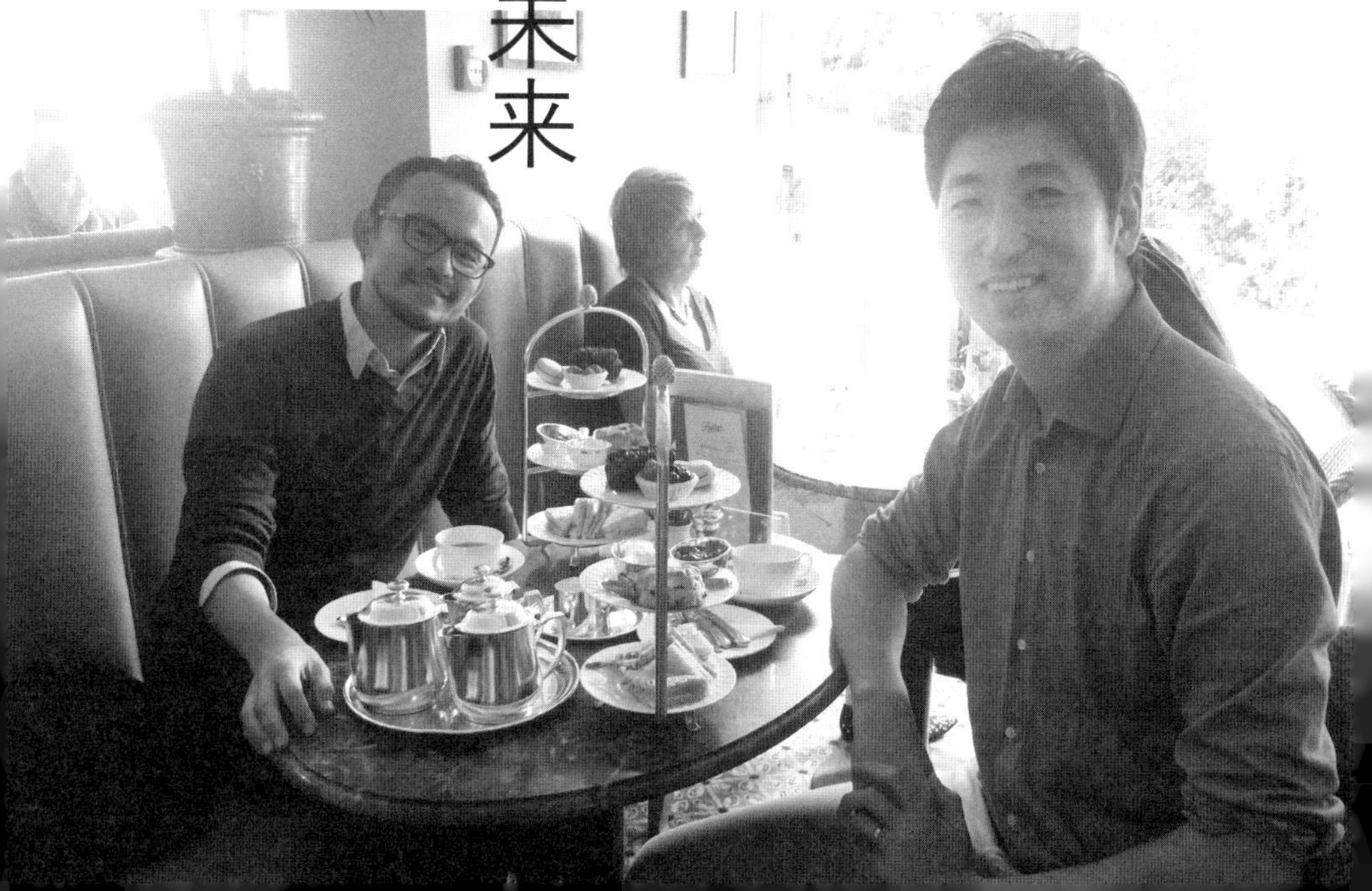

英国における地域医療の仕組み

佐々木　澤先生は英国で医師としてのキャリアをスタートさせ、現在、家庭医として英国第3の都市と呼ばれるリーズで活躍されています。日本でも、今「かかりつけ医」という仕組みをつくろうと動き始めていますが、まずは英国の家庭医、General Practitioner（以下、GP）の仕組みについて教えていただけますか？

澤　英国は、プライマリ・ケア*を基盤とする保健医療システムを施行していて、現在、在宅医療を含む健康問題の大部分、約90％が、病院ではなく、地域のプライマリ・ケアチームによって対応されていると言われています。そのなかで、GPは、そのチームの構成メンバーの一人として、主に地域の診療所で診療を行い、地域住民の健康問題に対応する医師、という立ち位置です。

　英国では基本、保健医療サービスの利用者はGP診療所に登録することになっていて、イギリス人に〝Who's your doctor?〟と訊けば、たいてい自分のかかりつけ医の顔を具体的にイメージし、特定の名前とともに答えることができるでしょう。多くの人にとって、GPはパーソナルな存在であるということです。また、社会的にもとても信頼されている職業*でもあります。

　住民は自分の居住地区にかかわらず、GPを自由に選択することができますし、登録した診療所内であれば、複数のGPを選択することも可能です。診療所の変更はいつでも可能です。

プライマリ・ケア：現在、世界保健機関（WHO）はプライマリ・ケアを「同定された地域住民に対する継続的かつ人間中心のケア、ケアが最初に必要とされる際の受診のしやすさ、稀または例外的な健康問題のみが他に紹介されるケアの包括性、及びケアの全ての側面が統合されるケアの協調性を保証する保健医療システムの一部」と定義。国立国語研究所は、プライマリ・ケアはよく誤解される言葉であるとし、プライマリ・ケアのプライマリは「初級の・基本の」ではなく「主要な・最も重要な」という意味であると説明している。日本においては国民のあらゆる健康上の問題、疾病に対し、総合的・継続的、そして全人的に対応する地域の保健医療福祉機能とされている。

GPの信頼度：国民に信頼される職業ランキングを定期的に発表している英世論調査会社YouGovのアンケート調査によると、同調査が始まった2003年以降連続一位でfamily doctor（GP）が最も信頼される職業。最新の調査では、87％の回答者がGPを信頼。

佐々木　澤先生もたくさんの地域住民の家庭医、GPとして活躍されている。[*]一人のGPでどのくらいの患者を担当しているのですか？

澤　最近では、GP一人あたりの平均登録住民数は約1600人と言われていますが、これはあくまでも一人あたりに換算した数字で、多くの場合、一人で1600人を診るわけではありません。2004年にGP登録制からGP診療所登録制になって、責任が主治医個人から診療所に移りました。GPの診療形態もソロ診療からグループ診療に移行してきています。最近では約9割の診療所がグループ診療で、平均的な診療所には4、5人の常勤GPがいると言われています。

診療所では複数のGPたちだけではなく、他の専門職も診療を行います。重症患者さんや、稀な問題など、二次医療が必要な場合は、二次医療を専門とする機関、多くの場合において病院に紹介します。ちなみにこの診療所には8779人の地域住民がかかりつけとして登録していて、彼らはこの中から自分の受診したい医師を自由に選ぶことができます。ある特定の医師を自分のかかりつけ医として継続的にかかってもいいですし、受診ごとに異なる医師を受診してもいいです。それは個人の自由です。ただ、傾向としては、イギリス人は自分のかかりつけ医を持つことを好むように思います。とくに高齢者や医療依存度が高い人はそうだと思いますし、GP側としても、そうした人たちが必要とするさまざまなサービスをコーディネートする責任者が誰かをより明確にするために、最近ではNamed GP（指名GP）を決めるようにしています。

一方で、若い人は、問題の多くが低頻度で起きる単発的なものなので、主治医に

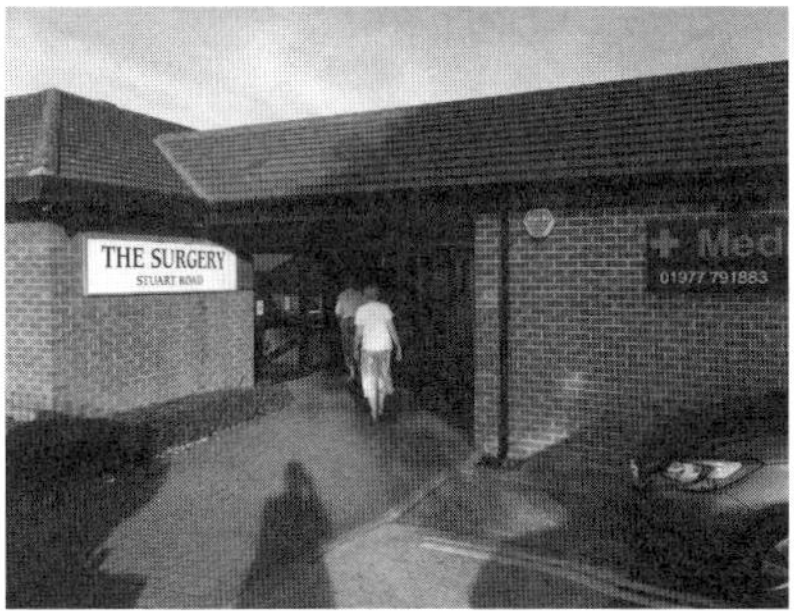

よる診察にはそこまでこだわっていない印象を受けます。

患者は暗黙の了解で診療所のなかで主治医を選べます。とくに75歳以上、そして医療依存度の高い人には主治医、つまりNamed GP（指名GP）が必要です。その人のヘルスケア、ソーシャルケアのすべてのアレンジの責任を持つことになります。ただし、若い人は問題の多くが単発的で継続性がないので、必ずしも主治医は必要ありません。

佐々木 なるほど。主治医が対応できない時は、クリニックの他のドクターが対応する。

澤 そうです。基本的には主治医が対応する方向ですが、主治医が対応できない時は、チームの医師が対応しますし、医師でなくても可能なことは看護師やその他の専門職が対応します。

佐々木 そういった点は僕らのクリニックの仕組みと同じですね。

僕たちも基本的には常勤医が主治医として担当患者を在宅で診察していますが、主治医が対応できない時にはチーム内の他の医師や、内容によっては医師以外の専門職が対応することもできるようになっています。

患者によっては一人の主治医に24時間診てほしいという要望もなくはないですが、ソロプラクティス*がチーム医療に移行することのメリットはとても大きいと感じています。

澤 おっしゃる通りですね。英国では、ひと昔前まではソロプラクティスが多く見られたようですが、近年ではチーム医療という概念がサービス利用者・提供者側、

ソロプラクティス：医師が一人で診療を行うこと。チーム医療（チームプラクティス）の対義語。

双方にかなり浸透しているように感じます。

僕も主治医として担当している患者の他、診療所に登録している地域住民にも対応します。外来だけではなく、電話相談（電話再診）など。

今日もこれから往診に行きますが、在宅医療にも対応しています。最近はビデオ診察の導入も進んでいますし、メール診察なども試験中です。

これが今日の診療予定表。まずはクリニックを案内しましょう。ここの診療所には診察室が10室あり、入り口を入って待合室、ここは助産師の診察室、ここはヘルスケアアシスタントと呼ばれる看護助手、そして理学療法士、GPが3人、看護師が2人。

佐々木　クリニックに診察室が10室もあるんですね。なるほど。医師だけではなく、さまざまな専門職が独立して関わっているということですね。

澤　はい。こちらでは多職種協働がプライマリ・ケアを支える大きな柱の一つとなっていて、そのため、GP以外の多くの職種の専門性が強化され、役割がエキスパンドしたものとなっています。「トータルフットボール」と言うと、イメージが湧きやすいかもしれませんが、みんながみんな、役割を与えられて、みんなで総合的に診ていく、という感じです。

佐々木　チーム医療というのは、ドクターだけでなくその他の専門職も含めて、ということですね。

澤　その通りです。この診療所ではこのように診ていますが、コミュニティとなると、僕たち専属のチームというのではなくて、もっと広範囲の地域を診るチームがいて、そこと役割分担をして一緒に診ています。

佐々木　コミュニティのなかでは主治医として仕事をしながら、クリニックに属していないその他の専門職やその他のサービスとも連携する、ということですね。コミュニティのなかで仕事をする、というのは例えば在宅医療などでしょうか？

澤　そうです。必要があれば私たちも往診に行きます。

ただ、例えば訪問理学療法士・作業療法士、訪問看護師や緩和ケア専門看護師とか、そういった在宅診療を主に担う職種は、僕たちのクリニックだけに所属していても稼働率が下がる恐れがあるので、クリニックでは対応していません。在宅は外来に比べて頻度が低いので……。

佐々木　つまり、利用頻度の低いサービスについて、より広いエリアをカバーするサービス提供者がいて、そこと連携してやっていく、ということですね。

休日や夜間はどうされているんですか？　日本では在宅医療は24時間対応を義務付けられていますし、今、つくられているかかりつけ医の制度でも、主治医に夜間対応を求めています。

澤　こちらでは多くの場合、休日や夜間は時間外専門サービス*がカバーしています。

主治医が24時間拘束されることはありません。ただし、例えばスコットランドの奥の方などにはソロのGPもいて、一人で24時間を診ざるを得ない地域もあるようです。しかし、それでずっとやっていくのはかなり難しい気がします。

佐々木　GPは、主治医を中心に多職種でチーム医療を提供する。コミュニティでは地域の専門職と、休日夜間は時間外専門サービスと連携して、包括的に住民の健

*時間外専門サービス：GPクリニックが休みになる休日夜間をバックアップする専門のサービス。クリニックよりも広域をカバーし、複数のGPクリニックの時間外対応を支援している。患者の情報は電子カルテ上で共有される。

康管理をサポートする、という体制ですね。

医療費はどうなっているのでしょうか。日本は国民皆保険制度で、年齢や収入により自己負担は1~3割、収入に応じた自己負担の上限がありますが。

澤　英国では原則、患者の自己負担はありません。

ただし、処方は1薬剤あたり8ポンドかかります*。そのため薬の種類によっては、処方箋をもらわずに薬局で買った方が安い場合もあります。

例えば風邪の時に必要なアセトアミノフェンやイブプロフェンを処方箋で出そうと思うと両方合計で16ポンド（日本円で約2200円）かかります。でも、薬局に行けば、それぞれ1ポンド（140円ほど）くらいです。ですので、処方箋なしで買える薬で、そちらの方が患者にとって安価な時は、そちらを勧めるようにしています。ほとんどの場合、薬局は診療所に隣接していますし。

佐々木　なるほど、日本では逆ですね。薬局でOTCを買うと高いので、医療機関を受診して処方箋で出してもらう。そっちの方が薬効も強いし自己負担も少ない。

澤　ある日本人が英国で医療機関を受診し、薬をくれと言ったのに、薬局で買えと言われて処方箋を出してもらえなかったという話を聞きましたが、思いやりのある行動だなと思いました（笑）。

＊病院での処方、60歳以上、16歳以下、特定疾患、生活保護者などは無料。有料の場合は自己負担の上限がある。

GPの仕事

澤　GPは患者にアドボケイトし、患者のニーズを見つけ出すコンシェルジュのような仕事です。それは、患者の要求に単純に従うということではなくて、患者と共に最適な医療を考えていく、ということです。

多くのイギリス人はすぐには本音を言いません。時間をかけて信頼関係を築きながら、その人の本当のニーズを把握すること。これにはエネルギーとスキルが必要です。

医学的に正しいことと、その人にとって正しいこと。信頼関係のなかで最終的に共通理解に行き着く。これは患者の一番近くで行うクリエイティブな活動であり、これこそＧＰの魅力だと思います。

佐々木 澤先生の診療のスタイルを診ていると、日本のかかりつけ医というイメージとはだいぶ違いますね。日本で外来診療をやっていると、たくさんの患者の診察に忙殺され、一人ひとりに丁寧に対応する時間的な余裕があまりありません。一方で診察の待ち時間は長く、精一杯頑張っていても患者に文句を言われることも少なくない。

澤 僕たちも十分な時間的余裕があるわけではないですが、基本、１人の外来診察に10分はとれるように予約を入れています。問題が複雑な場合や、複数あったりする場合は20〜30分かかることもあるので、そういう状況が予想される場合には、そのように予定を組みます。

佐々木 どうしたら、そんなにゆったりした診療スケジュールを組むことができるのでしょうか。

澤 一つの大きな要因は、多職種で役割分担をしているからだと思います。例えば、糖尿病の患者に対する生活指導や薬量の調整などは、医師がやるよりもその道の専門の知識とスキルを持った看護師が担当した方が、より丁寧にできます。

COPD（慢性閉塞性肺疾患）や気管支喘息に対するスパイロメトリーの測定や、吸入薬の調整、緊急時の対応などの患者教育も、その資格のある看護師が対応できます。ちょっとしたプライマリ・ケア的な問題も看護師のレベルで対応できることが多いですね。

そして最近は、膝の痛みなどの筋骨格系の問題はまず理学療法士が診る、というようなこともトライしようとしています。

佐々木　確かに、生活習慣病や慢性疾患などは丁寧に話を聞いて、検査結果などもきちんと説明して、生活習慣の改善に向けて行動変容を起こせるように指導していくのが大切ですね。

日本だと2週間分とか、1カ月分とか処方箋を出して、ではまた、という感じの外来が多いような気がします。

澤　それだと患者教育を行う時間が足りなくて、患者の自立を促すといった点では不十分になり得るのではないでしょうか。忙しいなか、高頻度で来院しなければならない患者や家族にとっても負担があるように思います。

先ほど処方の話もしましたが、英国のGPが処方する処方箋には〝リフィル〟というのがあります。薬だけでいいのであれば、薬局で対応してくれます。リフィル処方は、例えば6カ月有効や、1カ月分ずつ処方となっていて、薬だけなら薬局に行けばいい。僕らは半年に一度の診察をきちんとやる。薬をちゃんともらっているかどうかは電子カルテで確認できます。

佐々木 半月に1回の診察を、半年に1回にする。生活指導は看護師などの多職種で分担する。〝リフィル〟の処方箋を持参して薬をもらいに行った時、薬剤師が気になる点があれば医師にリファーすればいいわけですからね。こういう多職種連携は、診療の質と効率を両立させますね。

澤 可能性は大きいと思います。

多職種連携や電子カルテシステムは、業務の効率化のための一つの方法です。例えば書類を書いたり、検査をオーダーしたり、小さな作業も積み重なるとそれなりのボリュームになるので、事務職員ができるようにしようという流れになっています。

診察はその分じっくり患者の話を聞くことができます。しかも、最初から時間を確保しているので、だいたい予約通りに患者を診察していくことができますし、このクリニックの場合は、患者の待ち時間は現在平均3分です。

佐々木 待ち時間平均3分！

澤 ここはスーパーマーケットの駐車場に隣接しています。だから、買い物のついでに、ここにちょっと車を止めて、さっと診察を受けて、帰っていけます。タクシーで来院して、そのまま外でタクシーを待たせている人もいます。

佐々木 日本の医療はフリーアクセスで、患者は医療機関を自由に選択し、受診する権利が保障されています。しかし、複数の病院にかかると、診療を担当する医師が固定されず、医師との信頼関係も築かれず、希望の病院を受診はしたものの、長時間待たされた挙句にちゃんと話を聞いてもらえなかったなど、決して満足度は高くないようです。

澤　GPの診療の基盤となっているのは患者との信頼関係です。登録制はこの面でとても有意義だと思います。信頼関係を築くためにも、患者と関わる時間をできるだけ増やしたい。そのためには業務の効率化も大切だと思います。

多職種チームのプロの連携

佐々木　このクリニックでは多職種が独立して動いていますよね。コミュニティでも多職種と連携している。医師とそれ以外の専門職の連携が非常にうまくいっているように感じます。

澤　そうですね。家庭医というと、プライマリ・ケア全般に幅広く対応できる医師、というイメージがありますが、必ずしもそうではありません。僕らの本当の仕事は、診療そのものだけではなくて、地域に応じたプライマリ・ケアチームづくり。家庭医とは、チームとして地域に必要な医療を提供することに責任を持つ人のことなので、必ずしも自分自身が最前線で幅広い能力を発揮する必要はありません。

この地域では僕らはこういう形の診療をしていますが、地域や資源が変われば、当然、チームの形も変わってきます。地域のニーズをしっかりと把握し、その地域のニーズとリソースのバランスに応じたプライマリ・ケアチームをデザインすることです。藤沼先生*は、アーキテクトという言葉を使ってらっしゃいますが、家庭医とし

*藤沼康樹先生。医療福祉生協連家庭医療学開発センター（CFMD）センター長、千葉大学大学院看護学研究科附属　専門職連携教育研究センター特任講師。家庭医としての診療を続けながら、家庭医療後期専門研修プログラムの運営や、診療所グループによる家庭医療学研究プロジェクトなどを進める。
ブログ
「藤沼康樹事務所（仮）for Health Care Professional Education（http://fujinumayasuki.hatenablog.com)」

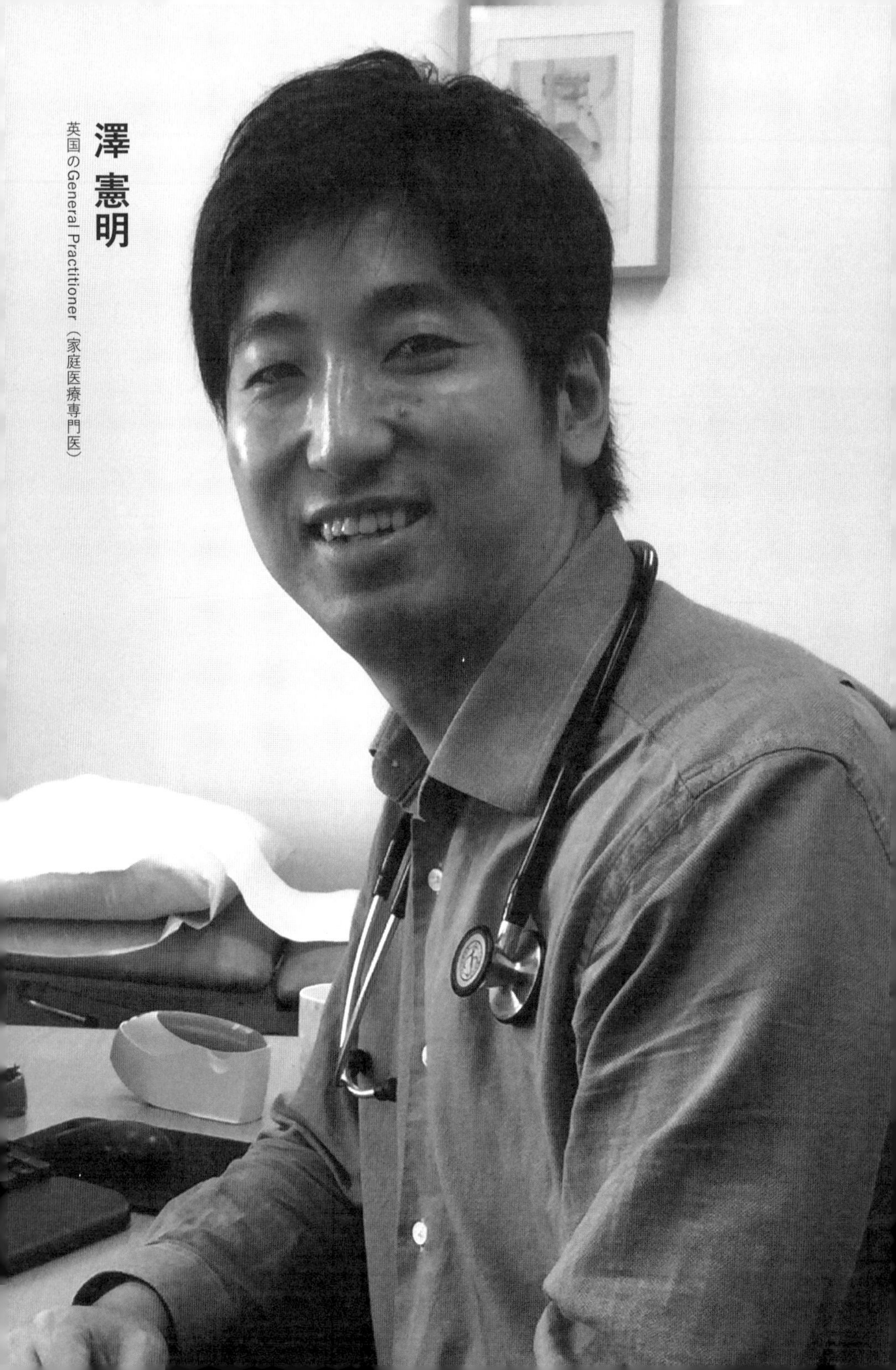

澤 憲明

英国のGeneral Practitioner（家庭医療専門医）

て目指すのはまさに地域のアーキテクトといえると思います。

佐々木　日本でも在宅医療の領域などでは、多職種協働の重要性が認識されてきて、今まさに動き始めています。それぞれの職種の専門性や、専門職が独立して動ける範囲には、英国とはかなり差がありますが……。

澤　実際の治療や指導には、医師以外にも優れたプレイヤーがたくさんいます。それは看護師や理学療法士などの専門職。慢性疾患の指導は看護師が高いレベルで行ってくれますし、関節の問題は理学療法士が対応できるものが多い。

英国では多職種連携、専門職との役割分担が進んでいますが、ベースにあるのは先程も言いましたが、多職種の専門性の強化です。

例えば、このクリニックでも診療していますが、「プラクティスナース」や「ナースプラクティショナー」と呼ばれる看護師たちははガイドラインに従って、治療や患者指導などを行うことができます。ガイドラインで解決するのが難しい問題はGPが担当しますが、このように役割分担をすることで医師は本来業務に専念し、医療の生産性を向上できると思います。

佐々木　その通りだと思います。日本でも多職種連携が加速すればいいのですが、地域のケアカフェなどで意見交換すると、医師との連携が最もハードルが高いという声が少なくない。多くの権限を持っている医師が連携に消極的だと、多職種が力を発揮できないのです。

俺は訪問看護なんて頼んでない、だから訪問看護指示書は書かない、など。すると地域にニーズがあっても、訪問看護師は動くことができません。

澤　英国にも多職種連携を苦手とするGPはとくに年配の方で少なからずいると思います。ただ、英国には、シェアド・リーダーシップ*という考え方があります。リーダーシップは、そのチームのなかで最適な人が取れば良いのであって、必ずしも医師が中心になる必要はないということです。

佐々木　とても合理的ですね。その患者にとって誰がキーパーソンになるのか、チームごとにフレキシブルな方がいい。在宅医療に携わっていて思うのは、在宅医がイニシアチブを取ろうとするとうまくいかないということです。他職種が委縮してしまう。

日本では医師というライセンスに対する信頼度は高いので、意思決定支援の重要な場面で、これが力を発揮することはあるのですが、日々のケアは専門職が主体的に動ける環境をつくった方が、チームが機能すると強く感じます。

情報共有プラットフォームとしての電子カルテ

澤　この地域ではシステムワンという電子カルテが主流です。英国のGPが使用する電子カルテは、政府が指定した機能を持っている必要があります。当初は今より多くの民間会社が参入していたようですが、ここ10年くらいで淘汰が進み、今は主に2種類に集約されていて、この2つで人口の約95%をカバーしていると言われています。医師はそれぞれNHSカード（スマートカード）を持っていて、それを使って電子カルテにログインします。

*シェアド・リーダーシップ（共有型リーダーシップ）：権限委譲の発展形。1人ひとりをリーダーとすることで、関わるすべてのメンバーが発揮する各自の能力を最大化するという方法。特に問題が複雑化し、一人のリーダーでは対応が難しいケースにおいては有用。

佐々木　GPの電子カルテはほぼ2種類で統一されている！

澤　そうです。そしてこうした電子カルテに患者情報が一元管理されます。少なくとも僕が働いている医療圏では、診療所内のスタッフだけではなく、診療所の外に存在するコミュニティサービス、時間外専門サービス、病院（救急センター、急性内科病棟など）などとも情報共有できるようになっています。

佐々木　患者の情報が地域の医療機関、コミュニティで共有されているということですね。

澤　そうです。そして、そのなかに、例えば、これまでの受診履歴、アクティブな問題がある方はそれについての情報、それから定期内服薬やこれまでの処方歴、アレルギー、予防接種の情報、検査結果などが入ります。その他にも、その人の生活状況や誰と暮らしているのかといった家族情報なども。

重要なのは、これらが一括管理されているということです。そうすることによって、診察時間の節約や、重複検査・治療の回避など、医療の効率化につながります。それに、例えば、処方内服薬は、患者からの自己申告に頼る必要はないので、医療事故のリスクの減少にもつながります。

佐々木　日本には「お薬手帳」というアナログな仕組みがありますが、電子カルテ上で一元管理されると情報の把握が容易ですね。そして、カルテは医師専用ではなくて、地域のなかでシェアされている情報共有プラットフォームという位置付けですね。

澤　そうです。そしてコミュニケーション。僕たちは毎日、大量のコミュニケーションをしています。GPはシステムのハブですから。

例えば、この人はどこかの救急センターに行った、あるいは、昨日の夜、時間外専門サービスを利用した、するとレポートが来ます。そしてそれは電子カルテに入ります。

佐々木 つまり、診療情報もオンラインで共有されているのですね。

澤 これはFAXや手紙が送られてくるようになっていて、それを僕たちが電子カルテに取り込む。でも今、ペーパーレスの方向に向かっているので、こういった情報の交換もオンラインでできるようになりつつあります。

ご覧いただくのが分かりやすいでしょう。この患者さんは以前、静脈瘤で血管外科を受診していて、今まで他の病院で何があったかというのはすべてGPが把握できるようになっています。

佐々木 なるほど。この時に静脈瘤のストリップ術を受けている。そういった情報がすべて時系列で整理されていますね。

澤 電子カルテの情報量は自ずと多くなっていきます。そこで、僕たちがフィルターをセットすることもできます。僕の診療履歴だけでフィルターすると、3年前に僕が1回診察したことが分かりますね。

事務的な情報も入ってくるので、臨床的な情報だけに絞ることもできます。検査結果を見ることもできるし、検査もここからすべてオーダーできる。僕はけっこうクリニカルツールというものを使っているのですけれど、これは、例えばリスクの計算とか、臨床的なスコアリングシステムがそのまま電子カルテ上で自動計算できるようになっています。僕がよく使うのはこれです。喫煙者に対し、「タバコをやめると、リスクがこんなに変わるよ」とか、目の前の数字の変化で見せると、言葉でいうよりも説得力があることが多いです。

QOFがエビデンスに基づいた医療提供をサポートする

澤　この電子カルテの特徴は、多くの情報がコード化されるということです。例えば、地域にどういった医療ニーズがあるのかが可視化できます。

例えば、このクリニックには先程も言いましたが、8779人の住民が登録されています。そのうち65歳以上の人は何人だろう、とこうやって簡単に出せる。英国の高齢化率は17%、日本から見るとだいぶ低いと思うのですけど、ここは結構高くて20~21%ありますね。

佐々木　確かに高齢者が多いですね。前期高齢者が1116人で、後期高齢者が683人。

澤　もう一つ特徴的なものとしてQOF Indicator*というのがあります。

QOFとは、Quality Outcome Frameworkという成果払い制度のこと。今のところ、これが僕たち医師の給与の10~15%を左右します。日本では出来高払い制度が主だと思いますが、こちらは3つあって、そのうちの1つがQOF、成果払い制度ですね。

例えば報酬点数として最大500点くらいまでもらえるんですが、僕たちは今4

*QOF（Quality and Outcomes Framework）：成果払いのインセンティブプログラム。GPの診療を標準化するとともに、その到達度を評価するようになっている。2004年にスタート、以後、年に1度改定されている。現在のQOFは主に以下の3点に重点が置かれている。
●最も一般的な慢性疾患の管理：喘息、糖尿病など
●主要な公衆衛生上のリスク管理：喫煙、肥満など
●予防措置、例えば定期的な血圧チェック実施など

00点くらい。この評価の対象は、慢性疾患の管理や予防、スクリーニングなど、いろいろなものが含まれます。

例えば高血圧の人は1400人ほどいますね。そのうちどれくらいが血圧150/90 mmHg以内か。これは1000人ほどでした。72%なので15点あげよう、と。150/90 mmHgの人を増やすともう少し点数が入ってくる、みたいな感じのシステムになっています。そして最終的に年次の終わり時点での獲得点数に応じて診療所に報酬が払われる。

佐々木 疾患や病態別に細かく管理されているのですね。これは診察した患者の人数ではなく、介入した成果が評価されるのですか？

澤 そうですね。ただ、必ずしもアウトカムだけで評価はされない。

例えば糖尿病の項目を見ると、血圧やコレステロールなどの数値、このあたりはアウトカムベースですね。しかし、糖尿病を持っていることをしっかり登録しているか、とか、こういう組織的なところも評価されます。

佐々木 インフルエンザの予防接種をしたかも、糖尿病の人に対する評価項目の一つなんですね。

澤 他にも認知症。認知症の人がどれくらいいるのか、1年に1回は必ずレビューしているのか、しっかりと除外診断をしているのか、こういったのもあるんですね。だから必ずしもアウトカムだけではない。

例えば心房細動の場合は、こういうリスクファクターの計算式がありますね。これで2点以上の人の処方にワーファリンのような抗凝固薬をちゃんと入れているか。

佐々木　つまり、エビデンスに基づいた介入、治療が行われているかどうかも評価の対象になるということですね。

澤　その通りです。最近はますますエビデンスベースの方向に向かっています。

一方、GPとしては成果払いで給料を上げたい人にとってはいいのですけど、患者との関係に集中したいと思う人にとっては邪魔に思う人もいたようです。

例えば、患者の診察をしてカルテを開くと、このように「QOFアラート」というのが出てきます。「最近、血圧を測定していない」などと。しかし、目の前で患者が泣いていて、医師に話を聞いてほしいといった時にもそういったアラートが出ることに抵抗を感じる人がいて、けっこう反発を受けていました。これは無視しようと思えば無視できるのですけど……。

ですからこれは減らす方向になっていて、QOFによる成果払いは以前の半分くらいになっています。そして医師の給料に与える影響も前ほど大きくはないので、さほど気にしなくなっているとはいえ、今も全国平均で95％くらいの点数が取得されている。

佐々木　多少の煩わしさはあるけれど、これに沿ってやっていくということは、エビデンスに基づいた、現状ではもっとも良いプライマリ・ケアが提供されているだろう、ということにはなるのですね。

澤　現場の反発にも配慮しながら、無駄は省きつつ、これだけはやってくれというものが残ってきて、それをきちんとやると、エビデンス的にいいということですね。

佐々木　日本の地域医療にはこういう視点は今のところないですね。

澤　日本は出来高払い制度だから、もしかしたらこういう風に健康データを改善することはかえって経営上のリスクになってしまうかもしれないと思うんですが、実際はどうなっているのでしょうか。

佐々木　おっしゃる通りだと思います。例えば、ある地域の家庭医療学センターのお話をうかがうと、住民の健康管理をしっかりとやった、すると有床診療所に入院する患者が大きく減ってしまって、経営上、厳しくなった、といった話を聞いたことがあります。

出来高払いだと医療行為が発生しないと診療報酬が得られないので、患者自立へのインセンティブがはたらきにくいかもしれない。

高血圧や糖尿病など、生活習慣病については管理料の枠のなかで、包括払いで生活指導や検査も含めてやっていく、というのはあります。しかし、エビデンスに基づいた介入が行われているのか、誰もチェックをしていない。医師のエクスペリエンスとフィーリング、そして熱意でやっている、という感じですね。

澤　自分の診療に対するチェックやフィードバックは、医師としての成長に欠かせないと思いますが。それは良くも悪くもあり、ですね。良心的な医師ならものすごくいいですけど。

佐々木　管理料だけとってただ処方箋だけ出す。それでも同じ金額になります。しかし英国のようにこのようなガイドラインがリードしてくれると、何を目指して管理をしていけばいいのか明確ですね。

澤　確かにそうですね。

例えば英国のある地区では以前、糖尿病患者に対し、診療所で尿タンパクをあまり測っていなかったんですね。それが、ここに項目として出ることで、定期的に測定するようになったというデータもあります。例えば、こういったエビデンス上、重要だと思われるものでも、実はＧＰがチェックしていなかったとか、そういうのに気付かせてくれるというのもあるんですよね。今はＱＯＦに項目として出ているので、定期的に測定するようになりました。ガイドライン上、そしてエビデンス上、非常に重要だと思われるものも、ＧＰが測っていなかったことに気付かせてくれる場合もあります。

佐々木　なるほど。これは教育ではないですけれど、このシステムがＧＰの診療の一つのスタンダードをつくることに役に立っている感じもしますね。

澤　それはあると思います。僕もどうしても得意分野、不得意分野がある。僕の得意分野は、この地域でよく診る疾患ということになるので、メンタルヘルスや高血圧、がんなどの領域ですけれど、例えば骨粗しょう症は診る機会が少ない。経験の少ない領域は不得意分野になってしまう。

　実際には患者はもっといるかもしれないけれど、過小に診断されている可能性がある。そういった面でも、これは有益だと思います。

　これは国内有病率と僕らのクリニックの比較です。ＱＯＦの利点は、全国で８０００近くある各地の診療所のデータが全て吸い上げられていて、一元的に管理されているところです。

佐々木　英国政府は、リアルタイムに医療統計データを把握できている。

澤　その時々で一から調査をしなくても、必要なデータが比較的スムーズに得られます。

佐々木　すると特別な疾患の分布に不自然さがあれば、それに対して政策的なアプローチができることになりますね。

澤　その通りです。例えば、このクリニックではCOPDの患者がとくに多いことが分かりますよね。

佐々木　かつて鉱山があり、炭鉱労働者がたくさんいて、呼吸器疾患でたくさん療養しているということが分かるわけですね。

澤　そして煙草を吸う人も多いことが分かります。

佐々木　がん患者も多いですね。英国の標準の1・5倍くらい……。

澤　そうですね。これらのデータは国や地域が医療資源を調整したり、分配するために参考できる基礎データにもなります。

医療は「パブリック」という意識

澤　英国は今、大体200の医療圏に分割されていて、医療資源の配置はClinical Commissioning Group、略してCCGと呼ばれる機関がマネージしています。

僕の担当している医療圏は人口35万人、医療サービスは3つの病院と40の診療所で構成されています。

佐々木　日本でも医療圏という考え方がありますが、規定されているのは機能別のベッド数が主ですね。日本は自由開業が基本なので、医療計画に診療所まで踏み込まれることはないですね。

つまり、英国では勝手にクリニックを開業したりすることはできないということですね。CTやMRIなどの配置などもCCGが管理するのでしょうか。

澤　そうですね。イギリスでは基本、医療はパブリックなものと扱われるので、資源の配置はあくまでもパブリックのニーズに合わせて、という感じです。開業や、CTやMRIなどの配置を医師個人のプライベートなニーズで行えるわけではないんです。日本の医師から見ると少し窮屈に映るかもしれません。

地域単位で必要な医療がCCGによって規定されていますし、診療もQOFポイントなどのガイドラインに従って行われます。疾患の分布など、地域の診療データも見ながら、CCGの方で予算の配分が決まっていくことになります。

佐々木　日本でも支払いの財源はパブリックですね。でも個々の医療機関の経営は比較的自由度が高く、そういう意味ではプライベートに近い。

澤　僕たちは限られた医療資源のマネージャーでもあります。

例えば、GPを受診した患者に病院での専門的な診療が必要な場合、緊急性に応じて病院を紹介するスピードを決めます。もちろん、患者の立場で考えれば、できるだけ早く対応した方がいいということになるかもしれませんが、話し合いの末、緊急性がないものは緊急にはしません。

日本的にはすぐに紹介するかもしれません。The quicker the betterだと。でも、英国はそうではない。全員を緊急、当日対応にすると、本当に必要な人への資源が不足する。患者も納得する形で、周りの人にも考慮した対応をすることが大切だとされています。

佐々木　全体最適という考え方ですね。日本では患者サービスという視点が優占されている感じがしますね。患者も自分だけは特別扱いしてほしい、という人が少なくない。

澤　どちらが良い悪いということではなく価値観の違いですね。英国ではfairness（公平・公正）という考え方が大切にされています。あくまでもニーズに応じて、ということです。

例えば、これを医療へのアクセスで説明すると、ニーズが高い人は待機時間が短くなり、ニーズが低い人は長くなる。弱者にはいいが、強者にはストレスになり得る。日本はどちらかというと、みんな同じ位置からのヨーイドン、いわゆるフリーアクセスなので、equality（平等）でしょうか。ただこの考え方は強者にはいいが、弱者には残酷になり得る。

英国においては、医療はパブリックなものと考えられているし、そのことに国民的同意が得られていると感じます

佐々木　日本の医療も公的保険によって運営されていますが、パブリックという概念は少ないかもしれません。

例えば、必要性の低い検査、ちょっと頭をぶつけた、一応、心配だからCTを撮ってくれ、という話がある。丁寧に診察して、大丈夫だと説明しても、例えば老人ホームだったら、施設長が指示している、とか、家族が納得しないという理由で、

救急車で病院を受診し、CTを撮る。

本来は必要性が低い場合に、検査をしたいのであれば自費でやるべきですよね。でも、病院もCTの稼働率を上げなければならないので撮る。患者や家族はリクエスト通りの検査や治療をしてくれることがいい医師、病院と評価する。

澤　結局、声の大きい人の意見が通るというか、大部分が公的資金によって運営されているにも関わらず、個人の利益のみを追及する行為が正当化されてしまう危険がありますね。ニーズの優先順位が検討されることなく、要求が強ければ資源が投入される。一体その先には、どういった社会が待っているのでしょうか。全体のなかでの優先順位を考えず、自分の要求を通すという傾向は、医療のみならず社会全体にとって危険だと思います。

佐々木　そうです。医療が公共財ではなく、消費財として扱われています。患者ではなく、消費者になってしまっている。

患者側のフリーアクセス、医療機関側の出来高報酬という組み合わせは、医療に対するパブリックという概念がなければ、医療の「消費」に歯止めがかからなくなってしまうし、結果としてニーズの高い群に医療が提供できないという状況を招き得ると思います。医療費が40兆円を超え、医療保険制度の持続可能性に対する不安も生まれつつあります。

澤　医療の持続可能性については、英国でも危機感は強いですね。もしかすると日本よりもそうかもしれません。

医療をみんなのもの、みんなの問題として考えていこうという意識がますます高くなっていると感じています。

佐々木 これは地域包括ケアシステムの考え方にも通じます。日本では、例えば夕張では、財政破綻という強制力によって医療の位置付けが大きく変わりました。

澤 英国は実は一度、医療崩壊を経験しています。そこから政治の強いリーダーシップで再構築されました。

日本は、国全体が破綻する前に一つの方向性を決める合意形成と、そのための対話、そしてリーダーシップが必要なのではないかと思います。

対談を終えて

最も印象に残ったのは「パブリック」という概念の存在でした。医療は公共財。医療破たんを経験した英国では、医療提供者も、そして患者も、医療の公共性に対する意識が非常に高いことに感銘を受けました。

日本では、医師は自由に開業することができます。医療行為に対し、診療報酬は出来高で支払われ、国民皆保険という社会保障制度にカバーされています。国民は少ない自己負担で自らの意思で自由に医療機関を受診することができます。医療の提供にも利用にもブレーキのかからないこの仕組みは、医療を公共財から消費財へとシフトさせつつあります。

しかし、国民の医療への高いアクセシビリティを保証されているにも関わらず、医療への満足度は決して高くありません。どの医療機関も非常に混雑し、長い待ち時間、短い診察時間、医師と患者間の信頼関係の欠如により、リスクヘッジの名のもとにシステムは複雑化し、それがさらに医師・患者双方にとって負担を強いるという悪循環に陥っています。

英国では、国民的信頼の厚い家庭医たちが、住民に寄り添います。医療へのアクセシビリティが制限されているというよりは、常に最短距離で最適な医療サービスにガイドされるという印象です。そして地域ごとに最適化された施設間・多職種間の役割分担が、医療提供体制をさらに豊かなものとしています。少ない待ち時間、しっかりとした診察時間、そして強固な信頼関係。

どちらの社会がより望ましいのか。それを考えるためにも、医療者は「もうひとつの社会」を直接自分の目で見てみても良いかもしれません。

高齢化に最適化した新しい医療をつくる必要がある。

急性期病院と専門診療を中心とした現在の医療システムでは超高齢社会に対応することができない。生命力の低下に応じた治療のシフトチェンジ、回復力の低下に配慮した予防医学的なアプローチ、そして入院医療と在宅医療の連携。国民の40％が高齢者になるこの国に本当の必要な医療は、これまでの日本で必要とされてきたものとはかなり異なる。しかし、関わる多職種・各セクターが課題意識を共有することができれば、決して解決ができない問題ではないはずだ。多職種で最適な役割分担を実現して、新しい医療をつくり上げよう。

秋下雅弘

東京大学大学院医学研究科加齢医学教授、医学部附属病院副院長、老年病科科長

平井みどり

神戸大学医学部内科系講座薬剤学分野教授、同附属病院薬剤部長

高齢化に最適化した医療を実現するために

これまでの日本の医療は、患者の社会復帰を目的とする、いわば若者向けのものだった。その目的がそぐわない高齢者が患者の多くを占めるようになった現在、穏やかな人生の終わり方を支えるための医療にはどんな視点が必要なのか。また高齢者の医療介護には病院や地域、多職種によるチーム力が欠かせないが、そこから抜けてしまいがちな薬剤師の働き方について、医師の秋下雅弘氏と、医師免許をもつ薬剤師である平井みどり氏にうかがった。

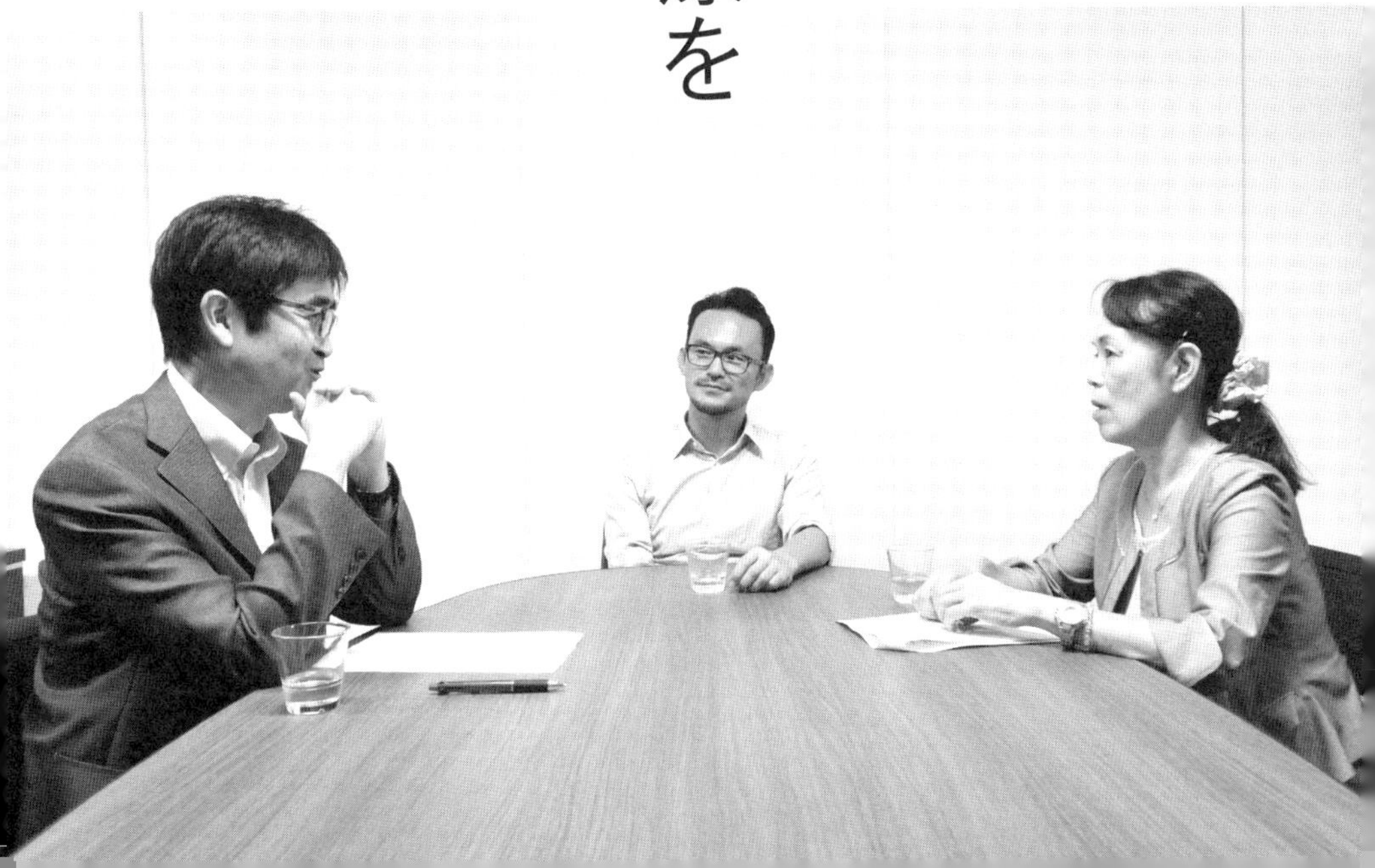

老年病科は地域や多職種のまとめ役に

佐々木　在宅療養支援診療所制度が定義されて今年で10年、介護保険も16年経ちました。その10年前、16年前と比べて、高齢化はさらに進んでいますし、年々国民の、在宅医療や介護、終末期ケアなどに対するニーズが高まってきています。

そこで、これまでの10年を振り返りつつ、今、明確になってきている課題を明らかにして、２０２５年、あるいは２０３５年に向けて、医療介護者がどう動かなくてはいけないかを示唆いただければと思います。

とくに在宅医療は今後どういう仕事をしていかなければいけないか、高齢者に対する治療のあり方についてうかがいたく思います。

これまでの日本の人口ピラミッド*は比較的三角形で、若者が多い国でした。そのため、救命や社会復帰を目的とした治療、延命主義の治療をしっかりやっていくというのが重要だったと思います。

しかし現在は人口ピラミッドの山が高齢にシフトし、医療を使う人たちも高齢者が比較的多いので、これまでの〝病気ごとに治療していく〟というスタイルで本当にいいのでしょうか。

年を取ると、患者全体を診て病気の治療の優先順位を決めながらやっていかなければいけないということもあると思いますが、一方で高齢者は病院での治療によってADLやQOLが悪くなるというケースが非常に多いので、治療者として医師は

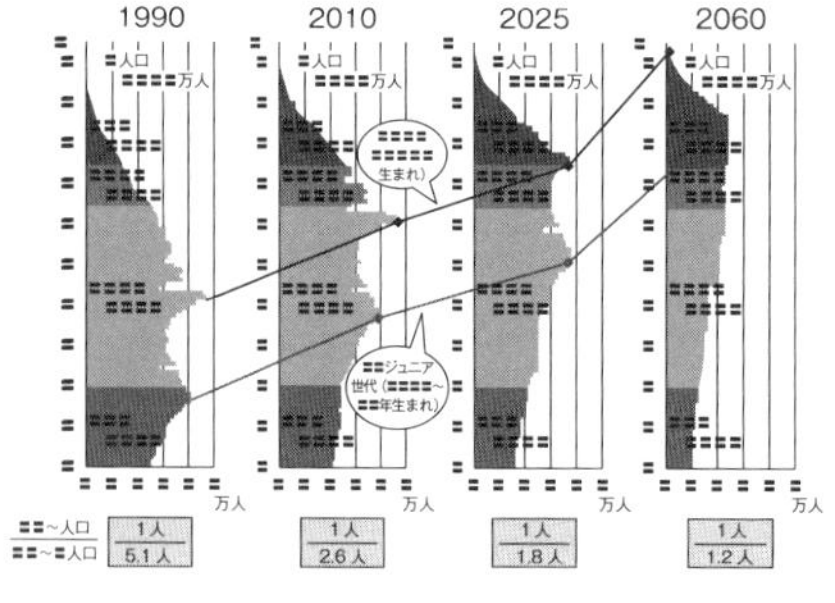

人口の高齢化：日本の人口ピラミッドの変化

今後、高齢者とどう関わっていけばいいのか、ということを考えていきたいと思います。

平井　以前は、治って社会復帰して、また同じように働けることを目指す治療方針でしたけれども、高齢者は絶対そんなことはあり得ません。しかし、実際にやっていることは少しずつ変わっているとはいえ、ベースの考え方はやはりまだ「社会復帰」です。そうすると高齢者の治療には、合っているところもありますが、合っていないところも多いと感じますね。

秋下　そういうことを考えるのが老年病科の役割なのですが、大学病院の場合は、老年病科は縦割りの組織として存在していますので、ベースが変わらないのだと思います。そこで今後、恐らく必要になるのは〝横串〟としての老年病科ではないでしょうか。

　ポリファーマシー*対策もそうですし、認知症治療にもいろいろな診療科の先生が入ってきています。高齢者の場合は老年病科医が看護師と薬剤師と共に、その患者の薬や病状について全体的に考えて、横串として管理できるようになるのが理想だと思います。そのときに、老年病で新しい講座を設けるのは難しいので、感染制御部のように老年診療部として横串で活躍する部署という形で、今後つくられていく方向はあるのではないかと思います。

平井　スタッフが増やせない地方の大学病院などでは、それは実際的ですね。

秋下　先代の教授で、現在、虎の門病院の院長をなさっている大内尉義先生は、高齢者総合診療部というのを作られています。

ポリファーマシー：複数の診療科を受診するなどして多量の薬が処方された多剤併用と呼ばれる状態。6〜8種以上の薬を飲んでいると、有害な反応が出やすいとされる。2016年度調剤報酬改定ではポリファーマシー患者に対する減薬への評価が見直された

診療「科」ではなく「部」をつくったということに意味があって、最初は他の科へご用聞きに回ったそうです。やがて高齢者総合診療部が周知されると、自然に電話がかかるようになり、依頼が来るようになった。緩和ケアチームやNST*などと同じかもしれませんね。

高齢者の治療で非常に大事なのが、大学病院などの急性期病院における亜急性期から慢性期への橋渡しです。老年診療部が地域連携部などと共に、高齢患者一人ひとりについて、適切な治療プラン、治療後のプランを立てることが必要。適切な医療を、家族にも説明して振り分けることが大切です。

平井　地域連携室の活動は非常に重要ですので、そこに老年病科医が入るのは理想的ですね。

秋下　この人は施設、この人には介護力もあるから在宅。退院後の生活まで考える必要があると思います。介護施設なのか療養病床なのか、医学的な見地から判断し、指導できるといいですね。

ポリファーマシー対策に「一人処方医」

佐々木　老年病科の考え方は、秋下先生が〝横串〟っておっしゃいましたけど、まさにそういうことが必要とされていますよね。

在宅の場合だと、その患者をどこかの大病院でまとめて診ているかというと、そうではなくて、病気ごとにクリニックや主治医が違う患者も少なくありません。そ

＊NST：Nutrition Support Teamの略。多職種による栄養ケア専門のサポートチームのこと。

のようなケースでは介入に難渋することが多いです。

在宅ケアの場合は通院できないという前提で僕らが行くので、その時点で僕らはすべての主治医と関わることになり、僕らが老年病科医のような仕事をして、薬を整理できるチャンスもあるのですが、実際にはそうやすやすとはいきません。患者によっては、人間関係を大事にされているからか「血圧だけはこの先生に診てもらいます」といった場合もあります。

秋下　私が最近論文にしたもので、ケアハウス等も含めた主に有料老人ホームのデータですが、要介護高齢者の入所者は複数の医師にかかっている人が多かった。半数程度が複数の診療所や病院にかかっていて、そういう人は薬が多いのです。全体の平均が6~7種類でしたから、ポリファーマシー対策という意味でも、処方を出す医師は一人にした方がいいと思います。専門医は相談に行くところで、薬をもらいに行くところじゃないですよね。そういう認識が、医師にも患者にもないのが問題だと思います。

平井　前医の処方には手を付けないという、不文律がありませんか。

秋下　そうですね。だけどもう今は変わりつつある。今年の診療報酬改定やマスコミの報道などによって、ポリファーマシーは良くないものだ、薬は漫然ともらっていてはいけないと、世の中の人も知り始めています。医師も、患者から何か言われたら「では、向こうで処方をもらってくださいね」という雰囲気は出てきたように思います。

平井　私が地域でポリファーマシーの講演をしていると、秋下先生の老年医学会の

『高齢者の安全な薬物療法ガイドライン２０１５』*はいつ出るんですか？　って聞かれて、みんな待っていましたよ。実臨床の先生方から非常に期待されていて、大歓迎でした。

秋　下　STOPP（Screening Tool of Older person's Potentially inappropriate Prescriptions）やSTART（Screening Tool to Alert doctors to the Right Treatment）という名前の出し方もしてみて、最終的には引っ込めましたけれども、リスクを多くの人に知っていただけて良かった。

まだ知らない医師もいますが、それこそポリファーマシー対策で、減薬すれば医師にも点数が付く。薬剤師もかかりつけ薬局、薬剤師という制度ができましたから、お互いにインセンティブがあって、良かったと思っています。

平井　医師と薬剤師が協働したら、非常にいい体制になると期待できますよね。

佐々木　高齢者の薬物療法ガイドラインが出る前は、他職種に説明しやすいロジックがなくて、現場で苦労した経験があります。今はこれのＰＤＦを印刷して、チーム全体で活用しています。また、日本老年医学会と日本糖尿病学会が合同で、糖尿病の治療のガイドラインも作っていましたよね。ポリファーマシー対策の必要性、重要性が理解されてきた証ですね。

高齢者医療はシフトチェンジが鍵

秋下　ヨーロッパやアメリカでは古くから高齢者に対する指針があり、今は日本で

*高齢者の安全な薬物療法ガイドライン：高齢者で薬物有害事象の発生頻度が高く、しかも重症例が多いことを背景に２００５年に初めて作成された。２０１５年に10年ぶりに改定され、「特に慎重な投与を要する薬物のリスト」と「開始を考慮すべき薬物のリスト」の２つの薬物リストが作成された。

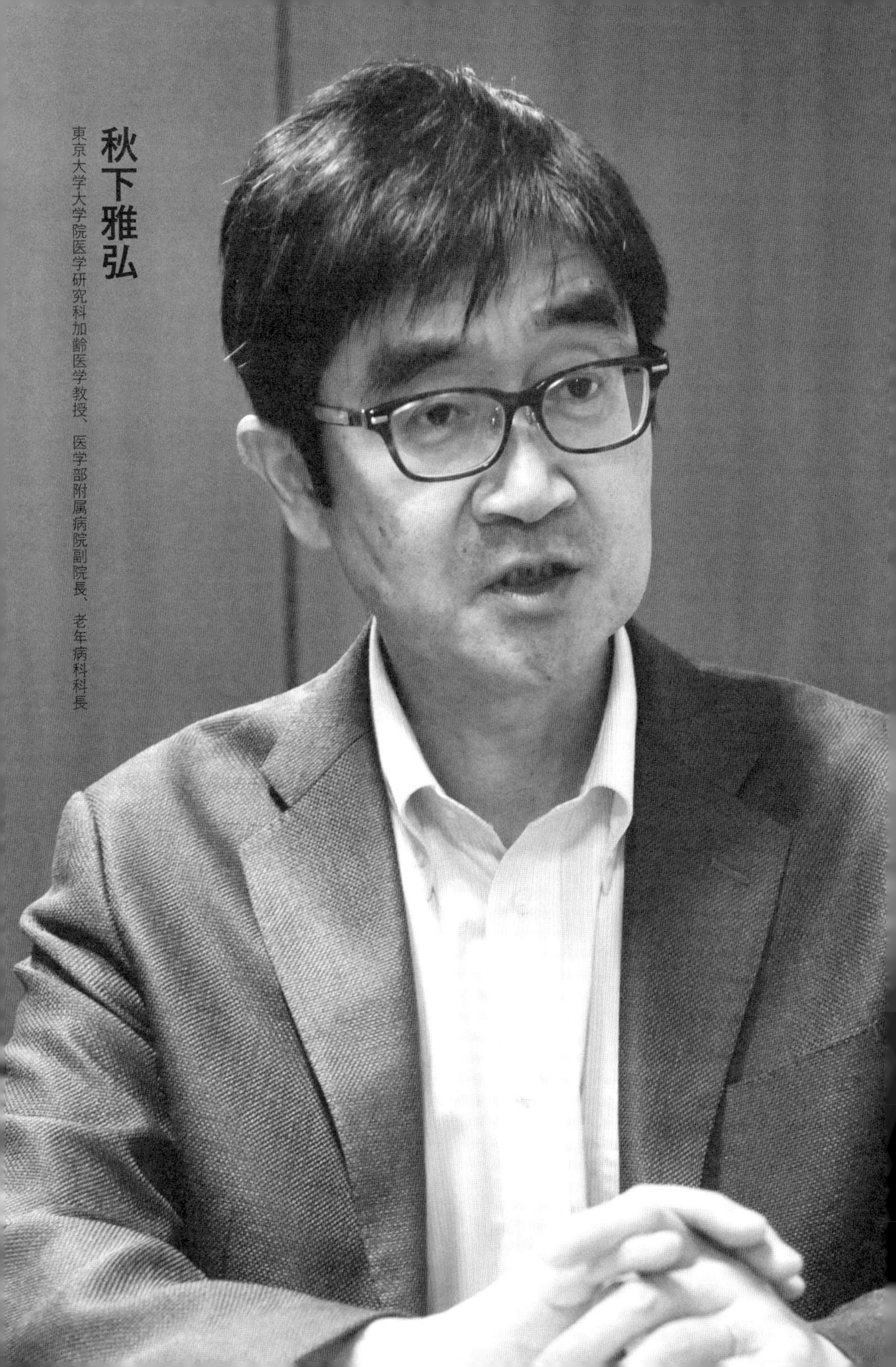

秋下雅弘

東京大学大学院医学研究科加齢医学教授、医学部附属病院副院長、老年病科科長

はどういう形のものを出すか、というところなのです。

たとえば糖尿病に加えて認知症のある人、あるいはＡＤＬに問題のある人は「緩く処方する」というのは決まっているのですが、他はどれくらい緩くするか、などを決めています。その範囲と線引きを決めるのに随分時間がかかったと聞いていますが、そういうものも出て良かったです。

老年病科の医師は誰も、厳密に線引きをしようとは考えていません。緩く、グラデーションになっていると考えています。

佐々木　糖尿病を長く治療している高齢者は多いのですが、これまでヘモグロビンＡ１ｃは「７％以下！」と言われていたのに、在宅の主治医に変わったとたんに「８・５％でも大丈夫」って、本人にしたらどういうことかと思いますよね。*

薬で治療してきたのを急に減らすというのは患者にとって不安で、抵抗があると感じます。そこで公的なお墨付き、学会等がガイドラインを出してくれると「先生の言っていることはそういうことだったのね」と納得してもらいやすいです。

平井　薬が嫌という人ももちろんいますが、高齢になればなるほど、薬を飲んでないと不安だと感じている人も多いと思います。

佐々木　薬に生かされていると思っている人もいるようですからね。

平井　同じような薬を長年服薬していると、体の生理的な機能は落ちてきますので、親和性が低下してきて、予想外の作用が出る。これは誰が考えても分かることだと思うのですが、10年以上も同じ薬を飲んでいる、という人が少なくない。

秋下　薬の見直しは常にするべきで、本当は処方する度に考えなければいけないこ

高齢者糖尿病の血糖コントロール目標

患者の特徴・健康状態注1)		カテゴリーⅠ ①認知機能正常 かつ ②ADL 自立		カテゴリーⅡ ①軽度認知障害～軽度認知症 または ②手段的 ADL 低下、基本的 ADL 自立	カテゴリーⅢ ①中等度以上の認知症 または ②基本的 ADL 低下 または ③多くの併存疾患や機能障害
重症低血糖が危惧される薬剤（インスリン製剤、SU 薬、グリニド薬など）の使用	なし注2)	7.0%未満		7.0%未満	8.0%未満
	あり注3)	65 歳以上75 歳未満 7.5%未満 （下限 6.5%）	75 歳以上 8.0%未満 （下限 7.0%）	8.0%未満 （下限 7.0%）	8.5%未満 （下限 7.5%）

とです。*

僕は予防医療や生活習慣病を研究の対象にしていたので、その治療は非常に重要だと思っています。高齢者に多い肺炎やサルコペニア、認知症も、まずは生活習慣病の治療こそが予防のひとつと信じていますので、一定の段階までは生活習慣病の治療をしないといけない。それをどこで緩めるか、それが難しいところです。

予防的治療のギアを一段落とす、シフトチェンジのポイントはいつか。少しフレイルが進んだ時点か。在宅医療に移行したり、介護保険で介護サービスを利用するようになった段階なら、緩めるのが適当です。医療は副作用のリスクも高くなるので少し薄くならざるを得ない。

介護保険は支える保険で、健康保険は治す保険です。医療費と介護費のバランスもありますので、一人の高齢者に医療費でどんどん高い薬も使って、介護もフルでというのも難しい。そのような認識はサービスを受ける側、つまり一般の人にも持っていただきたい。

介護保険、支える保険にシフトしても、高齢者自身が生活の中でできることはできるだけ意欲的に行い、できないところを助けることが制度本来の狙いです。

要介護度が上がって受けられる介護サービスが増えると喜ぶ高齢者や家族がいますが、そうなると自ら何とかしようという意欲がなくなり、予防的な使い方があまりされていないので、それは問題ですね。

多剤処方と薬物有害事象および転倒の発生リスク

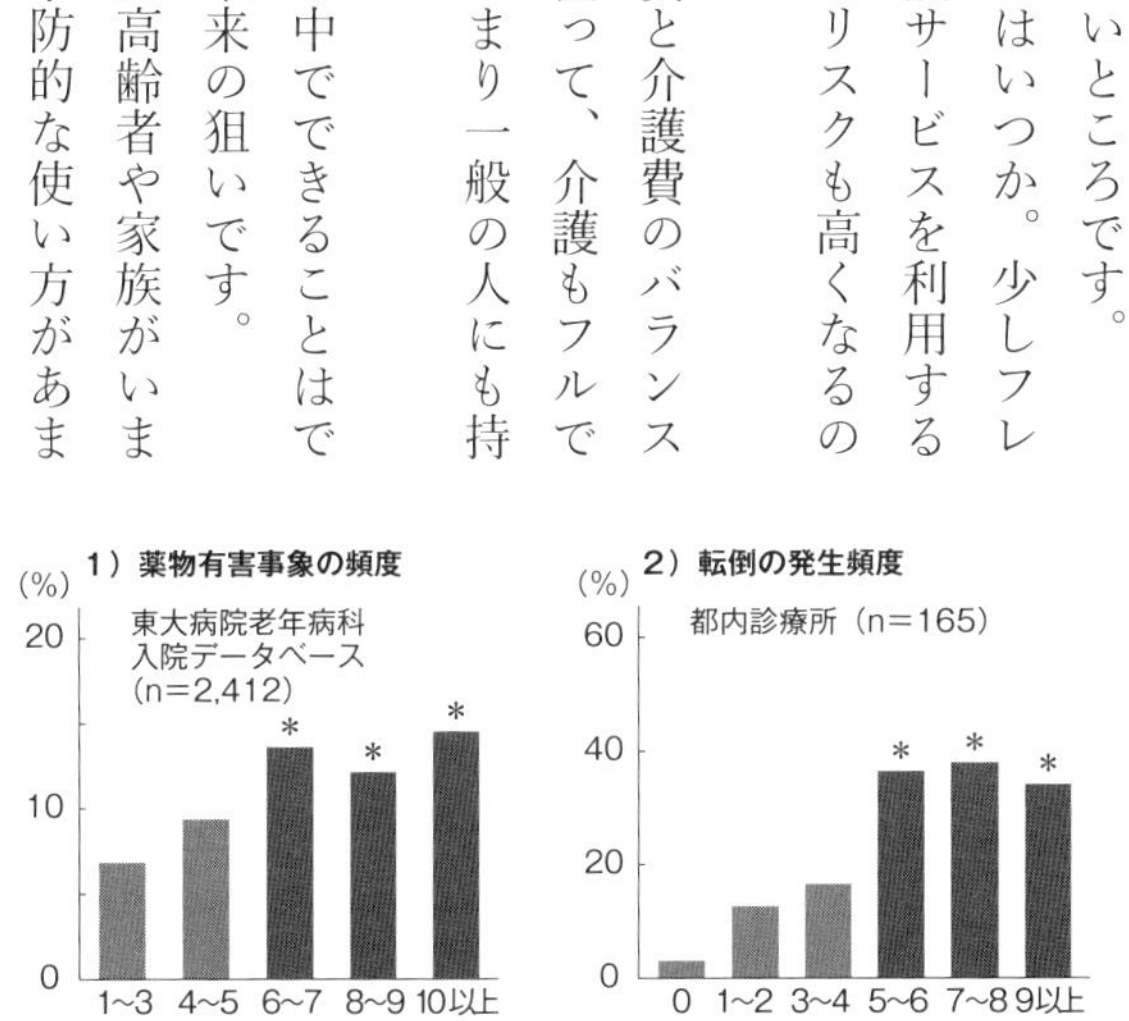

(Kojima T. rt al：Geriatr Gerontol Int 2012：12：761-2 より引用)

(Kojima T. rt al：Geritr Gerontol Int 2012：12：425-30 より引用)

高齢者医療のキーマンは薬剤師

佐々木　薬剤師の存在感は、医療のチームの中で、もっと大きくなっていいはずだと思うのですが、まだまだ小さく感じます。

平井　大きくなりつつあるところです。私もいろいろなところでハッパをかけていますし、いろんな人が、薬剤師の役割の重要性を啓発してくださっています。とくに秋下先生は高齢者の薬のガイドラインで薬剤師の役割を記してくださったことから、薬剤師の間ではカリスマ的な存在になっています。

とはいえ老年薬学会の講演などに来ているのは病院の薬剤師が多く、力を発揮して欲しい薬局の薬剤師は少ない。病院の私たちもできるだけ連携していこうとするのですが、意識がそこまで達している人はまだ一部です。そのため、どういう風に薬局の人たちの意識改革を促そうか、そこがとても難しい。

佐々木　数年前に薬薬連携の提案がありましたけど、病院と地域の薬局がうまく連携していただけると、患者の利益は非常に大きくなると思います。*

平井　薬局は情報を欲しがりますが、薬局から情報をいただけないことが多いです。情報を差し上げるのはいいのですが、それをどう使いますか？　と聞くと、ノーアイデアだったりします。薬局から私たちにも情報をください、と言ってはいるのですが。

情報のやりとりをする習慣に慣れてないので、要望は言うけれども、それに対し

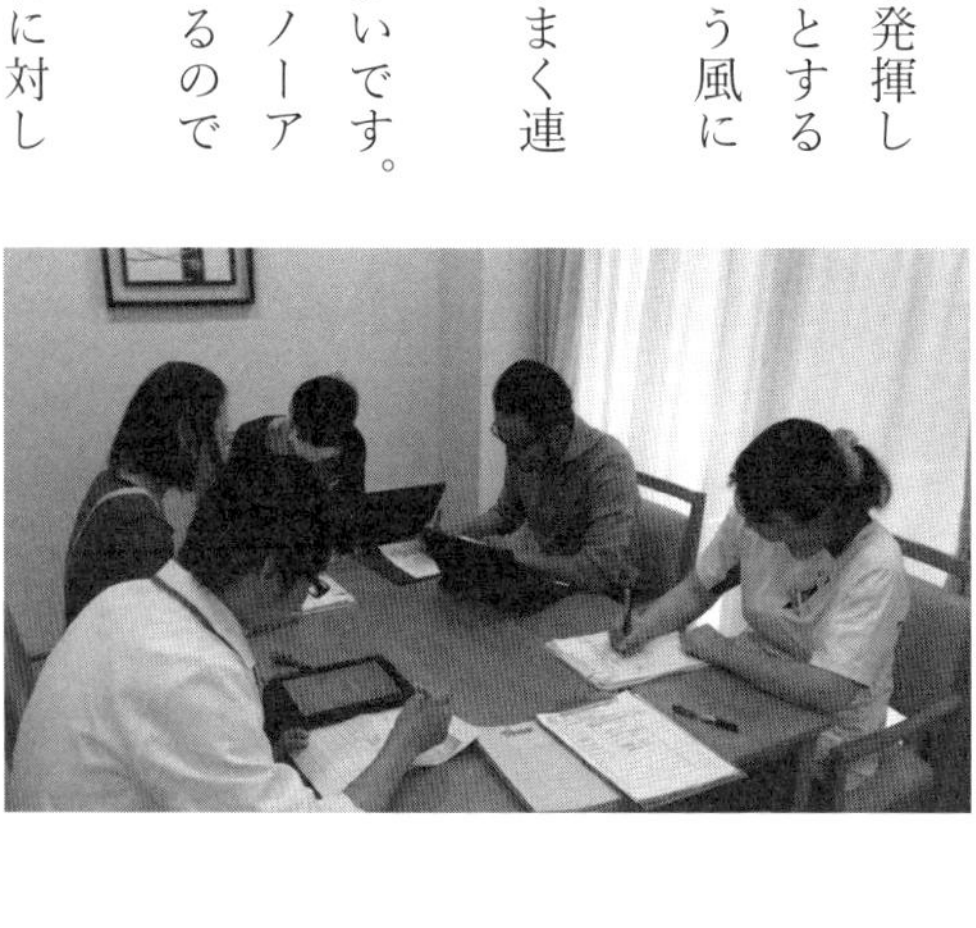

有料老人ホームの施設診療にて、診療の申し送りの風景。薬剤師は患者の服薬状況を把握するとともに、病状に応じた内服治療の調整の提案をする。

て何を返したらいいかが分かっていない。粘り強くコミュニケーションをとっていく必要を感じました。

また、神戸大学病院では今、疑義照会についての取り決めをつくって病院と薬局が情報を共有するためのトレーシングレポートというシステムをつくっています。定型的な内容について毎回疑義照会するのは医師も、薬局も大変なので、そういうことを始めました。そうすると、思いのほか照会の報告がたくさん来るのです。

照会の報告がたくさん来ること自体はいいのですが、単純なものが多く、トレーシングレポートが目的としている情報共有には必ずしもなっていない。複雑な気持ちです。

佐々木　僕ら在宅は電子カルテを薬局と共有しています。薬局の薬剤師にもＩＤとパスワードを持ってもらい、患者のカルテを見ることができるようにしてあります。だから「なんでこんな変な薬の飲み方をしているの？」の答えは、カルテを見れば書いてあるし、降圧薬が減ったり増えたりする理由が、なんとなく分かるようにしています。＊

平井　医師に「そろそろ検査した方がいい」のように、いろいろなことを言ってくれるレベルの薬剤師が増えてほしいですよね。どんな人だって忘れることはありますから、そういう意味で、薬の目からチェックすることが非常に重要だと思います。

例えば大学病院の門前にある薬局の薬剤師は、大学病院で出された処方をこなす、それをできるだけ早く出す、ということが一番の目標になっていて、重要なケア的な視点があまりないように見えるのです。

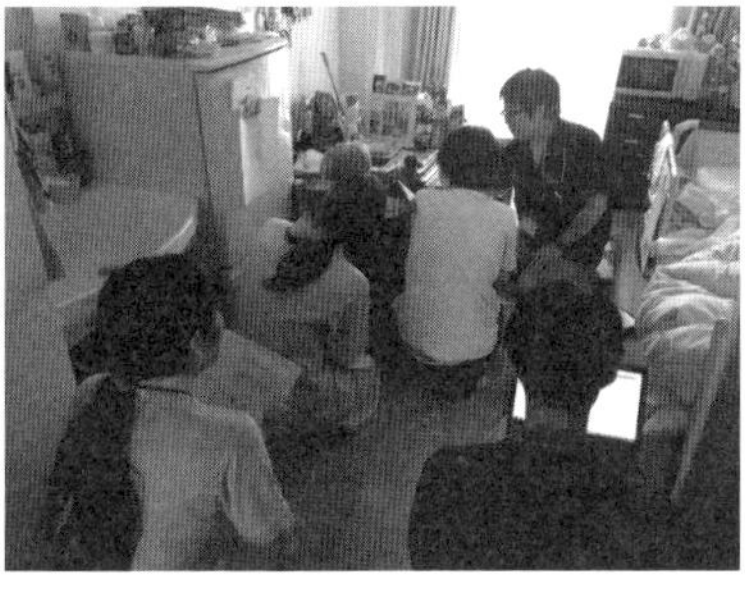

＊訪問診療に同行する多職種。薬剤師（白衣）は、患者の服薬時状況をチェックするだけではなく、薬の効果、有害事象の発生の有無などを確認し、医師にフィードバックする。

佐々木　介護保険を使っている患者であれば、僕らから服薬指導などの情報を出して、薬局から報告書というか、そういう感じのものが上がってくると、薬局もコストがちゃんと取れます。

平井　コストが取れるとするのですが、話したようなやり取りは、コストが関係ないので、欲しい情報さえもらったらそれで終わりとなってしまう。

企業としては、営利の部分もあるから仕方がないとは思います。けれどもやはり共に患者のケアをしている立場だという姿を見せて欲しい。そういう方々に頑張ってもらうのが我々の仕事でもあるので、粘り強くやっていきます。

秋下　薬剤師は埋もれている医療資源のひとつですね。

平井　そうです。本当に、活躍できると思います。

佐々木　知識があります。

平井　持っている知識の使い方を、分かっていない人が多いですね。ひとつには、100%知らないことはやってはいけないと思い込んでいるのではないでしょうか。

間違ったことはしちゃいけない、そんな気質があると思います。そのまじめさが、今はあまり良くない方に出ているので、他職種と交じり、チームで関わることによって、失敗はみんなでカバーし合い、危険を減らすことができることを学んでいただきたい。

佐々木　そして複数の処方箋の中身を確認できるのは実は薬剤師だけという可能性もあります。

平井　薬剤師には、多くの実例に関わった経験がありますが、そこから生じたアイデアを医師に提案するといった体験がまだまだ少ない。そういうことを積極的にやっていくことが大切です。そのようなことを学べる、老年薬学会のワークショップみたいなものが増えるといいですね。

また、薬局の中でそのような勉強会を自ら企画して実行する、というようなことも教育する必要があります。ワークショップがあるっていうと、みんな行きたがります。それを「自分たちでもできますよ」って言っても、自分では企画できない人が多い。どうしたらいいのか分からないのだと思います。

薬剤師は、勉強はすごく好きだから、ワークショップに行く意欲はある。けれども自分から勉強会を開催することはしない。

そこを教育することによって、受身的な「正しいことを覚えて自分がたくさん知識を得て、正しいことしか言わない」という姿勢を変えないといけない。

患者と医師をつなぐ薬剤師に

佐々木　医師が薬剤師の役割を過小評価している面もあります。薬剤師は薬を詰めるのが仕事、みたいなイメージをもっている人たちが少なくない。

薬剤師はみなさん奥ゆかしくて、アイデアがあっても医師には言わない、言えない。多職種のなかで見ると、上手に伝えるコミュニケーションに長けた人が少ないかもしれません。

平井　薬剤師にとって、コミュニケーションは苦手とするところですね。

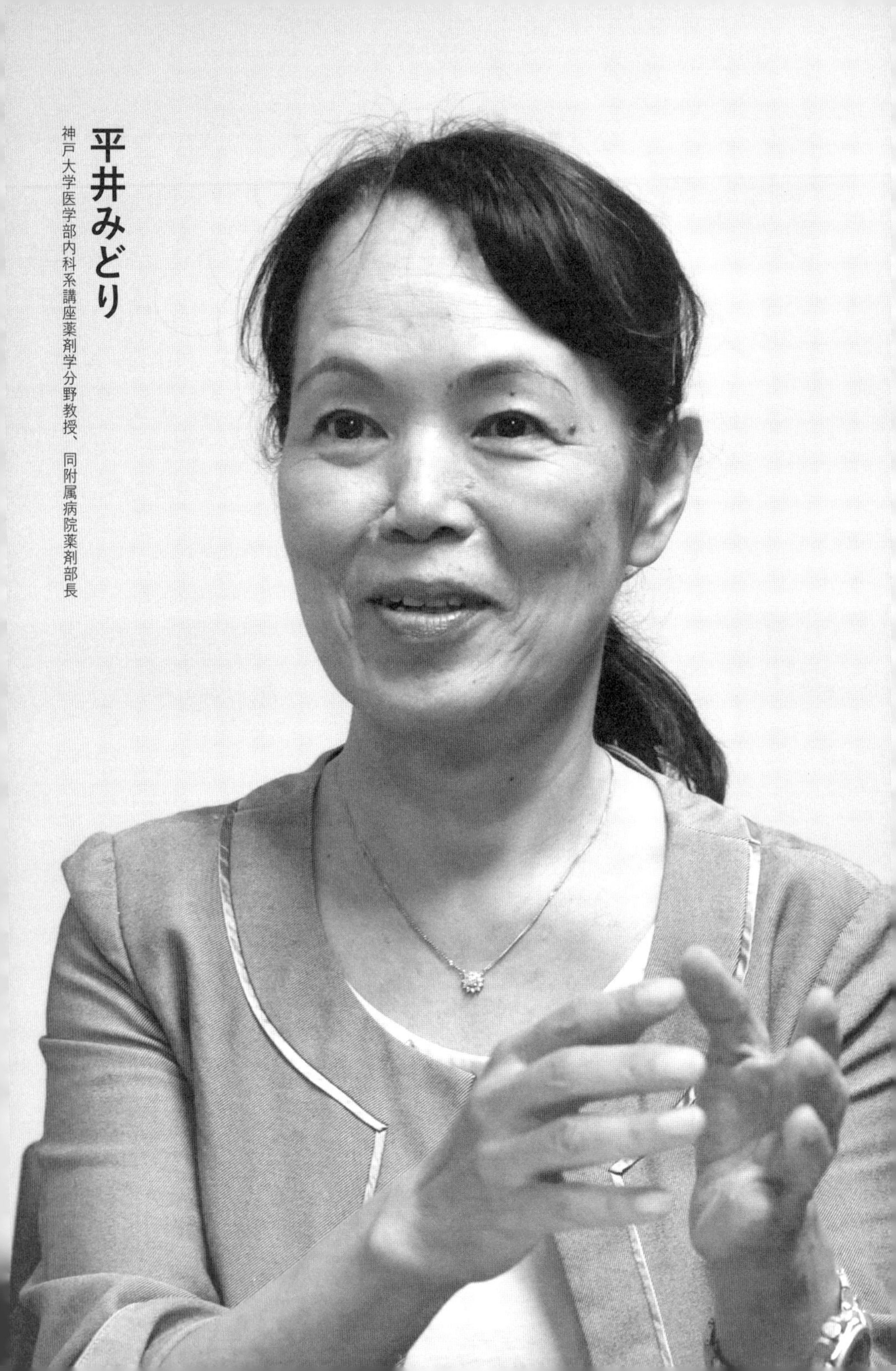

平井みどり

神戸大学医学部内科系講座薬剤学分野教授、同附属病院薬剤部長

確かに作業が多く、患者対応もあり、コミュニケーションはメインの業務ではないので、どうしてもおろそかになってしまいます。薬学部が6年制になってからコミュニケーションを学ぶ授業もできましたが、やはり十分とは言えません。

佐々木　現在、調剤は実はほとんど機械が、ほぼセミオートマティックにできるようになっていますよね。その余った時間を、対人援助という部分に振り分けていかないと、薬剤師のコストが高くなってしまいます。

平井　そうですね。対人援助の業務にもっと力を入れないと、薬剤師の存在意義はなくなり、ロボットに代わられてしまいます。人間の仕事は、人間同士で相手の反応を見ながらそれに合わせて対応ができるというものですから、それができない薬剤師はいらないということになる。

薬剤師も、患者対応はかなりできるようになってきています。服薬指導のマニュアルにはいろいろなものがあり、患者との会話や説明などは上手になったのですが、患者が言ったことへの対応が苦手です。自分から言うときはうまく言えるけれども、患者から聞かれたことにうまく対応できない。「それは主治医に聞いてください」などと言ってしまいがちです。

話を聞くところまではいっているのですが、聞いたことに対して薬剤師として対応ができる、専門性を発揮できるかというと、まだそこまではない。これからですね。

熱い薬剤師も増え、頑張っていますし、そういう人は自ら勉強会等を開いて、仲間を巻き込んでいく。そういう活動をしている人たちがいます。しかし、まだまだ少数派。周りを巻き込んで盛り上げていく人たちがもっと活躍できるような状況になるのが希望です。

ギア変換のジャッジに期待

秋下　老年医学会の次のテーマですね。ところで、かかりつけ薬剤師*の制度が始まりましたが、指名は取れても実際にはあんまり動かない、という感じなのでしょうか？　それとも指名がなかなか取れないのですか？　要件が厳しいのでしょうか。

平井　かかりつけ薬剤師の要件は、厳しくはありません。しかしその要件が、本当のかかりつけ薬剤師が目指しているものと乖離しているのです。もちろん要件は、薬剤師であれば必ず身に付けて欲しいものではあります。では、それを身に付ければ即かかりつけ薬剤師になれるかというと、そうではありません。かかりつけ薬剤師は薬剤師が決めるものではなく、患者が選ぶものという視点が抜け落ちているのです。

かかりつけ薬剤師は、患者に選ばれてはじめてかかりつけ薬剤師です。それを大手のチェーンなどでは制度の説明をして、指名を取っていますが、それは本当に患者が選んでいるのか。

私の病院には、患者が「あの人と話したい」と指名する、信頼されている薬剤師がいます。その人がかかりつけ薬剤師の資格を持っているかというと、それはまた別物ですよね。

*かかりつけ薬剤師：2016年4月より、診療報酬が改定され、薬局にて、「かかりつけ薬剤師制度」がスタート。一定の経験を持つ薬剤師が、複数の診療科や病院・診療所などから処方されている薬をすべて把握したうえで薬剤指導を行い、その結果を処方した医師に報告し、処方の提案も行う。患者自身が、信頼のおける薬剤師を選び、薬局の営業時間外（24時間対応）でも、何かあった場合に相談や適切なアドバイスを受けることが可能。

みなさんにはぜひ、本来のかかりつけ薬剤師を目指して欲しいと思います。

佐々木　これまでのお話で、高齢者はどこかで治療のギアを変えていかないといけない、薬物治療においては、地域で薬局と連携していくのが大事だ、ということが明らかになりました。ポリファーマシー対策もそうですし、「この人はそろそろギアチェンジのタイミングだ」ということをフィードバックするのも、もしかしたら薬剤師がキーパーソンだという可能性もありますよね。

平井　ギアを変えるタイミングを見分けるのは、とても難しい。しかし、ギアを変えたらもう戻れないということではない。変えてもまた戻れることも多いことを知っていただきたい。

秋下　ギアを下げて元気になる人がいらっしゃるので、元気になったらその状況に合わせて、もちろん戻せばいいんです。

佐々木　薬を変えて元気になる人も多いです。それもギアチェンジのひとつですし、ギアチェンジのタイミングを見極めるためには、一人の高齢者に対して多くの目が必要です。その目の要となるべき存在になっていただきたいのが薬剤師。とくに地域の薬剤師に期待します。

そうした方々が頑張っていただけるように、学会や病院もこれから動いていくでしょうし、薬剤師にもぜひ、一人の患者さんを診ているチームの主要メンバーとしての自覚を持って、発信していただきたいと思います。

対談を終えて

高齢者は薬物治療のメリットが相対的に減少する一方で、副作用や過剰作用などのデメリットが出現しやすくなります。高齢者医療においては、このバランスを意識しながら、加齢や疾病に進行に応じて、徐々に治療をシフトダウンしていく必要があります。

しかし、医師は一度始めた治療を中止するという決断がなかなかできません。この重要な判断を支援し得るのは薬剤師なのかもしれません。医師と薬剤師がそれぞれの専門性を生かしながら、連携していくことは、これからの高齢者医療を提供していく上で非常に重要だと改めて感じました。

医師には薬剤師の専門性を理解すると共に、対等に対話する謙虚さが求められます。また薬剤師にも臨床家としての責任感と、対患者・対医師のコミュニケーション能力を磨く努力が必要かもしれません。

疾病治療が優先され、高齢者を全人的に扱うことに慣れていない病院においては、科を横断する支援が必要だと感じました。栄養サポートチームや緩和ケアチームのように、高齢者サポートチームができれば、高齢者がより安心して急性期病院に入院することができるようになるかもしれません。

いずれにしても高齢化に対する医療の最適化はまだ始まったばかり。私たちも高齢者を熟知する在宅医療機関として新しい医療の枠組みづくりに積極的に参加していきたいと思います。

前田圭介

玉名地域保健医療センター摂食嚥下栄養療法科内科医長、ＮＳＴチェアマン

戸原 玄

東京医科歯科大学大学院医歯学総合研究科 老化制御学系口腔老化制御学講座
高齢者歯科学分野 准教授

高齢者に対する予防医学的アプローチ

高齢者が多く発症する誤嚥性肺炎の治療には、栄養とリハビリテーションという2つの視点が欠かせないことが分かってきた。しかし多くの病院では、肺炎を治療することだけに集中するため、絶食と床上安静という真逆のケアをしてしまい、退院後に介護度が上がりがちだ。このような状況を変えていくためにはどうすればいいのか。高齢者の「食べる」支援に力を注ぐ前田圭介氏と戸原玄氏に話をうかがった。

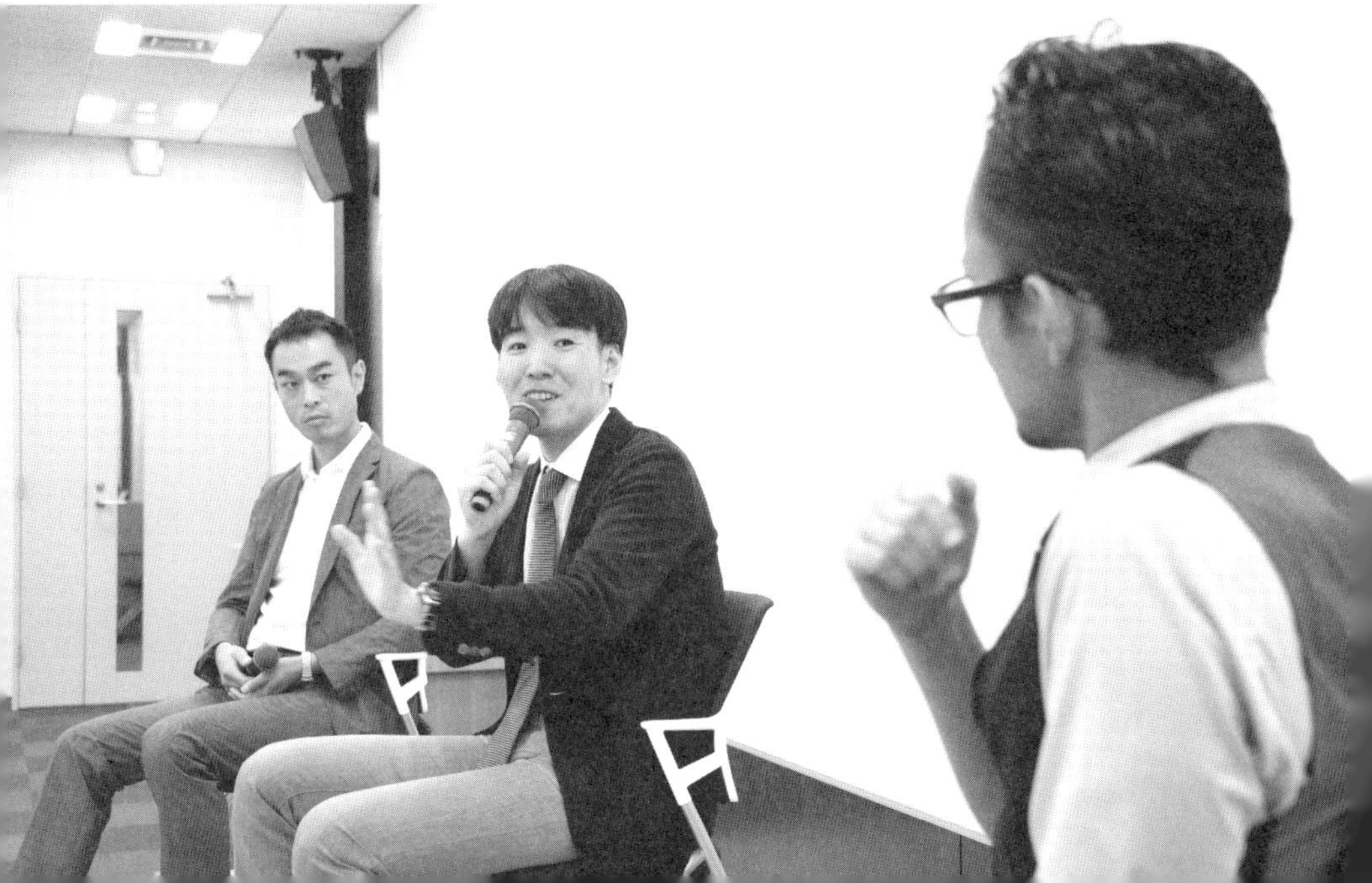

なぜ誤嚥性肺炎は増えるのか

佐々木　在宅医療に携わる前は正直なところ、「高齢者は弱っていくものだから、肺炎を起こすこと、食べられなくなることがあってもやむを得ない」と考えていました。しかし、在宅医療に携わって10年が過ぎた今は、適切な医療とケアが提供されると、質の良い生活が送れるようになるということが分かりました。

日本では、高齢化に伴い、誤嚥性肺炎で亡くなる方も増えています。

そして私見を言えば、誤嚥性肺炎で亡くなる方の多くは、私たち医療者の関わり方によって運命が変わってしまったのではないか、という認識を持っています。

高齢者は入退院を繰り返す中でADLやQOLを低下させ、最終的には病院に入院して亡くなるケースが多い。日本では全人口の約77%が病院で亡くなりますが、高齢者の場合は肺炎による入院・死亡の割合が非常に高いです。*

一方で、適切な栄養ケアやリハビリテーションが行われ、社会とのつながりが上手にできた人は、入退院を繰り返すことなく、最期まで穏やかに家で過ごせます。

可能なら、入退院で階段状にQOLが落ちていく人生ではなくて、できるだけ穏やかに、ソフトランディングできるような、そういう人生の支援をするのが、在宅医としては一つの重要な仕事なのではないかと思っています。

そのために必要なのは、予防医学的なアプローチ、ケアではないでしょうか。老衰や病気の進行は予防できないこともありますが、よりよい人生を送ってもらうた

入院による要介護度の変化（肺炎・骨折）

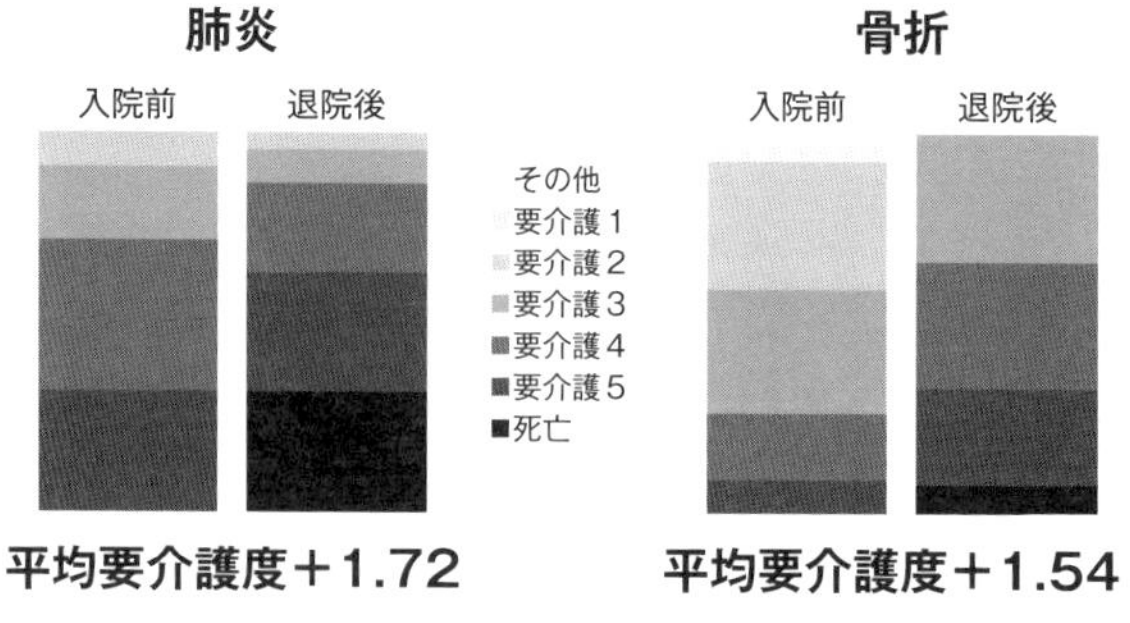

めには、誤嚥性肺炎予防の取り組みは、我々の大きな使命の一つです。

前田先生は、このテーマに取り組まれるには何かきっかけがあったのでしょうか。

前田　父が脳卒中で倒れたことです。予後に栄養障害になり、誤嚥性肺炎を繰り返すという経過をたどったのですが、私自身どう対応すればいいのか分かりませんでした。私は、もともとは消化器外科医でしたので、脳卒中のことは全く知らず、嚥下障害も、栄養のことも知らない。なぜ肺炎になったのだろう？　首を傾げる状況でした。

ちょうどその頃、往診や特別養護老人ホームでの仕事を始めていたのですが、誤嚥性肺炎を起こすのは要介護の高齢者が多く、誤嚥についてのケアを受けていない人たちが誤嚥性肺炎を起こしていると介護施設で気が付きました。

そこで、父や患者の治療のために何をするべきか勉強したのですが、抗菌薬の選択しかないことが分かったのです。しかしそれで解決できていないのだから、こんなに肺炎が多いのだと気付かされたのです。

同じ頃にＮＳＴも始めましたので、ＮＳＴの看護師や関わっている人たちに話を聞いたのですが、実は現場では、食べれば元気になるとみんな感じていることが分かりました。

自分の患者もそうかと思って、見に行ってみたら、やっぱり食べられる人の予後はいい。実は、医師は患者からは遠い存在なので、まめに見に行くようにしたのですが、それでようやく「食べること」の重要性が分かってきたのです。

そして、そのエビデンスを出さないといけないと考えました。

前田圭介

玉名地域保健医療センター摂食嚥下栄養療法科内科医長、ＮＳＴチェアマン

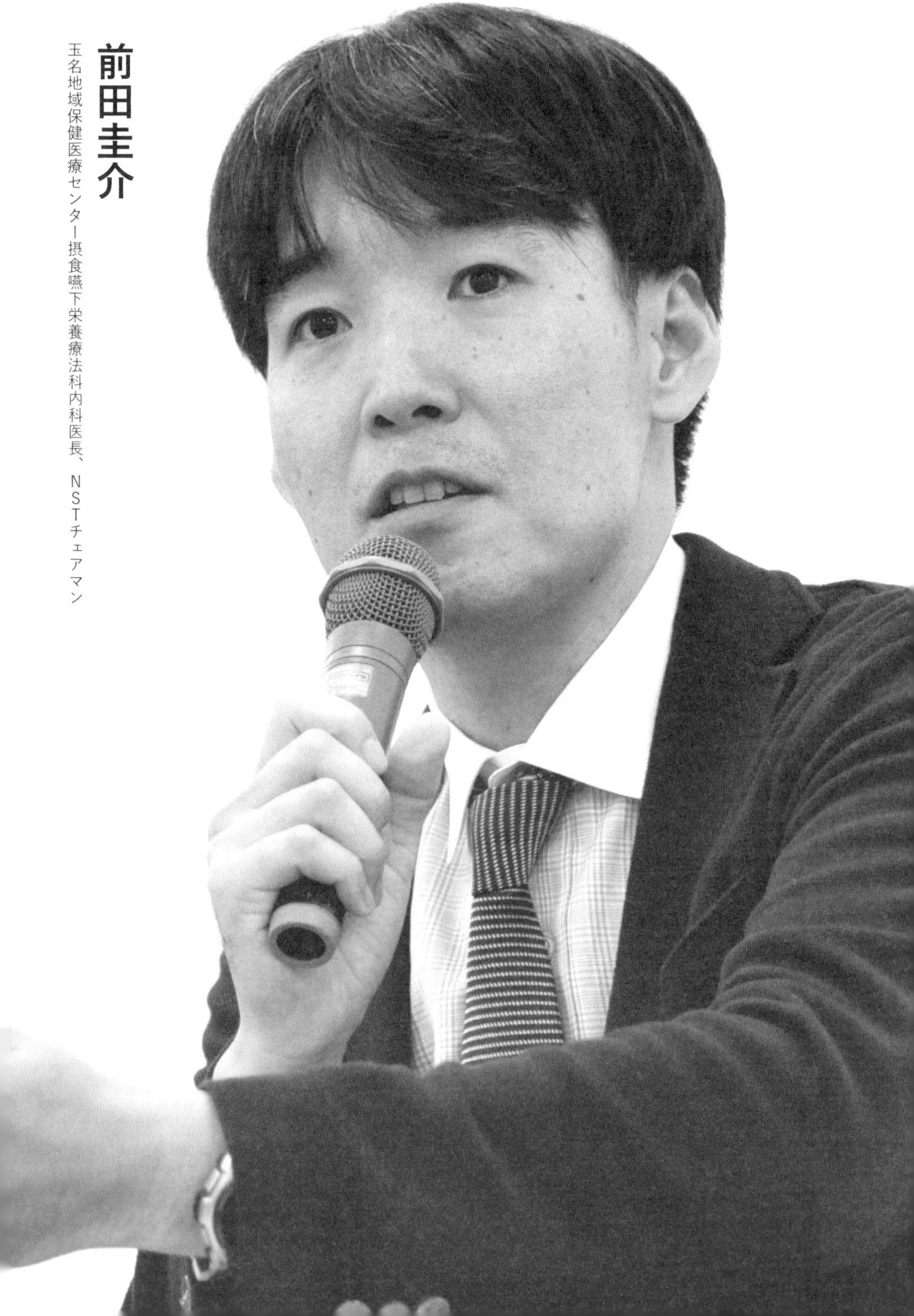

エビデンスを示して高齢者ケアの考え方を変えないと、超高齢社会は今よりもっと患者が増えると思ったのです。幸いなことに私には研究マインドがありましたので一所懸命取り組むことができた、というのが経緯です。

佐々木　在宅で療養している患者は一定の割合で誤嚥性肺炎を発症するのですが、我々のプライマリ対応は、在宅で早期発見し、できるだけ早めに治療を開始しようということに尽きます。誤嚥性肺炎治療のガイドラインはないので、治療は手探りなのですが、起炎菌を想定しながら抗菌薬を使い、食事をとってもらい、しっかり痰が出るよう体を動かす指導をしていきます。

ただ、一般的には前田先生がお話しされた通り、病院では安静にして食事を止めてしまいますね。

誤嚥性肺炎を確実に治療したいという患者や家族は、家で治療するのは心配だからと病院に行きます。そうすると、要介護度が上がって帰ってくるのです。

機会があって、病院で肺炎治療に当たる医師の方々に「誤嚥性肺炎の治療はこれでいいのでしょうか」という話をすると、大抵は「どういうタイミングで食事を開始したらいいのか分からない」「高齢者には慣例として食べさせないで治療をするというフォーマットがあるので、それに従ってやっている」とか、「どういった人たちは食べさせられるのか、どういった人たちは危険なのかの判断がつかない」「自分たちにはできない」などと言われます。

まさにエビデンスが必要だと思いながら、モヤモヤしている人が多かったと思いますね。そういった意味で前田先生のデータは素晴らしいと思います。

脳梗塞の場合は片側性の中枢神経障害が多いのですが、喉の筋肉は両側性の支配なので、脳血管障害だけだと固定的な嚥下障害にはなりにくいということは、嚥下の世界ではよく知られていることだと思います。

ただ在宅医療の分野では、嚥下障害の原疾患がきちんとアセスメントされないまま、漠然と摂食嚥下障害の人たちはこういうものだ、というイメージでケアされているという現状もあるのではないかと思うのですが、戸原先生いかがでしょうか。

「食べない」が招く誤嚥性肺炎

戸原　嚥下障害と言っても、ザ・嚥下障害みたいな、喉の周囲が麻痺している人はほぼいません。実際は前田先生が説明されたように、食べられる患者さんがほとんどなのに、学生が最初に勉強することは「食べさせるな・安静にしろ」なので、要介護の悪化を招くような治療が改められないのです。

高齢者の多くは、ザ・嚥下障害のように神経が麻痺しているのではなく、他の要因によってうまく食べられない、うまく栄養がとれないという場合がたくさんあるのに、嚥下機能低下しか説明できないのです。

また、誤嚥性肺炎で入院し、起きて帰れなくなると、ケアすべきことはたくさんあるのに、肺炎は治り、嚥下障害ですからと言って自宅に帰されてしまい、患者や家族も入院しなくて済むと考えてしまいがちです。

前田　同感です。ザ・嚥下障害という人は極めてまれですね。基本的には嚥下機能は両側支配なので、機能は残るはずですが、それでも脳卒中の嚥下障害のレッテルを貼られると、その人はずっと嚥下障害者として生活を送るのです。

先般、管理栄養士の西岡心大さん*が注目の論文を『NutritionCare』*に発表されました。脳卒中による重度嚥下障害、経管栄養*になるような重度の嚥下障害から、チューブフリーになるためには、実は経管栄養になる前の栄養状態が関係しているという内容です。日本人のデータで、治療前・中の栄養状態がとても重要だということは、その期間に十分な栄養ケアが必要だということで、退院時に経管栄養が続いている人は、実はサルコペニアの嚥下障害なのではないかということも示唆していると思います。

適切に食べられる人が多いはずなのに、十分なケアがされていないと食べられずに重度の嚥下障害と見なされ、そのレッテルを貼られて在宅に帰る。本当は食べられたかもしれないのに、ケア不足でそういう人生を送ることになってしまう症例は、実はたくさんあるのではないか。そんなことまで考えさせられました。

ところで戸原先生、例えば脳卒中の嚥下障害で、自宅に帰った人で、後に食べられるようになる、嚥下機能が改善する患者はどれくらいいますか？

戸原　嚥下機能の麻痺というよりも、栄養がとれていないとか、動いていない、食べていないため、という意味の嚥下障害であれば、ほぼ全例が改善します。

前田　ならば十分なケアが施されず、脳卒中の嚥下障害は重症ですと言われて退院し、戸原先生みたいな先生にたどり着けなかったら、もうその人も家族も食を諦めざるを得ないでしょうか。

西岡心大さん：長崎リハビリテーション病院栄養管理室室長、管理栄養士

NutritionCare：栄養療法の専門月刊誌、メディカ社刊

経管栄養：口から食べられないときに栄養をとる手段。「経鼻法」と「経ろう孔法（胃ろう、腸ろう）」がある。経口摂取以外の方法としては他に「経静脈栄養（抹消静脈栄養と中心静脈栄養）」もある。

歯科医師の太田博見さん*によると、脳卒中患者だけではないのですが、病院で経腸栄養が施されて在宅に戻った人の8割以上が経口摂取を再開できた、と言います。やはり十分なケアがないと、その人の機能を正確に評価することができないのかもしれません。在宅医療に関わる多職種が志高く「食べられるのではないか？」という視点でケアをすることで、レッテルが剥がせるかもしれません。

*太田博見さん：太田歯科医院院長（鹿児島県鹿児島市）

胃ろうでも口から食べる楽しみはある

佐々木　脳血管障害の場合は、大きな可塑性があると思います。胃ろうを使って栄養管理をすることで、焦らず、少しずつリハビリテーションをしていくことができるでしょう。その中で、実際に食べられるようになる人がいます。

ただケアする側から見ると、「胃ろうを施している人なのに食べさせて大丈夫なの？」と思うようです。実は、主な栄養は胃ろうでとっていても、1日1食など、楽しみ程度に食べている人の方が、逆に誤嚥を起こしにくいのではないか、という印象があります。

ですから少しずつでも口の機能を維持するケアはしていくべきだし、実際にケアを受ける人の楽しみということを考えても、1日1回、口から何か食べられるというのは大きい。それは単に介護上の問題だけではなくコミュニケーションという意味でも非常に重要だと思います。

もう一つ、誤解があって問題だと思うのは、「胃ろうを造設する前に嚥下機能の評価を」とか「退院前に嚥下造影検査を」などと言われていますが、その検査結果が「悪い＝食べられない」ではないということ。「実際に食べられない」という評価を受けて、在宅に帰る人が少なくありませんが、ペーストしかダメだとか、むせがあるから安全に食べられないと言われて帰っても、家で生活が落ち着いたら実は食べられる、という人が少なくありません。

前田　そうですね。結局その嚥下機能の検査は、嚥下運動が上手だとか、そういうことを見ているのです。けれどそれと食べることとは乖離があっていいんです。嚥下機能は悪いけど、食べている。それはそれでいいんですよね。

今週、私も嚥下内視鏡と嚥下造影検査を5名程度に実施しました。そのなかに嚥下障害と診断されていた方がいて、嚥下内視鏡と嚥下造影検査をしましたが、やはり不顕性誤嚥が見られました。しかし、その患者には高カロリーのゼリーを出しました、しかも3種類も。

サルコペニアが進行していたので、誤嚥はあっても、食べる機能を保つためには食べないといけないからです。

誤嚥があったら必ず食事を止める必要があるかというと、必ずしもそうではなくて、食べられるように努力をしなきゃいけない。とはいえ「注意をしながら食べていかないといけない」という所見だと僕は思っています。

戸原　実は検査自体がうまくできていないということが多々あると思います。例えば車いすで突っ伏したような姿勢で検査室に連れてこられて、造影剤を口のなかに入れて、「むせますね」とやっても無意味なのですが、それで「食べられません」

と評価されることもあるようです。

嚥下の検査をするときは、少なくとも「ほぐせ」と私は言っています。緊張させてはいけない、ということです。

また検査上は毎回誤嚥をする人でも何の症状も起こさずに食べていることもあります。その場合、一度の検査結果だけを重視するのではなくその患者は「なぜ普段は誤嚥しないのか」と考えるのが重要です。嚥下の検査や評価よりも、その方が大事だろうという気もします。

前田　誤嚥していてもその人の調子が良ければ、いいですよね。この人は食べています。むせることもあります。検査をしたら立派に誤嚥していました。でも体調は悪くない。ならばやはり食べていくべきだと思います。

食べることと、検査の所見は、必ずしもイコールではない。僕は食べるために検査をするので、立派な誤嚥を見たら「こういう重症の障害がある人にどうやって食べてもらおうか」と考えるための、一つの材料だと思っています。

病院でやる検査は「やはり食べられない」という医療側の自己防衛ではないかな。

佐々木　医療というテクノロジーは、人を幸せにするために使いたいですよね。

戸原先生の話にもありましたが、嚥下は筋肉運動で、シーティングやポジショニングも大きく関係しますよね。

例えば、老人ホームの食堂ではみんな同じテーブルとイスで食事をしているということが少なくありませんが、テーブルも人により最適な高さが違います。合わない座位で介助されていたら、スプーンですくった食べ物が、目の前から襲ってくる

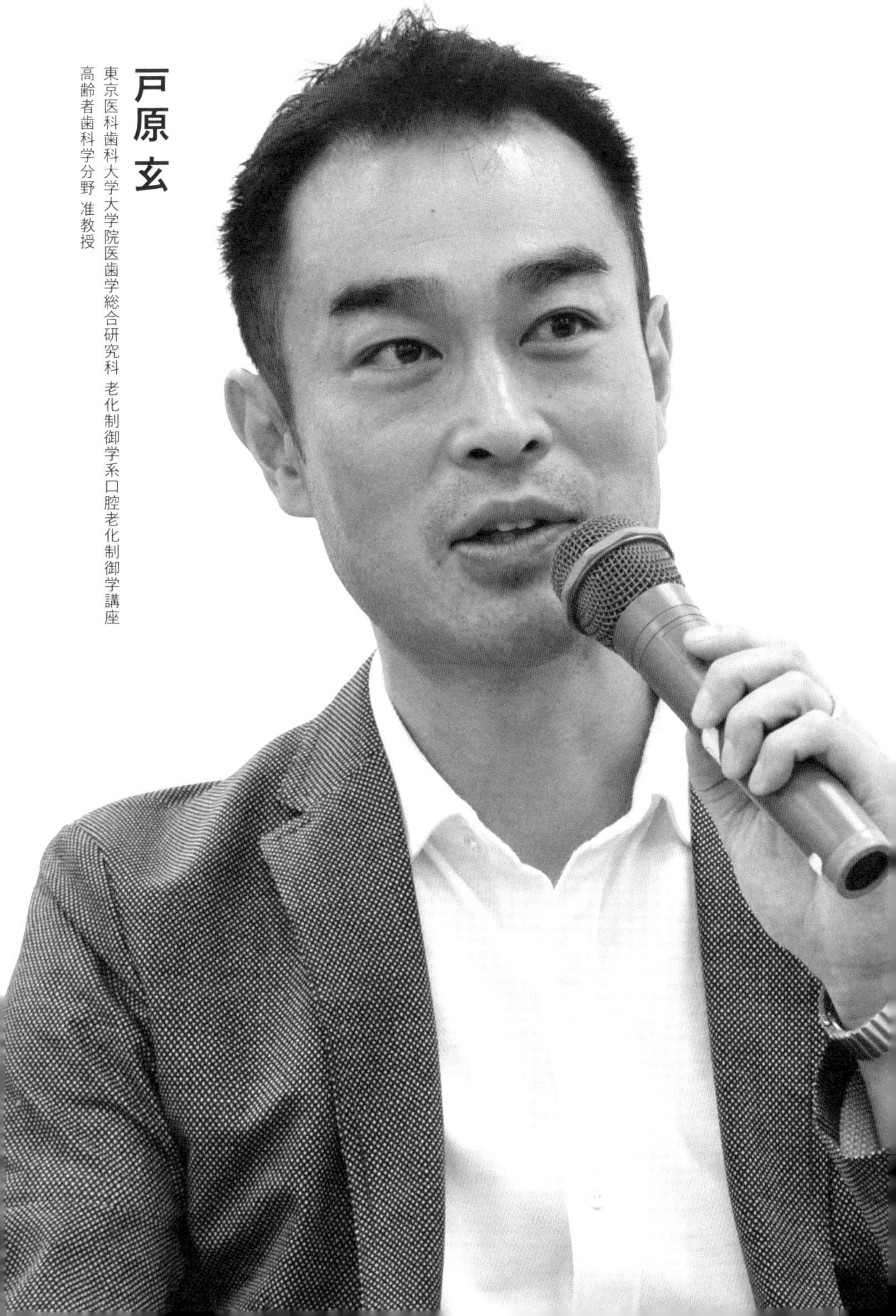

戸原 玄

東京医科歯科大学大学院医歯学総合研究科 老化制御学系口腔老化制御学講座
高齢者歯科学分野 准教授

ように見える、ということもあるかもしれません。

ケアされる側の視点で見て、考えないと、食べてくれないとか、食べられない、ということになりがちです。不適切なケアと言うと語弊があるかもしれませんが、その人に最適化したケアが提供できていない結果として、食べられない。その結果、栄養状態が悪化して、摂食機能が低下して、さらに具合が悪くなるというケースが多いと思います。

誤嚥していても元気ならいいじゃないか、というのはその通りで、患者を見て、その人に最適化したケアが提供できていればいいのではないかと思います。誤嚥を恐れることが「誤嚥のリスクを増している」。そういうことが期せずしてあるので、安全に食べることについて学びつつ、同時に自分たちで考えながらトライする必要を感じます。

戸原　「誤嚥のリスクを増している」。いい言葉だと思います。

高齢者ケアは栄養とＡＤＬ維持・向上

佐々木　誤嚥というと、つい喉の問題と思って、喉にフォーカスしてしまうけれど、もっと全身を診るというのが大切ではないかと思います。

前田　おそらく嚥下障害を診る人たちの最大の問題がそこにあります。つまり、嚥下の部位は喉なので歯科医師も、耳鼻科医も、脳卒中やがんを診る病院のリハビリテーション科や神経内科の医師も喉だけを診ている。

多くの医師は栄養学の教育を受けていないから、嚥下と栄養の関連にフォーカスする人はほとんどいないですね。

近年の栄養学は、栄養を評価するために摂取量や体重の減少はもちろん大事ですが、その他に身体機能、筋肉量、脂肪量、握力、そういったものも含めてトータルで栄養を評価するのが基本です。栄養を学んだ人であれば、身体機能も含めた全身を診るはずですが、そういう医師、栄養士、専門職は少ないです。

栄養状態が悪くなることで嚥下機能が悪くなるメカニズム、サルコペニア嚥下障害があるので、やはり高齢者医療は全身に目を向けて欲しい。疾患による特異的な所見等はあまり重要ではなくて、高齢者の全身のケアとして取り組むことで、高齢者の嚥下ケアは成り立つのではないかという気が、僕はしています。

佐々木　高齢者に多い肺炎と骨折は、呼吸器疾患と運動器疾患ですけれども、ベースラインとしては同じで、疾患だけ診て、その疾患をなんとかしたって健康状態が改善したとは言えない。高齢者に顕在化する疾患というのは、基本的な「根」があり、根幹の部分をケアしなければ治らない。

それは何かというと、前田先生が紹介してくださった低栄養やサルコペニアです。*この2つは密に関連しているので、それをトータルで診ていくことが、高齢者をいろいろな内的な災害から守るためには大事なことなのではないか、と感じました。

前田　誤嚥性肺炎の患者が低栄養でADL低下だったというバックグラウンドと、骨折する前の患者が似ているというのは、高齢者ケアは栄養やADLに注力するべきである、ということを裏付けています。

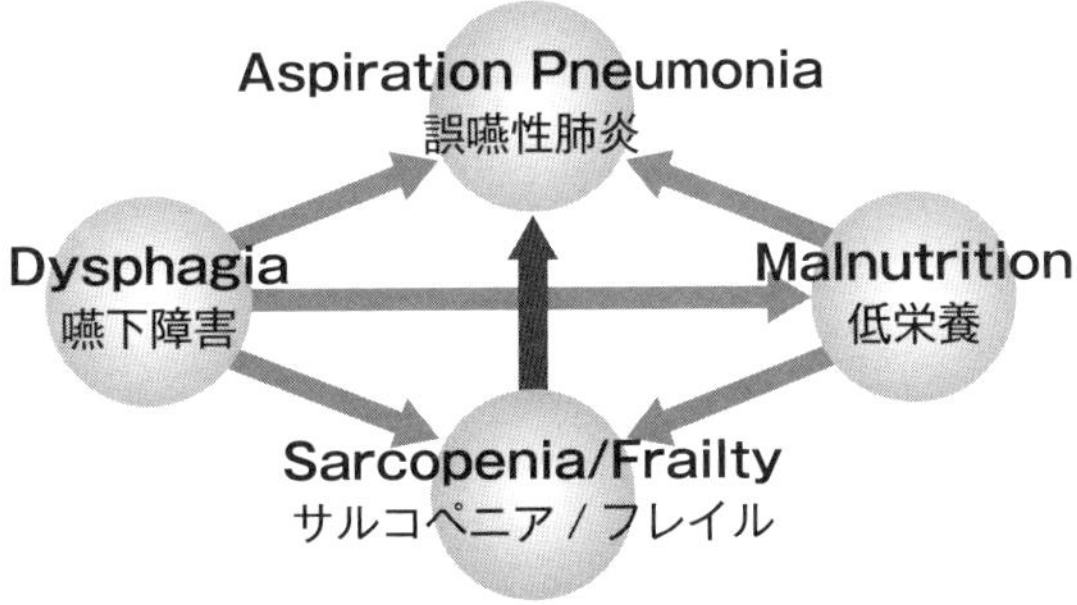

誤嚥性肺炎の背景要因

海外のあるデータでは、大腿骨頸部骨折の手術をした高齢者の30%が嚥下障害を発症するとあります。これも完全なサルコペニアの嚥下障害だと考えられます。また、日本人の誤嚥性肺炎患者の40%が嚥下障害を起こし、骨折した人も30%が発症します。おそらくこれは同じことなんです。

骨折した人は病院で床上安静を確実に強いられますし、術後には食事が抜かれるだけでなく、水分量だけの点滴で、十分な栄養補給がなされないことがあります。似たようなバックグラウンドで似たようなことが起こるわけですね。

高齢者ケアは、嚥下機能を落とさないためにも、栄養ケアとADLのケアに注力して欲しい。それがいちばん分かりやすいし、みんなで向かっていきやすいと思います。

戸原 肺炎にしろ骨折にしろ、サルコペニアでくくってみなさい、ということですよね。そこで顕在化してくるのが肺炎や骨折になってくるので、その前にうまいこと気付けるといいかな、と思います。

佐々木 プレフレイルの状態が続くと、低栄養やサルコペニアに移行します。その状況でなるべく早めに介入して、そのフィジオロジカルな変化が起こる手前で何らかの形で介入できると、もうちょっとその人たちの本来の健康状態に戻すことができそうです。

前田 それは重要なことです。ただ、そこを在宅医療はカバーできません。プレフレイルの人や、少なからず自立しているようなフレイルの人たちをどうにか保険で、あるいは保険じゃなくても自治体の保健活動ででもカバーできると、もう少し違う将来が描けるのではないかと思います。

佐々木　在宅医療は基本的には要介護状態の方が対象になり、手遅れとは言わないけれども、戻すのにエネルギーやコストや時間がものすごくかかります。その手前の段階で介入できると、きっと成果が上がるはずです。

例えば埼玉県和光市は、要支援の段階で組織的に、個別に介入することで実際に成果を上げています。長野県佐久市はもともと地域の中でそういう取り組みをしています。

しかし残念ながら、保険医療ではそういった人たちを患者としては扱えません。地域包括ケアシステムで医療と介護が連携して、とは言っていますけれども、これからは要介護の手前の人たちに対する予防的介入に力を入れていかないといけない。在宅医療は下流の関。上流で止めないと、いくら大きいダムをつくっても溢れてしまいます。

高齢者の栄養制限は害悪

前田　患者さんの奥さんが、生活習慣病検診を受けたのです。その人はひどく痩せていて、骨格筋が少ない人なのですが、ヘモグロビンA1cがちょっと高めだと言われて栄養制限になったそうです。彼女は68歳で、まだ若いということなのでしょうけれども、それでいいのか疑問ですよね。

また、こういうこともありました。85歳の男性に栄養制限をしたところ、食事がまずくなったのでご飯を食べなくなり、体重が減ったそうです。もしこの男性に糖尿病があったり、腎機能低下していたりしたら、カロリー制限やカリウム制限がありますし、未だコレステロール制限をする主治医だったりすると、本当に食べるものがなくなってしまいます。

むしろこれくらいはとって欲しいという摂取目標を示したいのですが、主治医から摂取制限を受けていた場合、家族はずっと食べさせちゃいけないと言われていたので「先生、本当にいいんですか?」と戸惑うようです。

佐々木　高齢者になったら、健康管理の視点が変化していくことを、みんな知らないといけないですね。

前田　はい。日本では未だ根拠に基づかない栄養学が流行っていて、欧米では完全に否定されているようなことの真逆を言っている教科書も少なくない。生活習慣病予防には栄養制限しかやりませんし。問題です。

現在の高齢者に対する正しい栄養学では生活習慣病の予防、合併症予防、いずれも基本的には骨格筋量を維持し、ＡＤＬを維持していくという栄養ケアが中核です。現在、日本で栄養学を指導している人の多くは、古来の「和風栄養管理」を学んだ人たち。新しい高齢者栄養ケアをやっている人たちの底上げは、なかなか難しい。もちろん管理栄養士には、そういうコンセプトで近代の高齢者の栄養ケアを実践している人たちもいますが、ほとんどの栄養士はそうではないのです。

中堅の管理栄養士のなかには、栄養業界でそれが問題だと言っている人たちがいますが、まだ多勢とは言えない。近代的な高齢者ケアは、筋肉量を確保しながらウエイトコントロールをし、ＡＤＬコントロールをして、身体機能を維持することでＱＯＬを保つ、というものです。それが日本でもスタンダードになる日を待ち遠しく思います。

戸原　嚥下の検査の後、言語聴覚士や管理栄養士などと話をすると、いろいろな検査をしても結局は「ゼリーを食べましょう」といった〝定番〟の評価になることが多いと言っています。そんな慣習をなくしていかなくてはと思います。

前田　僕も〝定番〟に関しては思うところがあります。あるスタッフの〝定番〟はゼリーと〝30度〟なのです。その人の手にかかれば、誰でも「ゼリー＋30度」になってしまいます。

確かに、今まで続けてきたことを変えるのは大変ですし、そういう人たちはなかなか変わらないというのが分かったので、その人が担当する患者を僕ら医師でよく見て、「背もたれの角度を上げてみよう」とトライしてみました。

患者のためを思ってしていることでも、それが高齢者のケアとして十分ではないのであれば、担当者以外のスタッフも意見が言えるような環境をつくって、その患者を支援できればベストです。

そのスタッフは、意欲は非常にあるのですが、スキルに問題がありました。そういった人をフォローするには、僕らが患者に会いに行って、「こうだからこれいけそうだ」「やりましょう、やりましょう」と先導していくのがいいようです。介助の仕方を患者それぞれ、オーダーメードで考え、担当がどういうスタッフなのかによって、サポートを変えるように心がけています。

医師はどうしても、どうしたら治療・緩和できるかということしか考えていないので型にはめたがるのですが、型にはまらない栄養サポートができれば高齢者にとってはとてもいいことだと思います。

対談を終えて

高齢者は加齢と共に脆弱性が目立ち始めます。そして、誤嚥性肺炎や骨折で入退院を繰り返しながら、医療介護依存度を高め、最終的には多くが病院で治療を受けながら亡くなっています。

重要なことは、誤嚥性肺炎や骨折に対する入院治療そのものが、高齢者の脆弱性を加速し、誤嚥性肺炎や骨折のリスクをさらに高めているということです。科学的根拠のない入院中の食事制限や安静指示が低栄養やサルコペニア・フレイルを進行させ、それがその人のＡＤＬやＱＯＬ、生命予後すら悪化させているというケースが少なくありません。

私たちは高齢者というデリケートな集団に対し、急性期医療のあり方から考え直す必要があります。「よくする」だけではなく「悪くしない」ことを意識しなければ、「病気は治ったが、生活や人生は破たんした」ということになりかねません。病院と在宅が問題意識を共有し、肺炎や骨折の一次予防のみならず、二次予防・三次予防でシームレスな連携ができる体制づくりを進めていかなければならないと痛感しました。

もうひとつ感じた課題は、地域における予防的介入です。私たち在宅医療者は、高齢者が通院困難にならなければその人にGPとして関わることができません。本来回復可能なはずの低栄養やサルコペニア・フレイルも、進行してからでは支援の効果が期待しにくくなります。

必要なのは、地域の高齢者に、プレフレイルの段階で積極的に介入することができる仕組み。そのためには、私たち医療者は、積極的に保険診療の枠組みの外で活動していく必要があると思いました。

宇都宮宏子
在宅ケア移行支援研究所代表
京都大学医学部人間健康科学学科非常勤講師、聖路加国際医療大学臨床教授

渡辺美恵子
医療法人社団悠翔会在宅医療部本部看護部長

ゴールを見据えた入院医療と在宅復帰支援

「時々入院ほぼ在宅」という言い方があるが、入院が長期化すれば、高齢者を弱らせることになる。適時のスムーズな在宅移行を進めるにはどのような点が重要となるのか。研修やアドバイスを通じて看護師による退院支援、在宅療養移行支援の活動を行う在宅ケア移行支援研究所の宇都宮宏子氏を招き、悠翔会の看護部長を務める渡辺美恵子の同席のもと、在宅復帰支援についで語っていただいた。

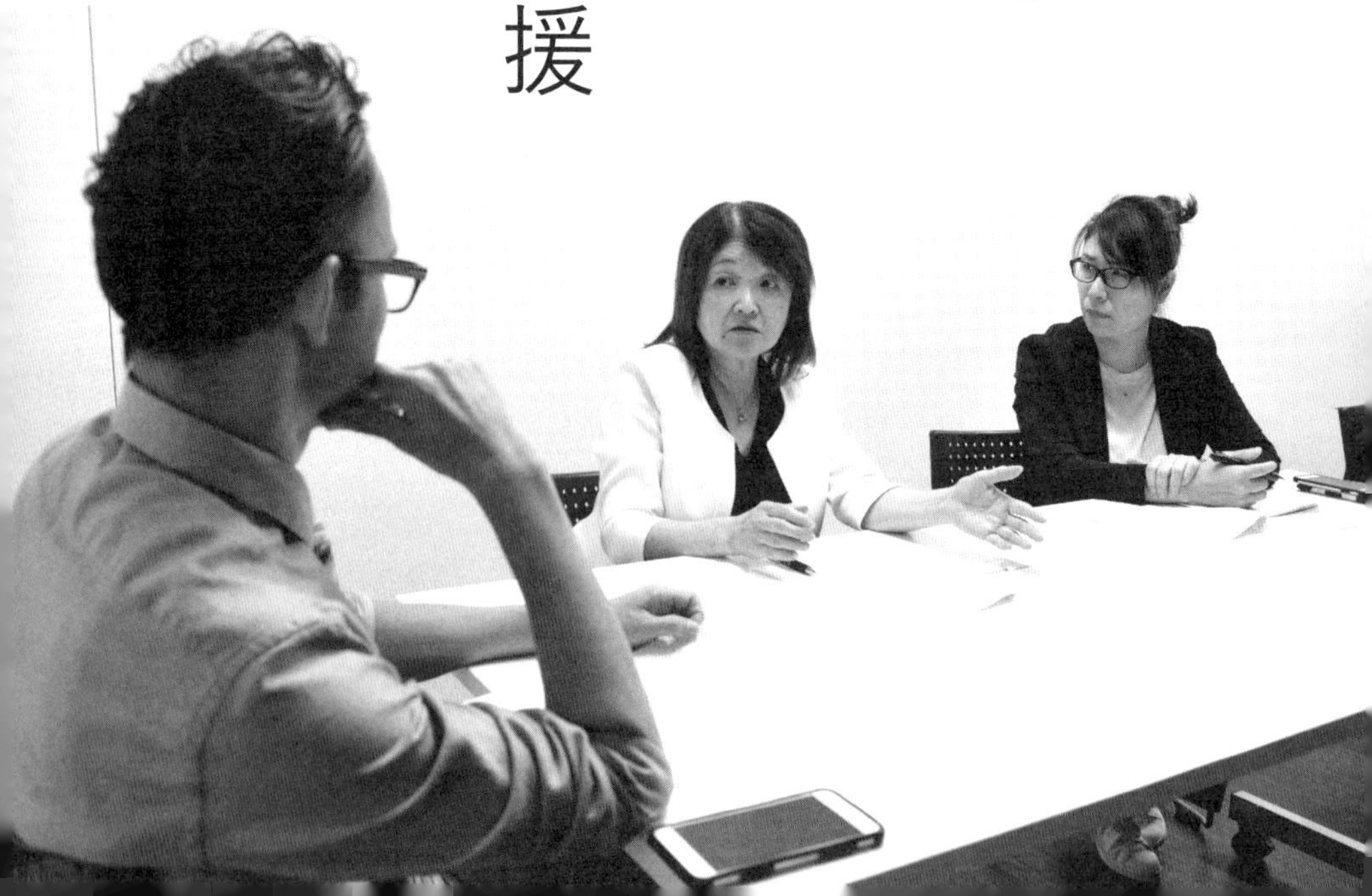

入院に対する幻想

佐々木　高齢者の入院が長引くとサルコペニアが進行したり、認知機能が低下することもあります。* とくにフレイルの高齢者は入院するとまず間違いなく要介護度が上がってしまう。在宅生活の再開が困難になり、時に家に帰れないという判断がされ、療養病床に移ったり、施設に回されることも珍しくありません。

　入院すれば見事にＡＤＬが落ちます。病院のなかには落ちるのが当たり前のように落としているように見える所もある。

　未だに存在するようですが、リハビリ室では歩いている高齢者が病棟に戻ると抑制帯で固定されているという、ただ安全を追求するだけの病棟もあります。

宇都宮　病棟では、「リスクマネジメント」が重視され、高齢者を管理してしまう。必要な医療が終了したら、なじみの空間でケア・リハビリを受けることで、暮らしを取り戻し、自立することも多いです。医療そのものへの過度な期待もまだまだあります。

佐々木　先日も、間質性肺炎と細菌性肺炎を合併した高齢者を入院させる際、「抗菌薬の点滴治療が終われば、在宅で受けます」と伝えておいたのですで、比較的早く意識がしっかりして話せるようになり、食事がとれるようになったので自宅復帰を進めようとすると、家族が「こんなに早く帰して大丈夫なのか。せめて2週間は入院させて様子を見てほしい」と退院に反対してきました。入院を続けるうち、適

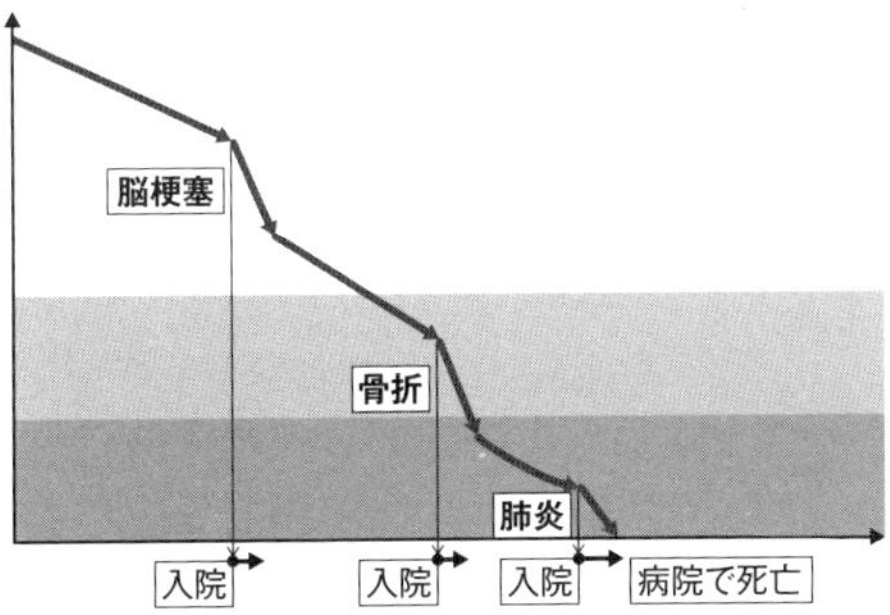

高齢者の疾病モデル：入退院を繰り返しながら、階段状に身体機能が低下し、要介護度が上がっていく。最終的には病院に入院して亡くなることが多い。

応障害が出て、向精神薬が始まり、拘束が始まった。どうにか2週間目で家に戻ったのですが、すぐ肺炎が再発しました。

宇都宮　一般の人に向け、入院にはデメリットもあること、入院はあくまでも一時的なものであって、家にいて通院したり、在宅医療を受けながら、今の暮らしをどう安定させるかを考えるのが大切だ。そう訴えていかなければならないと痛感しています。

佐々木　私たちもできるだけ入院しないで済むよう、予防医学的ケアを行い、入院してもできるだけ早く退院できるよう在宅の療養環境の調整は行いますが、入院先の主治医が考える治療のゴールと、私たちが考える退院のゴールにズレが生じることもあります。

宇都宮　入院時から情報の共有を行うこと、退院時の状態像、目指すべきゴールを共有することが重要ですね。

佐々木　それは私も感じていて、紹介状を書くだけでなく、直接病棟の医師に電話をかけ、我々としてはこのあたりをゴールと考えている。このあたりまで回復すれば在宅で診られますから、早めに帰していただけたらと話をするようにしています。

　必要な治療を終えたら、すみやかに元の住まいに帰すべきですが、これがスムーズに行われていません。いくつかのハードルがありますが、ひとつは入院治療の目的とゴールが病院の主治医と在宅医だけでなく、家族も含め、共有されていないこと、ここが大きいと思います。

退院支援なき退院調整になっていないか

宇都宮　私は「退院支援」と「退院調整」という言葉を使い分けています。この人の病気がどういう状態にあるのか、ということだけでなく、これまでどんな人生を送ってきて、これからどう生きたいか、医療の限界を踏まえて本人や家族の意思決定の支援をきちんと行うのが退院支援です。

退院調整は、その患者の願いや家族の意向を踏まえて、どのような社会保障制度や地域の医療・ケア資源につなぐか、コーディネートすることです。

地域連携室や患者相談室といった専門部署に、医療ソーシャルワーカー、退院調整看護師が配置されています。しかし、外来や病棟で患者のそばにいる看護師が、退院支援提供できていますか、ということを私は現場に発信し、変革を起こしていこうと思いました。院内でのシステム構築や教育、地域との連携・協働の方法をアドバイスしています。

渡辺　在宅医療介護の現場を知らない看護師には難しい業務かもしれません。

宇都宮　日本看護協会が「在宅、暮らしの場、生活者として患者をとらえられる看護師」とスローガンを掲げましたから、今後、取り組みが進んでいくと思いますが、確かに病院勤務の経験しかない看護師が訪問看護やケアサポートを使いながらの在宅療養のイメージは持ちにくいかもしれませんね。

診療報酬で評価されることになったのだから、私たちがやらなければならないという思いが空回りして、おかしな退院調整になっていることもあります。
病院で働く医療ソーシャルワーカー、看護師、セラピスト、医師にも「まず地域を見に行こう」と言います。在宅医療の現場や、一人暮らしの高齢者側が地域でどうやって支えられながら暮らしているのかを知らずに、「お家へ帰ろう」とは言えないですからね。
そして、すでに在宅支援チームがいる患者の場合は早い段階で相談に乗ってもらうことや、地域包括支援センターや在宅医にアドバイスを求めることに積極的になっていいんだよと話しています。

佐々木　看護師の他、ケアマネジメントに課題を感じていますか？

宇都宮　福祉職系の人がケアマネジャーの多くを占めることもあり、病気の変化や老いの変化に沿って1歩、2歩先を予測して、在宅医療への切り替えや訪問看護利用のタイミングが遅いなあと思うことが多いですね。介護保険制度の運用のための調整だけをしている面があることは否めません。
また、医療情報から先を予測することができないから、後手後手になり、結局、緊急入院という形で病院に搬送される。すると二度と自宅に帰れない。このことが町から高齢者が消える状況を招いています。ナース以外がケアマネジャーをしているのは日本くらいで、欧米諸国は地域ナースがやっています。だからこそ、日本では「医療と介護の連携」に丁寧な仕掛けがいるのです。今の暮らしを継続するためのケアマネジメントですね。

渡辺　在宅支援診療所の看護師もまだ力が不足しているかもしれません。私は定期

宇都宮宏子

在宅ケア移行支援研究所代表

京都大学医学部人間健康科学学科非常勤講師、聖路加国際医療大学臨床教授

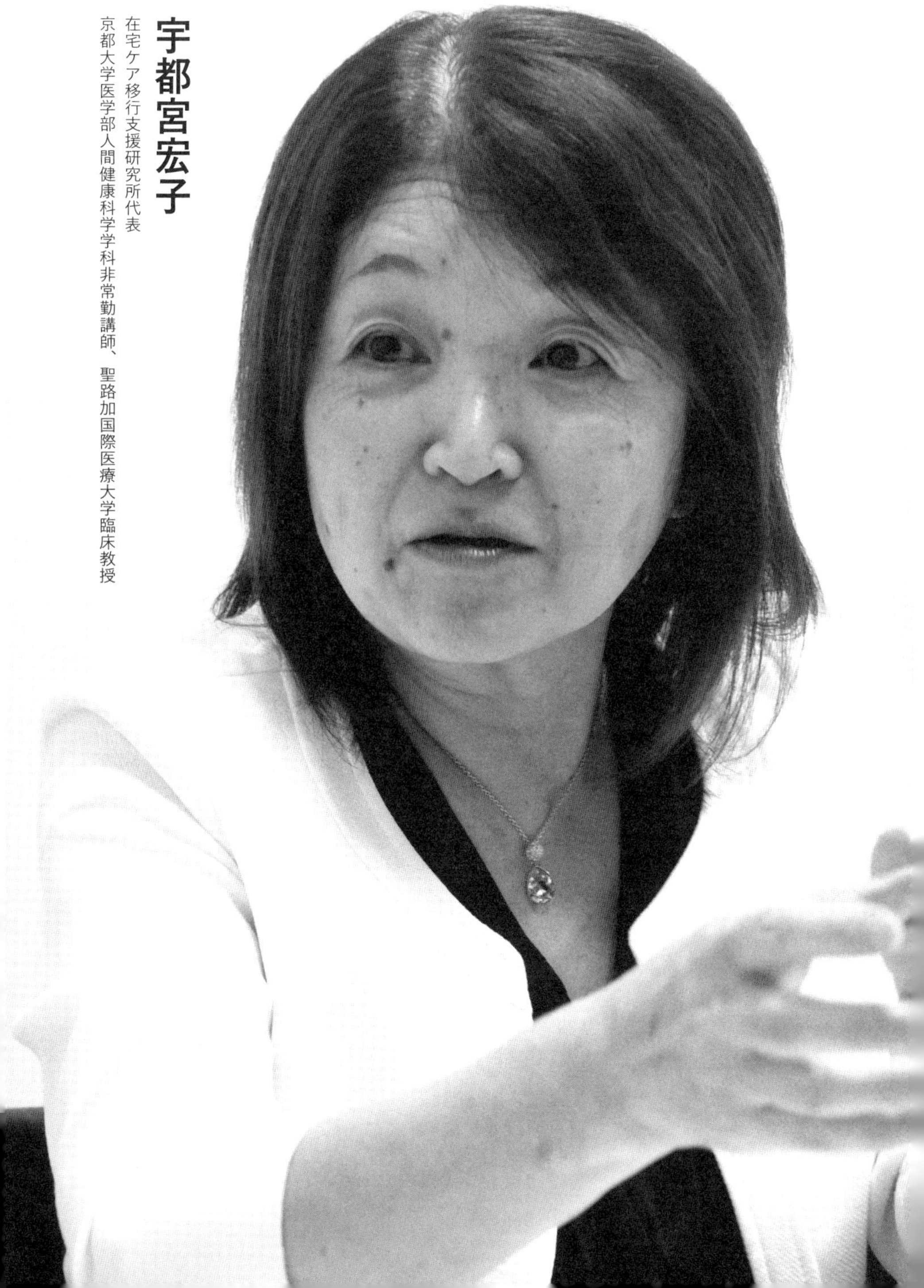

巡回・随時対応型訪問介護看護に関わっていて、これを広めていきたいと思っていますが、仕事を通じていろいろなことが見えてきました。

在宅の現場で、ケアプランの見直しをしながら、支給限度額の話が頻繁に出てくることには違和感を覚えます。適正という言葉も使われますが、なにをもって適正とするのでしょうか。

病院と在宅支援診療所の連携促進を

宇都宮　退院支援は、自立支援と意思決定支援からなる。その上で、何がしかの医療・看護・ケア・リハビリの継続が必要だったり、「住まい方を整える」ための環境整備をする必要がある場合、地域資源とのコーディネート、退院調整が必要になるのです。私は、このように整理をして、退院支援の仕組みを作りました。

これに基づいて3、4年活動しているうち、「退院支援という場面ではその患者との出会いが遅すぎたのではないか」「そもそもこのケースは入院させなければならなかったのか」と気付くようになるわけです。

がんも慢性疾患、神経難病も病気の節目や、患者自身の暮らし方の変化が分かる外来での支援がカギだなと気付いたのです。予防の視点が持てたことから、がんの患者にも、外来通院している時、状態が安定しているタイミングで「家に来てくれる看護師がいますから今のうち自宅の環境を整えて、家にいられるようにしましょう」と、外来のまま在宅療養できる体制を組めるようになりました。

佐々木　自宅に戻れない事情のある患者もいるわけですから、事前の準備は重要ですね。

宇都宮　私が一般にアプローチする際、よく言うのは、病院は生活する場所ではないということ。入院が長くなることで奪われるものも多いこと。自宅での生活が難しければ、早めに特別養護老人ホームの申し込みをするとか、老人ホームを探すとか、自宅をバリアフリーにするとか、住まい方の工夫や、新たな住まいの準備をしておきましょう、ということです。

渡辺　名称に「センター」とつく大きな病院で経験したのですが、退院後の方向性が決まらないまま帰すことだけ決められていたがん患者さんがいました。私が「どこで最期を迎えられるのですか」とうかがうと、付き添いの奥さんが泣き出してしまった。すると病院の退院調整担当の看護師さんが「すみませんが、そこは在宅の方でお願いします」と。

そんな風に言う退院調整の看護師も腹を割って話せば熱い思いを秘めていて、患者のために早期から意思決定支援をすることに理解もあり、心が通う。つまりは仕組みが整っていないということです。

佐々木　大きな病院ほど在宅医療のイメージを持っていない退院調整チームが多い印象があります。

宇都宮　大きな病院こそ、佐々木先生のような在宅支援診療所とタッグを組み、コーディネーターを置くとか、在宅療養外来を設けるなどの取り組みを行っていくべきです。

東京都は在宅医療チームが多く、力を持っている地域だからこそ、病院と在宅医療チームが、きちんと協働して、バトンをつなぐ関係性を、一人ひとりの事例を通して構築して欲しいですね。

退院前カンファレンスも、とりあえず開催することに意義があるというようなものが多いのが現状ですが、訪問看護事業所を持たない大学病院や急性期病院は相談できる在宅チームと契約を結ぶなどして院内カンファレンスにも参加してもらう。そのように退院支援や外来の支援のスタイルを変えていかなければなりません。

渡辺　地方に行くと在宅支援診療所の絶対数は少ないですが、中心になれる在宅支援診療所や看護ステーションが地域にひとつでもあれば、普通の診療所の医師たちもつながり、サポートができます。

私の郷里の新潟県長岡市のこぶし園がまさにそれで、地域の医師会の医師たちがつながり、地域全体がひとつの大きな特別養護老人ホームのように機能しています。

宇都宮　私は病院の外来や入院は、複数疾患を持つ患者の医療情報を交通整理する場、アドバンスケアプランニング*を地域の特別養護老人ホームや在宅チームと共有する場と捉えています。

病院だけで意思決定支援を行うのは危険です。また在宅チームだけでもできないことがあります。

これから病院も早めに退院してもらわなければならなくなるわけです。では、この先、自ら在宅医療を行うのか、というと、人材の制約などから、できない病院も多い。であれば、在宅医療・介護の人たちと協働し、地域において果たすべき役割

*アドバンスケアプランニング：療養経過の見通しを共有し、患者・家族と将来的な変化に備えて、療養方針をあらかじめ話し合って決めていくプロセス。

を共に考えていかなければなりません。病院チームと在宅チームが一緒に、その人のエンドオブライフ期までアドバンスケアプランニングを行っていく。そのためには密な情報共有に基づく協働が必要です。

渡辺　それがなければ、その人の生活がプツプツに切れかねませんね。

宇都宮　意思決定支援は、病気と向き合った時から必要です。病気や老いの変化があっても、どんな思いで暮らしたいと考えているのだろうか。退院支援の場面で、初めて支援が始まるようでは遅過ぎます。病院だけでなく、地域にも、意志決定支援として、在宅医療へのコーディネートをする機能が必要です。

入院する前の段階から、将来に備えるため、地域の訪問看護ステーションや在宅支援診療所、医師会にコーディネートの窓口があれば、いざという時になってから慌てるような事態を回避できます。このような仕掛けを作ったり、実践に対する評価は、診療報酬や介護報酬ではない、基金事業として行われるものではないでしょうか？

佐々木　アドバンスケアプランニングがないと、先行きが見えないまま決定を迫ることになり、本人にとっても家族にとっても酷です。医療者が判断するにしても、入院するべきなのか、在宅がいいのか、判断材料としても重要です。

〝垣根を超える〟では足りない

佐々木　退院後、在宅生活を再開するに当たってどのようなことがポイントとなりますか?

宇都宮　予測できない状況に合わせながら柔軟にプランを変更していかなければならない時期が2回あります。

ひとつが病院から帰った直後の2~3週間です。トイレに行けるようになるまで病院に長居するといろいろと問題が出てくるので、病院は入院しないとできない医療を行い、終わったら帰してもらう。

そして、その人にとって居心地の良い空間、それは自宅かもしれないし、高齢者住宅かもしれませんが、その空間に医療、理学療法士・作業療法士、看護、ケアが入り、安定在宅着地を見届ける。なじみの空間で自らトイレに入れるようにし、ベッドの周囲を安全に移動・移乗ができるようにする。こうして2~3週間、包括払いで見届け、暮らしを取り戻せたら撤退する。

渡辺　節目となる時期に多職種が集中的に対応するということですね。先日施設で、排便コントロールがうまくいっていない方がおられて、私は、排泄できなくても定期的にトイレに座っていただくことを提案しましたが、施設では「座れない」と言います。介護職の方と一緒に実践してみると、座れないのではなく、座らせられない実態があり、結果、下剤でコントロールし、廃用を引き起こす。そのようなことが多いと思います。私はそのとき「今が大切。今こそ集中的に関わる時期だ」と思っていたのですが……。

宇都宮　そうです。もうひとつが、看取りの時期です。今、多いのは通院していた開業医に「在宅はやらない。何かあったら病院だ」と言われ、本人は通院が無理で、家族が薬だけ取りに来る。やがて救急搬送になるというパターンです。
つまり通院医療から在宅医療への移行ができていない。

佐々木 かかりつけ医に対して患者も遠慮してしまうところがありますね。

宇都宮 神経難病の患者さんで、進行する症状がありながら、「入院はしない、家で最期までいたい」と明確に意思表示されていました。しかし、その方は在宅医療はやっていない診療所に通っていました。ケアマネジャーは「在宅の先生も持ちましょう」と勧めていたのに、「わしの病気を診られるのはあの先生だけや」と言い続け、亡くなる数日前まで、高齢の妻が車いすで診療所を受診させていました。これから必要になる「支える医療」について、説明ができていなかったのでしょうね。

開業医が通院で診ている患者、とくに非がんの高齢者のエンドオブライフ期の在宅医療への移行はひとつの課題です。

渡辺 かかりつけ医は責任を持って対応しなければなりませんね。

宇都宮 在宅をしているかかりつけ医を持てるか、否か、ここが大きな分岐点です。かかりつけ医がいないという人に対しては「選ぶなら、具合が悪くなったら家に来てくれるか、尋ねてください」とアドバイスするようにしています。専門医なら病院に行けば大勢いるわけですから。

佐々木 開業医のもとに通っている患者の在宅療養コーディネートを誰かがしなければならないとすると、診療所の看護師の対応力が問われます。

宇都宮 外来でいかに今の暮らしを継続するか、地域にいる間からエイジングプレイスを考えるため、どんなマネジメントが必要か、このことを考えていくとなると診療所の看護師の役割は極めて重要です。在宅支援診療所の看護師なら大丈夫でしょうが、開業医のもとにいる看護師をどうサポートするか。

渡辺　在宅を行わない診療所だと身近にロールモデルもありませんし、横のつながりもあまりありません。

宇都宮　診療所の看護師というのは、比較的早期の段階から見ていますから、患者のこと、家族のこともかなり把握しています。ただ、誰につないでいいか分からない。看護協会にも入っていないから、その研修の機会もない。たとえば雇用する開業医に研修を受けさせることを勧めることも必要かと思います。

佐々木　在宅支援診療所の看護師の場合、出会うのが遅くなります。患者が在宅に来た段階にならないと関わりが始まりません。ここと病院や診療所の看護師がつながる必要もあります。

渡辺　訪問看護師ももっと生活に入っていっていいと思いますね。私は定期巡回・随時対応型訪問介護看護に取り組むことで、もう一歩、患者に近くなれました。

宇都宮　やはり1時間30分しか見ない訪問看護と何時間かいる人とでは大きく異なります。また、デイサービスで働く看護師がもっと役割を持つため、自分はどういう機能を持てるか、という意識を持ってもらうことも大事です。

渡辺　個人的な経験を言えば、私は助産師を辞めてから地域に出て、介護保険前のデイサービスの立ち上げに関わりました。そこで当時の上司に言われ続けたのが、「ここでの君の専門性とは何だ」ということでした。当時は答えることができませんでしたが今は答えられる気がしています。多職種、とくに介護職に多くのことを教えてもらい、気付かせてもらいました。宝の出会いがあり、私にとっての原点です。おっしゃるように、デイサービスの看護師はその誇りを持って欲しいと思います。

宇都宮　全国各地を見ていて感じるのは、物事が大きく動き始める時の最初のステップは、病院の看護師、在宅の看護師、施設の看護師、病院の薬剤師、いろいろな立ち位置の専門職が医療と介護の垣根を超えて集まり、顔が見えるというレベルの連携でなく、腹の中が分かる関係ができることです。

次のステップは住民と一緒に動き始めることです。東京都板橋区の「まちの学校」とか、山形県米沢市の「在宅医療塾」など、この町で老いていくため、住民と専門職が共に学びましょう、という試みが各地で行われています。

物語と意思を支える

渡辺　意思決定支援や看取りにのぞむ看護師にはどのようなことが求められますか？

宇都宮　終末期を迎える方に向き合う看護師がなすべきことは、病態予測に基づき、生活にどのような影響が出てくるか、患者や家族に説明し、どのように暮らしていくか、これを一緒に考えること。患者や家族の決定に寄り添い、支えることです。

病院では物語を語れません。病院は治す場所、病と闘うところであって、自分の個人的なことを語るのはなかなか難しいのです。患者は医療者の言うことをきかなければならないという受け身の意識になっています。これを打開するには、看護師が「あなたの思いを聞かせてください」と一歩踏み込まなければなりません。

　心が届けば、患者は思いを語り出します。それを一人で背負うのではなく、在宅チームを含め他職種と共に考えていく。

佐々木　患者の人生の全体像を把握した上で接し、共に考えられる医療者、介護者が存在しにくいのが現状でしょう。

宇都宮　私は、事例検討会ではホワイトボードに一本線を引き、病気と向き合った時から、治療経過、入院、退院支援、在宅療養、そして看取りの時期までを時間軸で書き込んでいきます。事実と、その時の患者、家族の言葉や様子を線の上に書き、線の下には、その時の病院、在宅支援者の言葉や実践内容、その時の心模様、心情をファシリテートしながら書き込んでいきます。人生を時間軸で振り返り、大事な分岐点やどんな支援ができたかを深めるのです。

　私自身はご高齢の方とお会いする時、昭和20年8月15日の終戦の日にお幾つだったのか、どんな時代を生きてこられたのか考えたり、病気になった年齢、どんな仕事をされていたのか、どんな人生という物語を送られてきた方かと考え、会話の糸口を見つけるようにします。

　そこから、その人の人生を知っていく。人生の最終章に来ているあなたは、どんな人生を歩んできて、どんな思いで病気と向き合っているのか。私は知りたい。私の質問の意図はそこにある。そう伝えて患者と向き合うようにしています。それを傍らで聞いていた家族も、在宅で最期を迎えるのもいいのかもしれない、と思えてくるものです。

渡辺美恵子

医療法人社団悠翔会在宅医療部本部看護部長

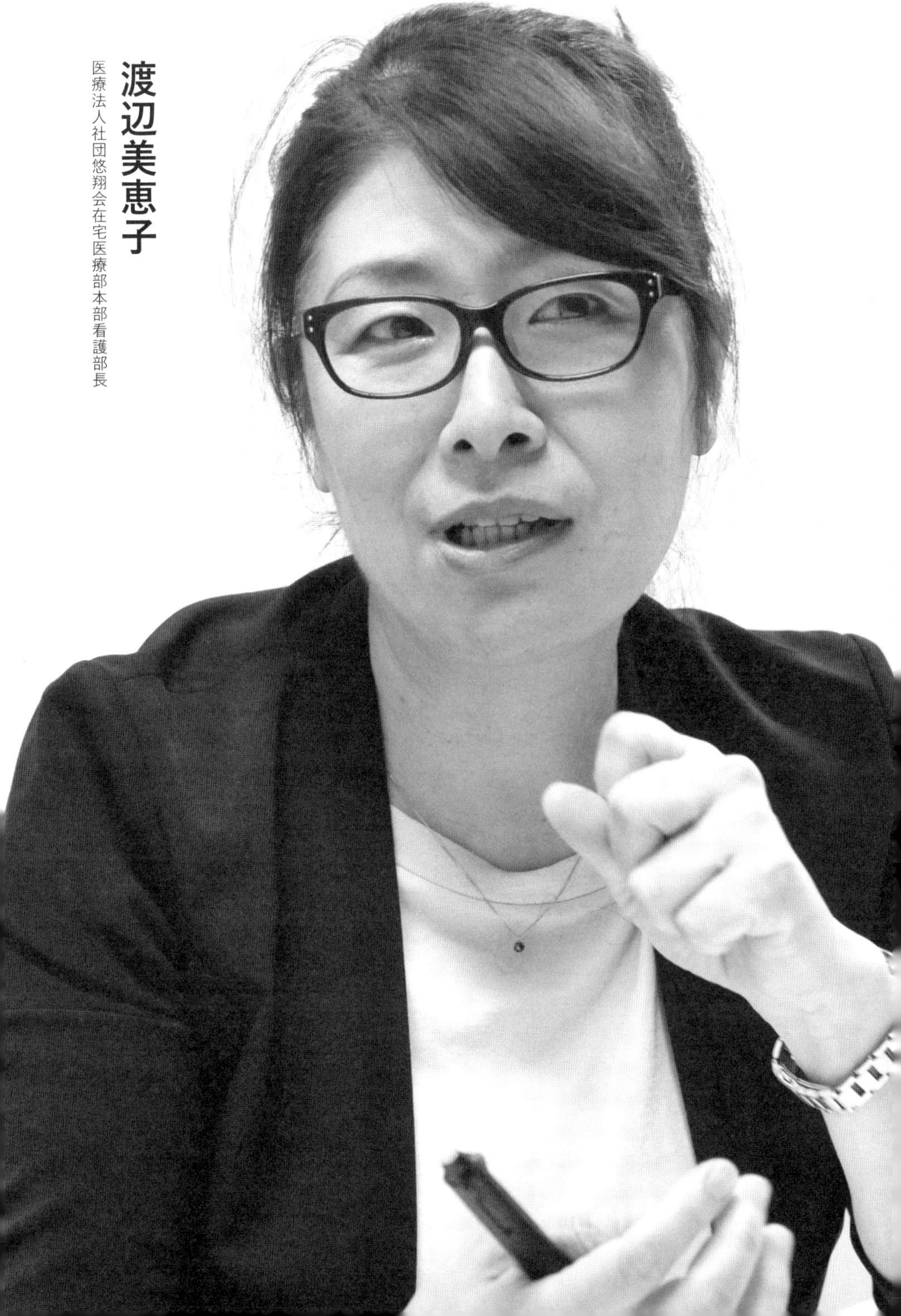

佐々木　独居の高齢者への対応ではとくに把握の作業が重要となりそうです。

宇都宮　病院の看護師に対して、入院時、患者に家族の情報を聞く時、「家族以外にあなたを支援してくれる人はいますか」と聞くように勧めています。ご近所さんとか、民生委員さんとか。総合支援事業やボランティアを含め地域にどのような支え合いがあるか。地域には、生きてきた中で培われた人とのつながりがあります。

京都の独り暮らしの女性の患者さんの話ですが、病棟の看護師に「きっとつながりのある人がいるはずだから、ご本人に支えてくれる人はいますかと聞いてごらんなさい」と言ったところ、その患者さんは元芸子さんで、芸子さん仲間や現役の舞妓さんが集まり、それは賑やかな退院前カンファレンスを行い、かつて客だった医師がちゃんと訪問診療をしてくれて、みんなで看取りました。

人との関係性を持たずに生きてこられた方も、最期の時にヘルパーやご近所さん、施設の関係者との間に「つながり」ができて、「人生、捨てたもんじゃないな」と言われ、最期を迎えることもある。地域包括ケアは、地域がまるごとつながっていくことをみんなが意識するところから始まるのではないでしょうか。

渡辺　意思決定では医療者が決めるのではなく、自らのことを自ら決めていただく。ただし、決断してもらう時は、私たちが支えるから、ということをしっかり伝えることが大事ですね。

宇都宮　あなたの人生を私は決められないけれど、そばにいて支えることは約束するということです。ただし、中には適応障害を起こされる方もいますので、「あなたは辛い話を聞けますか、できないなら私たちは誰と相談すればいいですか」とうかがう必要があります。

欧米のようにに後見人が医療の選択までできるようにはなかなかならないでしょう。日本の場合、親族、関係者、みんな集まって考えましょう、ということになりますが、この手続きが、手間暇はかかりますが大事です。

渡辺　その人がどういう状況にあっても、より良い生活ができるよう、いろいろな工夫をしていく。最期の日まで自分でトイレに立てるようサポートする。この役割を果たすという看護師としての覚悟が必要ですね。

宇都宮　私たちが腹をくくれるのは目の前にいる患者や利用者が腹をくくろうとしていると気付いた時ではないでしょうか。

がんを告知されたばかりで、不安で、イライラしている人と過去を振り返りながら対話をするうち、ある瞬間に態度が変わり、心の底にあったことをわっと話し出します。うかがいながら、この時、この人はこのように思っているのか。とことん付き合おうと、こちらも腹をくくれる。

渡辺　その人や家族も腹をくくってくれるのは、ここに一緒にいてくれる人がいると感じられた時でしょう。

先日、腎不全で透析をされている患者さんの足切断の決断に迫られた娘さんがいて、動揺し、躊躇されていました。そこで「あなたがどういう決断をしても家族のみなさんも私たちも必ず支えていきます」と語りかけると、号泣されました。その涙で彼女は腹を決められました。

宇都宮　私たち医療者は長い間、家族に辛い場面の代理決定を委ねてきました。医療側は「決められない患者」とか「意見が割れる困った家族」などと言いがちですが、一緒に決めることをしてこなかった医療者の責任放棄を顧みなければならない。患者中心の医療と言いながら、その実は医療中心の医療を続けてきたのではないか、と。

佐々木　ここ10年でインフォームドコンセント*の考え方が大きく変わってきました。ようやくシェアード・デシジョン・メイキング、共に決めていくという発想も広がり始めています。アドバンスケアプランニングという言葉も市民権を得てきた。これから先、医療や介護は患者主体で変わっていく可能性もあるのではないかと思います。

宇都宮　がん対策基本法ができる時、がん患者という当事者が審議に委員として入り、「自分に起きていることはちゃんと知りたい。緩和医療を受けながら自分らしく生きたい」と述べ、その意見が取り上げられたことがひとつのきっかけでした。ただ治りたいということだけでなく、仕事を続けたいなどと意思表示をしていいのだと患者たちが思い始めた。在宅医療も、これを支援する体制や、受けられる体制整備がないと患者がせっかく声を上げても願いを叶えてあげられません。

振り返りの先に明日がある

渡辺　宇都宮さんは事例検討に力を入れられています。個々が経験を積み重ねるだけでなく、共有していくことが大切ということですね。

*インフォームドコンセント：患者が医師などから診療内容などについて十分な説明を受け、理解、同意した上で、治療方法を選択すること

宇都宮　現場の人たちは日々多忙で、疲弊していますが、それでも振り返りが大切です。個々のケースを振り返り、何が良かったのか、ここをもう少し頑張れたらどんな変化が現れただろうか。そういったことを検討し、知恵を共有して、少しずつレベルを上げていこうというのが、私が主催する振り返り事例検討会の趣旨です。

渡辺　福祉の現場の人には、看取りに関わっていない人が実は少なくありません。ただし、一本の電話をとって施設につなげてくれたことが大きな意味を持つこともあります。このことを伝えると、自分は大切なことができていたのか、という達成感を得られる。この積み重ねをエネルギーにして共に成長できると思います。

宇都宮　京都のある訪問看護ステーションではデスカンファレンス*ではなく、「〇〇さんをしのぶ会」と呼んでいます。訪問看護の側から声をかけたものです。通常のカンファレンスではヘルパー事業所の責任者くらいしか来ませんが、しのぶ会には亡くなった方に関わった多様な人々が集まります。派遣のヘルパーさん、デイサービスの送迎の方も。

当初は「お医者さんが来るのに、私たち行っていいの？」と言っていたヘルパーさんも来ました。最初20分くらい、あの場面はどうだった、大事な分岐点はここだったのではないか、と話し合っていく。その中で、送迎の方が「あのおばあさん、息苦しそうだったからクッションを使って楽に座席に座れるようにしてあげました。後日自宅に入ったらベッドのクッションも整えていました」など訪問看護師が知り得なかったことが出てくる。

あるいは、まったくコミュニケーションがとれなくなり、自宅で最期を迎えに帰

＊デスカンファレンス：医療介護の関係者が亡くなった担当患者へのケアについて振り返る会議

ってきたおじいさんを家で迎えたのが7年前から入っていたヘルパーさんで、彼女が「よう帰ってきたね」と頬に手を当てた。「すると目を開けて、『あんた長いことどこに行ってたんや、待ってたで』と言われて、私の声を覚えていてくれた、と涙が出てきました」というエピソードが語られる。

こういう話をした後、会からの帰りにヘルパーさんが「所長さん、このメンバーでまた頑張ろうね」と言っていました。この会には、民生委員やご近所さんも入っています。これを見て、これこそが地域づくりだな、と感じ入りました。

佐々木　人生の最終段階をいかにしてより良いものにするか、これを考える大切な仕事ですね。

宇都宮　自分の経験できない人生を人の人生を通して考える。人生において大事なことは何だろうとか、極限状態になっても人間はこんなに優しく、強くなれるのだ、ということを教えていただける。こんなにありがたい仕事はありません。

私自身は今、現場を離れたのでちょっと欲求不満状態ではありますが（笑）。現場で頑張っている人をバックアップすることで、その先に患者の笑顔が生まれれば、という思いで全国を飛び回っています。

対談を終えて

多くの高齢者やその家族は「何かあれば、入院できれば安心」と思っています。もちろん、命を守るために入院が必要になることはあります。しかし、一方で、入院によって、自立した生活や人生を失う人も少なくありません。

そもそも急性期医療は、原因の明確な単一疾患に対し、集中的な原因医療を提供し、社会復帰させることを目的としたものです。治療での治療を完結した患者は、退院後、自力で回復していきます。

このシステムは実は高齢者には不向きです。高齢者の多くは加齢をベースとする複数の疾患を持ち、それらは相互に複雑に絡み合っています。従ってシンプルな治療のゴールを設定することができません。治療の効果は低くなる一方で、合併症のリスクは大きくなります。そして、入院治療に伴う環境変化や各種制限が、高齢者の生命力そのものを低下させていきます。

もう一つ、高齢者の入院医療はどうあるべきか、という議論と同時に考えなければならないことがあります。それは、その人がどう生きたいのか、という視点です。医療は、その人の「生」を支えるための手段にすぎません。その人の「生きる」に、必要な医療は何か。病院と地域がその課題意識を共有し、シームレスに連携していくことが必要です。

そのために病院に求められるものは何か、そして私たち在宅医療者が果たすべき役割は何か。あらためて考える良い機会となりました。

本当の「健康寿命」を延伸するために、「自立」の定義を見直そう。

どんなに健康寿命を延伸しても、その分、平均寿命は延びる。病気や障害と共に生きる時期はなくならない。大切なのは、病気や障害があっても、自立できる社会をつくること。自立とは、一人でできることではなく、自分のしたいことが、自分のしたい時に、自分でできること。健康寿命とは、五体満足で年を取ることではなく、望む生活、そして社会参加を実現できていること。テクノロジーの進歩により、障害が障害でなくなる時代がそこまでやってきている。あとはそれを使いこなすことができるか。私たち自身の「気付き」が問われている。

山崎泰広

株式会社アクセスインターナショナル代表取締役会長、
順天堂大学医学部整形外科学講座非常勤講師

健康寿命を延伸するのは、医療ではなくケア

健康寿命の延伸は、本来、病気や障害を予防するのではなく、病気や障害を抱えながらも最期まで自立した生活が送れる社会づくりを目指すべきではないのか。しかし、現在の介護は「お世話」が基本で、自立支援にはなっていないのが実状。理由のひとつとして、ロボットなど最新技術の活用の遅れがある。欧米を中心に普及する車いすの「シーティング」技術を日本に広める活動を続ける山崎泰広氏に、自立支援のあり方について語っていただいた。

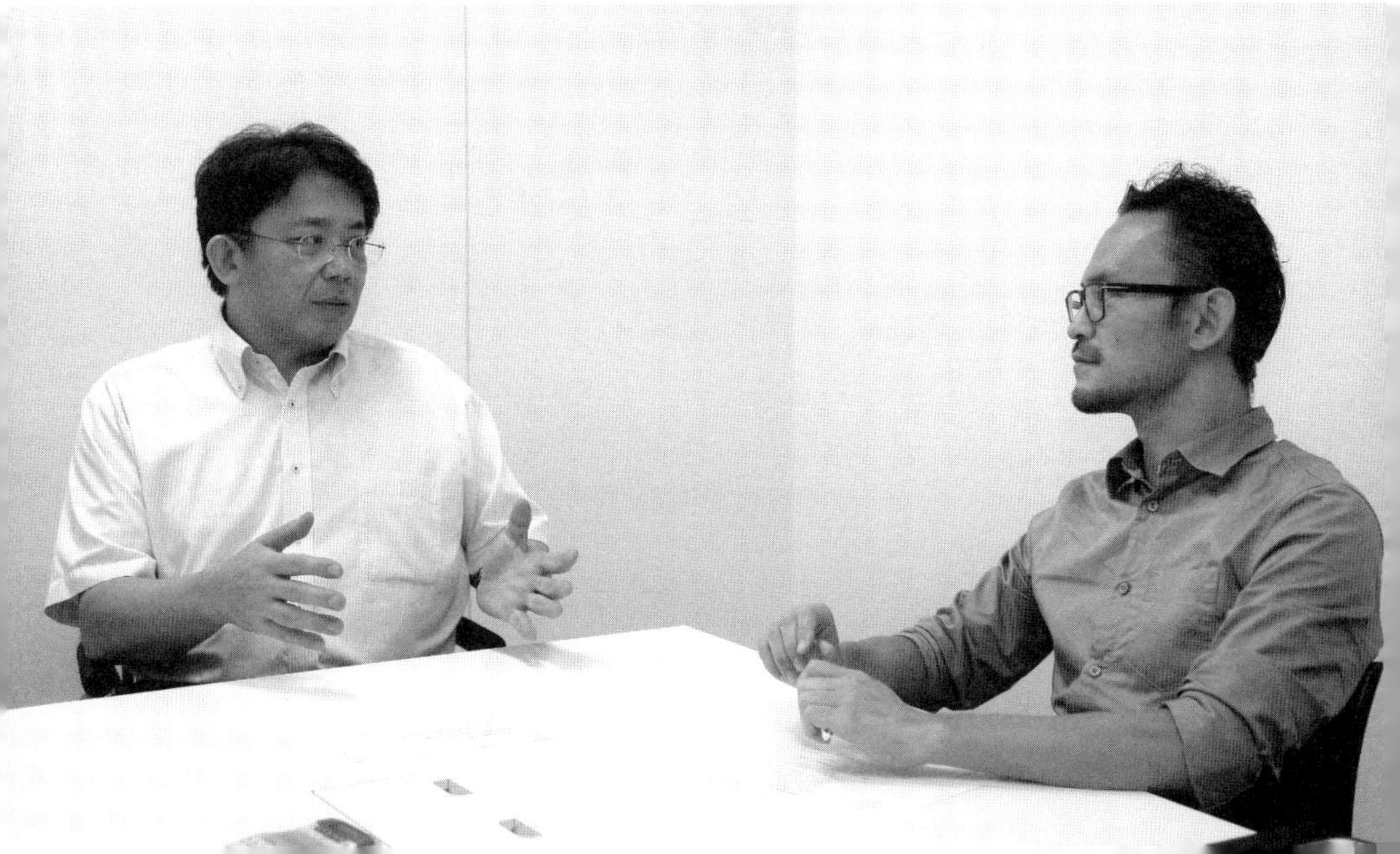

日米、リハビリに対する見識の差

佐々木　日本は今、健康寿命延伸ということで、病気にならない期間を長くしようという取り組みに力を入れています。ただ、病気にならない期間が延びると、その分、平均寿命も延びるので、病気の期間はそれほど変わらないのでないかという意見もあります。

政府の意図する健康寿命の延伸とは、医療介護費の抑制、ということになるのかもしれませんが、病気や障害を完全に防ぐことはできませんし、この取り組みが医療介護費の抑制につながるとも考えにくいと思います。

しかし、病気や障害があっても活躍できる社会であれば、人生の最終段階まで社会の中で自立していることができます。私は、本来そちらを目指していくべきではないかと思っています。

介護は「自立支援」が本来のミッションですが、現状は、それが出来ていません。そのひとつの理由がテクノロジーをうまく活用出来ていないということだと思います。介護者を支援するロボティクスは数多くありますが、本人を助けるロボティクスが少ない。

山崎先生と知り会ったのは10年以上前でしたが、その時に車いすの「シーティング*」という技術を知り、我々は障害に対する考え方を根本的に変えていかないといけないと思いました。

シーティング（seating）：介護の現場では、多くの高齢者が無造作に移送用の車いすの上に「放置」されている。車いすの上で姿勢が崩れ、つらそうに座っている人、車いすからずり落ちたり、転落したりする人もいる。車いすに乗せると筋肉が緊張する、手足がこわばる、不随意運動が出現するなどのケースも少なくない。これらはシーティングが不適切な証拠かもしれない。

本来、車いすは社会復帰のための道具。適切なシーティングにより姿勢が保持できれば、褥瘡や脊椎変形などの二次障害、転落などの事故を予防するだけでなく、残された運動機能を最大限に発揮できるようになる。また、長時間座っていても疲れにくくなるので、車いすで快適に過ごせる時間を延ばし、自立度を向上させ、介助や介護の負担も軽減できる。

逆にシーティングが不適切だと、褥瘡などの二次障害も発生しやすいだけでなく、関節の可動性が失われ、身体の歪みや変形が固定されていく。悪い姿勢は、呼吸器系・消化器系・循環器系にも大きな影響を及ぼす。前彎による換気障害、腹部圧迫による逆流性食道炎、誤嚥性肺炎も少なくない。

高齢者に対するシーティングはこれまであまり顧みられることがなかったが、ADLやQOL、ICF的な視点からも、在宅医療・介護に関わる専門職が知っておかなければならない知識だと考える。

多くの人が、医療介護従事者であっても、障害を負うというのはすごくネガティブなこととして捉えています。

もちろん、健常者が障害を負うのは不便なことだし、生活を変えなければいけないなどデメリットはたくさんありますが、必ずしも悲惨なことばかりではない。

これまで多くの障害のある方から話を聞く機会がありましたが、みなさん障害は「不便だけど不幸ではない」とおっしゃる。そういう価値観を我々、医療介護従事者が理解することで、超高齢社会への対応においても大きなヒントがあるのではないかと思っています。

山崎　日本では、障害のある高齢者や障害者で、家や施設の外に出て活動する人が欧米と比べて少ないです。その大きな理由のひとつが車いすの違いです。

快適な車いすで自由に動き回れれば、元気に活動できる高齢者や障害者は増えます。しかし日本では、車いすは〝患者を運搬する道具〟と考えられており、車いすに快適性や機能性を求めることはほとんどありません。

欧米では、車いすは個々人に合わせて〝快適性と自立支援を行うもの〟だと考えられています。そのため、使う人に合わせて車いすを選び、最適な状態に設定・調整する技術が「シーティング」です。

車いすそのものに加えて、使用者に最適なクッションやバックサポートなどを使って調整するので、高齢者や障害者は長時間、快適に車いすに座って活動することが可能になります。シーティングは現在、北米を中心に世界30カ国以上で使われています。

佐々木　山崎先生はご自身の体験をもとに、１９９０年に会社を設立してから、国内でシーティングの普及に力を入れてこられました。そして、そのシーティングの効果をまさに体現されていますね。

山崎　私は93年に難治性の褥瘡（床ずれ）治療のために入院していた米国の病院で「シーティング」と出会い、シーティングによる姿勢の改善によって褥瘡の再発の防止が可能となりました。その優れた考え方と技術を日本に紹介しようと、起業しました。

それ以前のことを少しお話しますと、私は高校時代、米国留学中に障害を負い、米国でリハビリテーション*を受けました。そして高校に復学、大学卒業後の１９８５年に帰国しました。その時、非常に驚いたのは、私が米国で受けたリハビリと日本のそれがまったく違ったことです。

米国では、社会の中で活躍することをリハビリの目標にしています。基本的には健常者だった時と同じことができるようになり、さらに生活の向上を目指すという考え方です。そのためには障害をカバーする「支援機器」が不可欠。その結果、欧米では支援機器が次々と開発され障害者の自立に役立ちました。

しかし、当時の日本のリハビリは、五体満足な人に近付けることが目標でした。五体不満足な人は特別な道具を使わない。だから、可能な限り道具を使わずにできるようになるために、機能回復中心のリハビリが提供されました。

社会の中で活躍するよりも五体満足な人に近付くことが目的だったのです。重度障害者でも立ってヨロヨロでも歩けて、カタコトでも話せたらいいという感じでし

＊リハビリテーション：本稿では多出のため、以下本文中「リハビリ」に略す

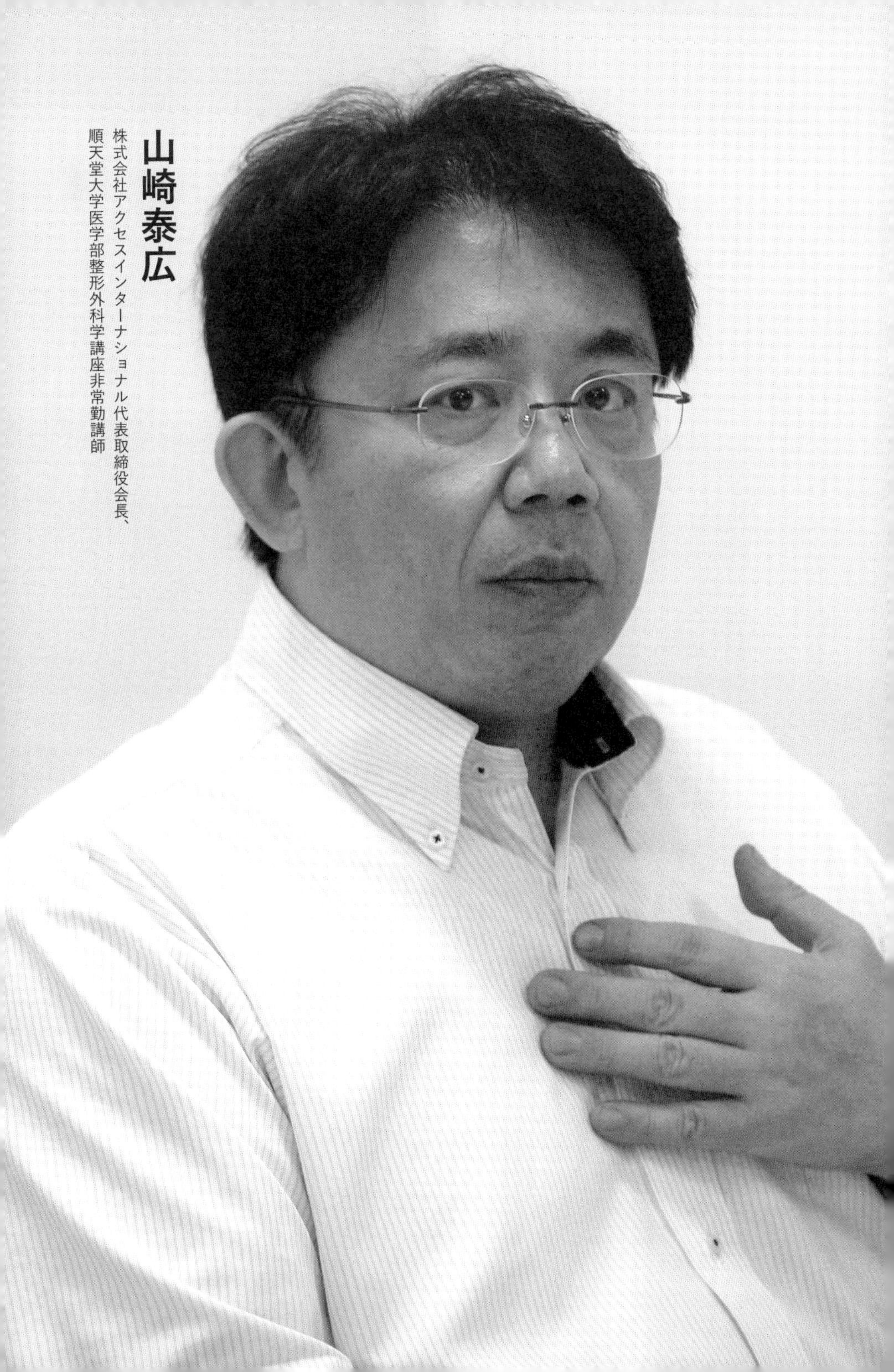

山崎泰広

株式会社アクセスインターナショナル代表取締役会長、
順天堂大学医学部整形外科学講座非常勤講師

た。

私が米国でけがをして、救急病院からリハビリ病院に移った時に、最初に聞かれたのは、「あなたのリハビリの目的は何ですか」という質問でしたが、日本ではそういうことは聞かれません。

私は高校生だったので復学したい、そして大学に進学したい、スポーツは水泳とテニスとスキーをしたい。そう言ったら、それにまつわることがすべてリハビリになりました。

テニスをするのならば、こういう風に車いすを動かす技術が必要。水泳ならば、こういう筋肉を鍛えよう。学校に通うために車の運転ができなければ——と。OT（作業療法士）とPT（理学療法士）、看護師、医師がチームでサポートしてくれました。高校もソーシャルワーカーが探してくれて、目標に向かってひとつずつ課題をクリアし、近付いていくのです。だからリハビリが楽しかった。周りのみんなもニコニコしながらやっていました。しかし、日本ではそのような雰囲気ではありませんでした。

今でも米国で、リハビリの初日に言われた言葉が印象深く残っています。リハビリの先生から「あなたに言っておきたいのは、あなたは障害を負う前と何も変わっていません」と。実際はすごく変わっているわけです。下半身麻痺ですから。しかし先生は「だから今まで持っていた目標を変えなくていいんです。けれど障害を負ったことで、今までと同じ方法ではできないので、どういう方法を使ったらできるのか、あるいは道具を使ったらできるのか、もっと重度な支障であれば、どんなテクノロジーを駆使すればいいか、それを一緒に考えて、あなたの目的、夢のお手伝いをするのがリハビリの役割です」と。とても力強い言葉でした。

佐々木　日本のリハビリは、機能回復が目的化しているところがあり、いまもその当時とあまり変わっていないかもしれません。

例えば、脳梗塞で片足が麻痺したとすると、歩行がゴールになる。何のために歩くのかという話はでてきません。なんとか平行棒の間を歩けるようになっても、家に帰ると、歩く目的がないから、結局、寝たきりになってしまう。

家でもリハビリはやらなければいけないと思うけれど、何のためのリハビリか、という発想がない。ＰＴが来てくれるので安心だとか、単にやらなければいけないなどという思いだけでやっている人が非常に多いのです。

日本のケアの隠れた問題のひとつは、高齢者が頑張って療養生活を送っているけれど、何のために療養しているのか、誰も考えていないということだと思っています。生きる目標がないというか……。

社会から隔離されていて、いくらケアされていても施設や家から一歩も外に出られなければ、何のために生きているのか考えようもないかもしれません。そういう人たちも、多少の弱点はあっても、社会にどんどん出て行くなかで、目標や目的が見つかっていくのではないかと思います。

山崎　米国では「アウティング」と言って、いろんなイベントに連れて行って、そこでできないことを見つけて、どういうリハビリをしたらできるのか、どういう道具を使えばできるのかを考えます。

キャンプ、野球観戦、釣り、さまざまなイベントがあります。例えば、四肢麻痺の人が野球場の売店でポップコーンやコーラを自分では買えないとなれば、どうすれば買えるのかをＰＴ、ＯＴと考える。

日本ではそこで助けてしまう。手を貸すことはいいことだけど、本人自身で買うことができない環境を放置してしまう。

ちなみに、私は米国に8年住んでいて、1年半は健常者で、6年半は車いすでした。日本に帰ってきた時に、イヤというほど自分は障害者だと感じました。周りから障害者、車いすの人と言われるからです。私は当時、就職してサラリーマンでしたが、サラリーマンとは言われなかった。

そこで、米国での6年半の間、自分は障害者だと思ったことはないことに気付いたのです。どうしてかと考えたら、三つの要因がありました。

「自立」を見直し、行動変容へ

山崎　ひとつは、周囲の人々の正しい考え方。統合教育なので学校に障害のある人がいるため、障害者についてよく知っている。関わり方もよく知っている。その人が何者であるかで見なさいと。勉強のできる子とかスポーツマンとか。障害のあるなしは関係ないと。

さらに〝人と違うことはいいこと〟という考え方がある。

私はアジア人で障害者だったのでダブルでマイノリティーでしたが、君は日本人としても車いす使用者としてもおもしろいのでダブルでスペシャルだと言われました。それですごくたくさん友だちができた。その考え方が私を救ってくれました。

二つ目は、車いすなど使う道具がいろいろあること。それが優れていないと、ずっと乗っていられない。動き回ることもできない。当時、スポーツ用の車いすも買って楽しんでいました。

ちなみに、米国では車いすなどのことを「支援機器」と呼びます。日本に帰って来て、「福祉機器」と呼ばれていることに驚きました。米国で福祉というと、貧困問題などを指します。就学や就労を支援する、自立を支援する機器ですから、日本でも支援機器と呼ぶべきだと思います。

三つ目は、バリアフリー。動き回れる環境です。

人の考え方、道具、バリアフリーの三つが30年以上前の米国には既にあったのです。だから全く障害を感じなかった。

私の活動はそこから始まっていて、日本も同じ環境にしようと思いました。そして今、この三つの中で一番変わっていないのが機器です。人の考え方もバリアフリーもずいぶん良くなりましたが、機器は遅れている。とくに医療介護従事者のなかに、道具は使わない方がいいというような考えが未だにあります。

佐々木　根強いと思います。高齢者の場合も、車いすよりも普通のいすに座ってもらう方がいいと。それは長時間、座っていられない車いすであれば、当然そうなります。歩けない人は、危ないから寝ていなさい、となる。

車いすに関して言えば、その人のＡＤＬをサポートするという概念ではなく、移動のための器械という位置付けが長く、その観念が払拭されない。残念ながら、車いすという道具を活用して、生活機能を総合的に高めようというような発想は、今もあまりないと思います。

山崎　私がけがをした時、車いすは失った足の代わりだと言われました。その頃、スポーツタイプの車いすが進化し、動き回るための性能が著しくアップしました。しかし、スポーツタイプの車いすは長く乗っていると疲れます。ここ十数年、車いすは車いす使用者の「生活の場」と考えるようになりました。

ところが驚くのは、日本では未だにセラピストが、患者が2～3時間しか乗れないような車いすを提供している。

米国やカナダなどでは1日中、快適に乗っていられる車いすを作るのが当たり前です。3時間では外に遊びにも行けないし、移乗回数も増加してしまう。

先日、ある高齢の医師のお手伝いをしました。車いすに座ることが不快で長時間座れなかったのですが、シーティングした車いすに乗ったら、体がピンと伸びて、1日中乗っていられる。それまではご飯を食べたらすぐに寝ていたのに、降りなくなった（笑）。

その先生がおっしゃった言葉が印象的でした。「医師として、車いすで姿勢を治すなんてことは考えたこともなかった」。同様の考えの医療関係者はとても多いと思います。

ある病院で、障害のある子どものサポートをした時に、元の病院の担当者が車いすの違いを分かってくれないということで転院したということでした。子どもの体が大きくなっているのに、同じ車いすでいいと言われたと。「車いすを変えても何も変わらない」と言われたそうです。

そういう見識の医師やセラピストもいますから、まずは医療介護現場の人に車いすの違いを知っていただきたい。それで実際に患者が変わったことを体験していただければ、考え方が変わるはずです。

佐々木　ＩＣＦの考え方でも「その人の体内個人因子は、環境因子で補うことができる」とあり、図の上ではみんな理解していますが、それを現場でどう運用するのかというところまでは達していないのです。

山崎先生は具体的にテクノロジーを活用すればこういうことができるということを、ご自身で体現されています。先生のブログを拝見すると、海外旅行やダイビングなどの投稿が楽しく、障害はハンディではないと感じますね。

山崎　私の左座骨は7度も手術をしているので、骨の上に皮があるだけなんです。だからいつ褥瘡になってもおかしくない。

そこで車いすには褥瘡予防のクッションを使っているし、自動車にも除圧クッションを敷いている。電車や飛行機に乗る時も持って行って敷き、お風呂にも敷いています。ダイビングではウェットスーツに縫い込んでいるんですよ。それだけちゃんと保護すれば、かなり危ないことをしても大丈夫です（笑）。先日はスカイダイビングをしました。

佐々木　弱点をきちんとアセスメントした上で、しかるべき準備をしておけば、たいていのことは大丈夫だと。

山崎　日本語の「自立」という言葉は、厳しいと感じる人が多い。若い障害者の目標を自立にするのはまだいいけれど、高齢者はもう長く頑張ってきたし、高齢だし、自立なんてしなくていいじゃないかという人も少なくない。

私は、自立というのは突き放して、何でも一人でさせることではなく、自分のしたいことが、したい時に、自分でできること、それが自立であると考えています。手厚い介護を受けていると、介護者が来た時にしかできない。介護者のスケジュールに左右されてしまうのです。

そうではなく自分の意思、タイミングでやりたい。そういう意味での自立であれば、どんな高齢者であっても、目指すべきだと思います。

佐々木　「自分で立つ」と書くから、すべて自分でやらなければと思いがちですが、工夫すればいい。高齢者の場合は、外傷で障害を負った場合とは違いますが、体の機能が低下していった時に、機械やテクノロジーでサポートするという考え方は十分通用すると思います。

歩けないのであれば、諦めるのではなく、車いすがあるという選択肢を示して、他のテクノロジーも含めて、弱った機能が補完できればいいわけです。それによって要介護度の高い人でも、自立した生活が送れる人が潜在的にたくさんいるのではないかと思います。

健康寿命を考えてもその方がいい。上手にモノを活用しながら、その人の生活ができるだけ長く安全に、安定して送れるというベストミックスを提案する。専門家がそういう視点でアドバイスしてあげられたら一番いいのではないかと思いますが、

スティーヴン・ウィリアム・ホーキング（Stephen William Hawking　1942年1月8日〜）：イギリスの理論物理学者。大英帝国勲章（CBE）受勲、FRS（王立協会フェロー）、FRA（ロイヤル・ソサエティ・オブ・アーツフェロー）。現代宇宙物理学において多大な影響を与えている研究者。1963年に

現状、日本は0か100かと極端で、歩くか、寝ているかという残念な選択になっているケースが多いです。

山崎　講演でよくする話ですが、ホーキング博士*はあれだけのテクノロジーの車いすとパソコンがあるから、活躍できている。それらの支援機器がなければ寝たきり老人です。だから日本の高齢者もテクノロジーを活用できれば、起きて、いろんなことができるはずです。

シーティングのもたらすもの

佐々木　山崎先生は車いすによって「二次障害」が起こりやすくなるほか、ADLやその人の可能性を潰す危険があると警鐘を鳴らしておられますね。

山崎　車いすによる「二次障害」は深刻な問題です。褥瘡（床ずれ）、変形、脱臼、拘縮*、異常な筋緊張、呼吸器系の障害、誤嚥*などが起こります。日本の医療介護の中では、二次障害はやむを得ないもの、予防や悪化防止は不可能だと誤解されています。だから、高齢者や障害者もそう思っている。

しかし、車いす使用者の二次障害は崩れた姿勢が原因。悪い姿勢を長時間とるから起こります。下肢障害者は骨盤を起こして座ることが困難なのでずり落ちた姿勢になります。骨盤が後傾した姿勢を続ければ尾骨の褥瘡、円背、誤嚥、股関節の拘縮などさまざまな問題が生じます。左右差があれば弱い側に倒れてしまう。自分の残存機能ではうまく座れないのです。私も側弯《そくわん》があるので、クッションの左右バラ

ブラックホールの特異点定理を発表し世界的に名を知られた。1974年には「ブラックホールは素粒子を放出することによってその勢力を弱め、やがて爆発により消滅する」とする理論（ホーキング放射）を発表、量子宇宙論という分野を確立した。『ホーキング、宇宙を語る』などの一般向け書籍も有名。10代の学生の時に筋萎縮性側索硬化症を発症し、その後、医療機器の力を借りながら生活を続けている。現在は意思伝達のために重度障害者用意思伝達装置を使っており、スピーチや会話ではコンピュータプログラムによる合成音声を利用している。

拘縮：関節が可動域制限を起こしている状態。一般的には、後天的に関節を形成する軟部組織の変化したことによる関節の運動制限のこと。拘縮の原因には、寝たきりなどによる廃用症候群、骨折の後遺症、脳血管障害や脊髄損傷などによる麻痺、火傷などがある。また、浮腫や疼痛などで関節の動きを長期間制限していた場合にも起こる

誤嚥：唾液や食べ物が誤って気管に入ってしまうこと。高齢者の場合、反射によるむせ込みなどが起こらず、本人も、周囲も誤嚥に気づかない「不顕性誤嚥」が起こることがあり、唾液と共に細菌が肺に流れ込み、起こす肺炎を「誤嚥性肺炎」と言う。

ンスを変え、体幹サポートを使って悪化を防止しています。適切に対応すれば、悪化は簡単に止められます。シーティング技術によって、車いす使用者の二次障害は間違いなく防止できます。

私自身、褥瘡で非常に苦しみ、シーティングで完治した体験をしています。これは欧米では当たり前のことなんです。しかし、日本では医療者のほとんどがシーティングを知りません。この効果的な方法をぜひ知っていただきたい。

多くの二次障害は車いす上の姿勢、寝ている時の姿勢、この二つを正せば、改善できます。そして、残存機能を最大限に発揮することもできる。

佐々木　私の患者さんで、拘縮でご飯を食べられなかった高齢者が、実際は筋緊張だったというケースがあります。車いすで手が固まって食べられなかったのですが、先生のアドバイスでシーティングをして、ちょっとポジショニングを変えただけで、手が伸ばせた。

そのへんも正しい知識を学んで、現場で運用できないといけませんね。

山崎　筋緊張のケースは非常に多いです。それは座り方で緩和できます。また、口腔の問題にも関係があります。

入れ歯が合わなくなったとか、作ったのにはまらないといった理由で歯科治療をしている方たちにシーティングをしてみたら、問題なく入れ歯を使えるようになった。姿勢が崩れていると、義歯が合わないこともあるのです。入れ歯や食べ物の嚥下にも関係し、低栄養などの問題にもつながり兼ねないことです。

今後は、介護のなかにもシーティングを生かす方法を考えていかなければいけないと思います。

介護老人保健施設*などの施設にシーティングの技術を普及させ、一人でもシーティングのできるスタッフを置いて対応すれば、車いすでいろいろなことができる人が増えます。車いすで1人暮らしができる、そういう支援が可能だと思います。

介護関係者から聞くのは、介護職がやる気をなくし、離職するのは、高齢者がどんどん弱り、亡くなっていくからだと。関わる利用者が良くならないのではやる気は起きません。

ある施設で「シーティングを使えば、高齢者が元気になり、やりがいが生まれますよ」とお話したら、ぜひということになりました。「そんな切り札があったのか！」と感心していた。担当している患者や高齢者が元気になればうれしく、仕事のやる気につながりますよね。

さらに、介護人材は足りないわけです。シーティングによる自立支援をすれば、介護者の負担は軽くなります。認知症のケアは別ですから、他の点で介護負担が減った分、人材を認知症に集中することもできるし、重度な人にも集中できる。そこをうまく配分していく必要があると思います。

佐々木　なるほど。おっしゃる通りだと思います。今後シーティングが普及するために、課題はどういったことになるでしょうか。

山崎　シーティングがなかなか普及しないネックのひとつが、価格の問題です。

例えば、毎年、海外の医療介護関係者を日本に招いて現場を視察するのですが、必ず言われるのは「日本ではなぜあんなにお金のことを気にするのか」ということ。

＊介護老人保健施設：介護を必要とする高齢者の自立支援、家庭復帰を目指し、医師による医学的管理の下、看護・介護といったケア並びにPT、OT等によるリハビリテーション、また、栄養管理、食事、入浴などの日常サービスまで併せて提供する施設。介護保険法による被保険者で要介護認定を受けた人のうち、病状が安定していて入院治療の必要がない要介護度1〜5の人で、リハビリテーションを必要とする人を対象とする。

その前に患者を治す、患者の生活の質を改善するという考えにならないのか、と。実際、医療介護者はそちらが先のはずなのに、お金を気にして、シーティングをさせない、見せもしない人が多い。

世界中で使われているシーティングのクッションがあると知っても、それを使おうとしません。「タオルで代用できますか?」などと聞かれ、できないと答えることがしばしばあります(笑)。多少は役立つけれども、褥瘡になるでしょう。二次障害を招いてどうする、と思います。

佐々木 生活を中心に考えていないということでしょうか。車いすは台車だと思われている。だから高いお金は出さない。

山崎 その割にはベッドにはすごくお金をかけますね。快適なベッドと、不快な車いすだったら、どうしてもベッド中心の生活になってしまいますね。

私の父は急性すい臓炎で半年くらい重篤な状態で、奇跡的に助かりましたが、脊髄梗塞のため下半身麻痺になりました。しかし、シーティングの車いすで朝7時くらいから夜11時くらいまで車いすに乗っていられる。ベッドはギャッチアップも必要ないと普通のものを使っていた。寝るだけだからと。

佐々木 私も在宅で、車いすを変えたら1日中活動できますよという話をしているのですが、家族や介護職は、車いすにお金をかける発想がなく、活動できるというのも信じてくれません。

山崎 先生の患者さんお二人をシーティングしたらすごく変わりましたよね。

佐々木 姿勢のみならず表情が変わって、ご家族もそれに気付いてとても驚いていました。

山崎　お習字をすると意欲的になったり……。そこまで変わるのを目の当たりにすると、みんな感覚が変わります。

米国などでは現場の人が制度を変えていこうという姿勢があります。患者にいいものを提供できるようにと。日本は制度をいかに守るか、制度の中でどうするかを考える。それがけっこうネックです。

佐々木　確かに医療も介護も保険制度の中で動いているので、ルールに従うことを前提にしている。ただ、要介護度の高い人が、車いすを使って介護度が下がり、生産活動ができれば、それは投資になります。

山崎　私は今「シーティングで自立支援と介護軽減を実現する議員連盟」（野田聖子会長）で活動しているのですが、今度の課題が、診療報酬にシーティングを入れることです。

今、リハビリテーション料がありますが、その説明のなかに〝車いす〟という言葉はどこにも出てこない。これを見たら、誰も車いすのことを勉強しないですよね。福祉専門学校でも勉強しないし、実際にリハビリテーション料を使っていいか分からない。比較的、車いすに積極的に取り組んでいるところは時間外に対応しているところもある。

佐々木　教育に関しては、介護の教育プログラムのなかにシーティングについて入れなければいけないのではないかと思いますね。テクノロジーをケアにどう生かしていくのかという考え方を学ぶことが大事だと思います。介護者の側ばかりではなく、介護される人の自立のテクノロジーがあるのだと。

今、ケアの技術はどちらかというとユマニチュードとか、コミュニケーションの技術にフォーカスされていますが、シーティングを含めテクノロジーについて介護の基礎知識としてなければいけない。

同時に医療の基礎知識でもなければいけないと思いますが、医師の多くはシーティングなどという言葉を知りません。現役のPTたちも、在宅医療カレッジで先生の講演を聞いた後、「初めての話ばかりだった」と話していました。

山崎　診療報酬に車いすの扱いを入れることはできると思いますが、その次に、もっといろんな形で車いすとシーティングを普及させていきたいと考えています。

それにはエビデンスが必要になります。症例をどんどん探していかなければいけません。

佐々木　エビデンスを取っていくというのは大事ですよね。車いすを変えることで、要介護度が改善したとか、このくらいの人にこういう投資をすると、コストがこのくらい下がるとか。そういう研究が必要になりますね。

山崎　シーティングは現在、欧米だけではなく中国や韓国、マレーシアなどアジア諸国にも広がり始め、日本は遅れを取っています。

おもしろいのは、シーティングの浸透度合いは先進国と発展途上国では関係がないところです。南米の一部の国々やアジア、インドなどでも取り込んでいます。それはなぜかと言うと、シーティングに関心のある医療者やリハビリの関係者がいるか、否かの違いです。日本も医療機関によって大きな差があります。多くは関心が薄いのですが、積極的に取り組んでいる病院もあります。

佐々木　患者が希望する生活をかなえるために何か方法があるはずで、そのひとつがテクノロジーだと思います。今見直すべきは医療介護に携わる我々の見識ですね。同感です。それがこの本をまとめる動機にもなっています。

山崎　患者や家族の意識も変わる必要があるかもしれませんが、それを変えていくことも、我々の重要な仕事ですね。

対談を終えて

高校生の時に脊椎損傷により横断性神経障害を負った山崎泰広さんは、アメリカでのリハビリを経験する。障害を負ったことで、人生の目標を諦める必要はない、という医療者のスタンス。そして、どうしたらそれが実現可能になるのか、という大局的なアプローチ。機能回復そのものを目的化しないコンセプトがそこにはありました。

日本の在宅高齢者、そして障害者は、何のためにリハビリをしているのでしょうか。いや、何のために療養生活を続けているのでしょうか。

生きていることそのものが尊いことということに間違いはありません。

しかし、多くは社会から隔離され、制限された場所で、主体性のない生活を強いられています。

山崎さんは、会社を経営し、海に空にダイブし、時にパラリンピックに出場し、社会に対して強力なメッセージを発し続ける。山崎さんにとって下肢麻痺は、ひとつの身体的な特性に過ぎないし、適切な支援機器を活用することで、「健常者」以上にアクティブな生活・人生を送っています。彼をみて不健康だという人はおそらく誰もいないでしょう。

私たちの誰もが、いつか病気や障害を負い、医療や介護と共に、療養の時期を生きることになります。しかし健康か、そうでないのか、それを規定するのは、私たちの身体ではありません。私たちの生き方そのものです。

今、テクノロジーはさまざまなことを可能にしています。これを上手に活用することで、障害を補完し、あるいは、本来の能力以上の機能を発揮できるようになる時代も来るかもしれません。

今、私たちに一番必要なのは、「健康」という言葉を再定義することではないかと感じました。

私たちも在宅医療を通じて、在宅高齢者の自立支援にしっかりと取り組んでいきたいと思います。

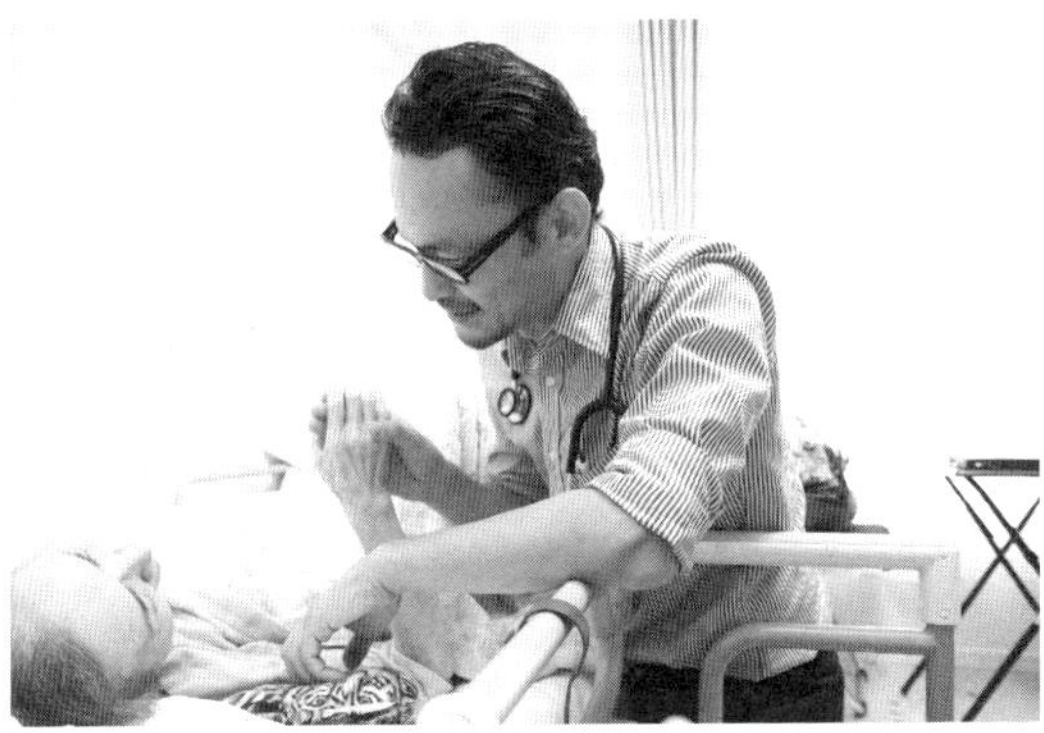

最大の障壁は、

認知症に対する誤った固定観念。この国では将来、高齢者の40%が認知症になる。誰もこの予想可能な未来から逃げることはできない。一人ひとりが当事者意識を持ち、認知症と共に生きる人たちと手を携えて、新しい社会をつくるための取り組みを始めよう。「認知症になっても困らない社会」は、誰にとっても快適な社会であるはずだ。現場で横行する「支配」や「管理」は、将来認知症になる私たち自身の未来を破壊する。医療介護専門職は、認知症に対する正しい知識を身に着け、ケアを実践できるスキルを身に着けよう。

加藤忠相
株式会社あおいけあ代表取締役、慶應義塾大学客員講師

前田隆行
DAYS BLG! NPO町田市つながりの開理事長

樋口直美
レビー小体病当事者

認知症になっても困らない社会へ

薬でおとなしくさせるという治療が横行するなど、日本の医療介護の認知症への対応は立ち遅れていると言わざるを得ない。先進的でユニークな介護事業所を運営し、社会に一石を投じる加藤忠相氏と前田隆行氏、そして当事者として啓発活動に取り組む樋口直美氏、それぞれの立場から、認知症をめぐる状況と課題、あるべきケアについて存分に語っていただいた。

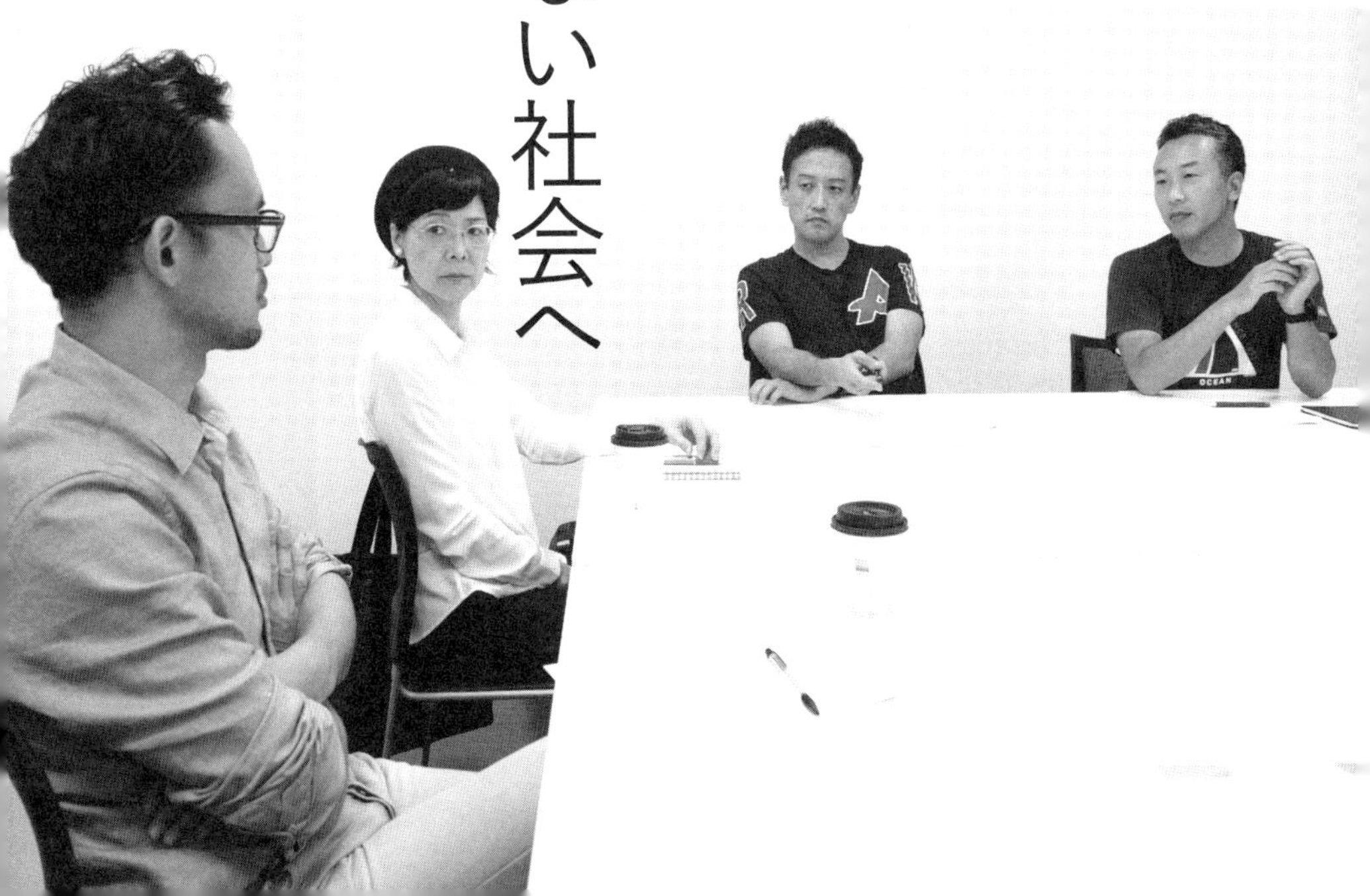

困っている人を〝困った人〟と扱う社会

佐々木　認知症になると、地域の中でこれまで通りの生活を続けることが難しくなると見なされ、施設に入れられる。一人で外に出るのは危ないと決めつけられ、施設の敷地から出られないどころか、エレベーターの操作を禁じられ、フロアからも出られない。あるいは、対応困難事例とされると、すぐに精神病院に引き継ぐ。このようなことが未だに行われています。

また、認知症＝アルツハイマーという単純な図式で、長谷川式簡易認知症評価スケール*の結果だけで安易に投薬されているケースも少なくない。

認知機能が低下すると、日常生活に支障が生じるのは事実ですが、認知症は状態を指す言葉で、病名ではありません。アルツハイマー型認知症、血管性認知症、レビー小体型認知症など原因疾患は多岐にわたり、同じ疾患でも個々人に現れる症状にはさまざまなバリエーションがあります。そして原因診断は容易ではありません。また、症状は経時的に変化していきます。投薬により症状が修飾されることもあります。確定診断には時間をかける必要があります。

先進的な取り組みで知られる英国では、認知症対策が国家戦略に位置付けられています。日本との大きな違いが診断で、1年くらいかけて慎重に行い、診断がついた後は無責任に告知せず、しっかりと支援できる体制を作ってから、ケアを中心にサポートしていく。

長谷川式簡易知能評価スケール：認知症の診断に用いられている9項目の設問で構成された簡易知能評価スケール。30点満点で20点以下の場合、認知症を疑う。

一方、日本では初診の医師が病名をつけ、薬を処方し、在宅での療養状況にはあまり関心を持たない。中核症状を抑える薬が患者の利益になることもありますが、副作用が出やすいので、患者ごとにきちんと処方がカスタマイズされる必要があります。

基礎疾患によっては副作用が強く出て、時にそれが原因で療養生活が破たんしてしまうこともあります。投薬には慎重さが求められるのですが、実際にはこのあたりはかなりラフに行われているケースもあります。

加藤さんの施設では、認知症の人が自分の得意なことで力を発揮できるよう支援されていますね。前田さんは働ける場を確保する活動をされています。

認知症の人と時間を共に過ごす立場で、一般的な日本の認知症の医療をどのようにお考えですか。

加藤 ご指摘のように薬の弊害が無視され続けています。副作用でせん妄があると分かっていながら処方する。薬でおとなしくさせ、動けなくしてしまうのがよく見られる治療です。

私の施設でも、大量の向精神薬が処方されている方が来て、信頼できる地域の医師と相談をして薬を減らしたところ、普通にお勝手仕事ができるようになったりします。

佐々木 認知症をそもそも疾患として捉えるべきなのか、という議論もあります。

加藤 加齢に伴う現象とすれば、認知症になる年齢まで元気で生きられたという見方もできるわけですから、私は誇りを持って生きられるようにすべき、そう考えています。

そして、治す必要があるのか問いたい。原因疾患は今のところ基本的には治せないものがほとんどで、三大認知症に限ってもまず治せないものとされています。予防にしても脳血管性の認知症くらいしか可能ではない。「治す医療」の見方、対応は通用しないということではないのか。

介護のあり方も問われるべきです。現状、基本的な発想は認知症の人をどう社会に対応させるのか、というものであり、それは支配ではないのか。

認知症の人たちは困っている人たちなのです。これを困った人たちとして扱っている。認知症の人が困らないように支えるのが本来のケアのはずです。事実、薬で動きを止めなくても、症状はケアで対応できます。

前田　先日、神戸市でＷＨＯ（世界保健機関）の保健大臣会合があり、関連する会合に顔を出したのですが、日本で提唱されている早期診断・早期発見は本当に良いことなのか、という議論がありました。「偏見やマイナスのイメージがはびこる社会で早期診断をしたところで、早期発見が早期絶望につながるだけではないか」「認知症の人と共に歩む社会づくりと両輪でなければ、本人にとって酷なことなのではないのか」、こういう意見が出ていました。

オレンジリングを780万人が持つようになっても、どれだけ社会は変わったのか、認知症に対する理解が進んだか。社会の高齢化のピークに向け、このままのスピード感で良いのか、と疑問を新たにしました。

佐々木　加藤さんがおっしゃるように、本当に困っているのは認知症の人です。困った結果として、行動が出ているわけです。しかし行動だけがフォーカスされ、認知症の人は困った人と捉えられ、「周囲のみなさんが大変だから薬で抑えましょう」ということになっている。世の中の多くの人も、認知症の人のことを困った人と見なしている。

　このような社会では、自分がそう思われる側に回れば、自分が困る番になります。医療もケアもまずは当事者のためのものであるべきですが、そうなっていない。当事者の立場で啓蒙活動をされている樋口さんはどのようにお考えでしょうか。

樋口　私は2013年にレビー小体型認知症と診断されました。時間や空間認知などに障害があり、幻視などさまざまな症状がありますが、思考力は保っています。

　しかし、世間のほとんどの人は知的能力や判断力が全般的に落ちていて何もできない人と思い込んでいる。そんな中での配慮もサポートもない認知症告知は絶望にしかなりません。

　若年性認知症の友人知人の多くは、診断後、年単位でうつ状態を経験しています。

　昨日まで会社勤めしていた人が大学病院でアルツハイマー型認知症と診断され、閉鎖病棟に入れられる。当然、誰でも精神的におかしくなります。そこに向精神薬を増量され、衰弱して亡くなった方がいると専門家からうかがいました。

　表に出ないだけで、そういうことは、これまでもずっとあったと。

　私はとにかく認知症の捉え方を変えないことにはどうにもならないと痛感し、認知症はみなさんが考えているようなものではないと、当事者の一人として発信しているのですが、「あなたは特殊な症例だ」「認知症でもないくせに」と攻撃されたこともあります。

原因究明から逃げてはいけない

佐々木　私は有料老人ホームやグループホームにも診療にいくことが多いのですが、施設によって認知症に対する対応の仕方が大きく異なることを感じます。

向精神薬をほとんど使わず、認知症の入所者がなぜこういう行動を起こすのか、その理由を探るため、ケアスタッフや看護師が持っている情報を持ち寄り、統合して、問題を一つひとつ解決しようとする施設もありますが、一方で、「問題行動を起こす人がいて周りが迷惑しています。先生、何とかしてください」と暗に薬を要求してくる施設もあります。

問題行動の原因は、単に排せつをしたいだけだったり、いすの座り心地が悪いだけだったりするかもしれないのに、そういった理由をアセスメントしようとはせず、現れた行動に対処するだけという施設が残念ながら少なくありません。在宅医療であれば、一軒ごとに患者の療養環境に深く入っていけますが、老人ホームは介入しにくい部分があります。

施設だけでなく、医師にも問題があるかもしれません。ＢＰＳＤ*に対して、こういう症状にはこの薬が効くという話はできても、なぜその行動が起こるのか、ケアの人たちと一緒に考える医師がほとんどいない。重宝されるのは困った症状を薬で

BPSD：Behavioral and Psychological Symptoms of Dementiaの略。「行動・心理症状」のこと。認知症の中核症状や、本人の性格や環境に起因する何らかの理由によって起こる周辺症状で、徘徊、収集、暴言、暴力、文化的に不適切な行為や不安、抑うつ、幻覚、妄想などがある。

すぱっと止められる医師です。しかし薬はあくまでも対症療法に過ぎません。原因を探ることに手を抜いてはいけない。

前田　無味無臭の某向精神薬を試した人によれば、その効果は強烈で、まるで力が入らなくなるそうです。

「こんなに強い薬を使っているのか」と驚いていました。

認知症の人が興奮するのは、背中が痒いだけかもしれないのに、それを薬で抑えつければ、理由を伝える機会を奪ってしまうことになります。

佐々木　行動が出ているのは、何か伝えたいことがあるからなのに、行動そのものをコントロールの対象としてしまう。そして薬の影響で、手足がうまく動かないとか、嚥下がうまくできないとか、昼夜が逆転してしまう人をつくる。

あるいは体の具合が悪くなり、肺炎を起こしやすくなったり、転倒して骨折しやすくなったり。薬によるコントロールの行く末を見れば、良い医療、良いケアとは言えません。

ケアの現場が大変で、時間的、精神的な余裕がないまま丁寧なアセスメントをせずに回しているということもあるのでしょうが、これでは悪循環です。薬の副作用で要介護度が上がったり、摂食介護が必要になったり、誤嚥したり……。そうしたことの対応でより忙しくなるでしょう。

ケアではないことで多忙になっていないか

前田　介護現場では「人手が足りない」「時間がない」という声をよく聞きます。忙しいのは事実で、すべてを専門職が担うのは無理があります。これを解決する手段の一つに、加藤さんが実践されているような地域に住むいろいろな人の力を借りながら生活を続けていくという取り組みがありますね。

加藤　はい。地域の方もそうですが、私の施設ではご本人がケアのマンパワーです。プログラムは一切なし、利用者のやりたいことにスタッフが合わせていく形をとっています。

アセスメントをして情報を含め、本人の得意なことを見つけ、能力を発揮してもらう。これをケアの中心に据えています。認知症になっても安心して、かつ、より心地よく、生きがいのある生活ができる状況をどうつくるか、必要なのはこのことです。

佐々木　加藤さんが運営されているのはサービス類型としては小規模多機能型居宅介護[*]とグループホーム[*]ですが、素晴らしいと思うのは塀がなく、地域の人が自由に敷地を出入りできて、コミュニティ活動が成立しているところです。

それは認知症の人たちにとっても快適な空間でしょうね。

加藤　業務量云々という話が出ましたが、実はケアではないことに一生懸命に取り組んで「大変だ、大変だ」と言っている施設が多い。医療もおとなしくさせるだけ。

小規模多機能型居宅介護：介護を受ける人の選択により、通所または訪問によって介護や機能訓練などが受けられる施設。ショートステイ（短期間の宿泊）も含む。地域密着型サービスの一つ。

グループホーム：認知症対応型共同生活介護のことで、小規模の住宅で認知症の人が介護や機能訓練を受けながら共同生活を営む。地域密着型サービスの一つ。

ってている。ケアの目標が見えなくなっていて、とにかくいろいろな問題を潰すことに汲々とな

大切なのは、認知症であろうがなかろうが、その人の生活や死に方をどのように考えるかです。徘徊をどう防ぐか、ではなく、徘徊が出ているその人の状態をどのように考えればいいか、という発想ができていない。

ここを変えるには固定観念から脱却するよりなく、それは介護の文化を根こそぎ変えるくらいの話ではあると思います。

国は認知症のキャンペーンを展開していて、私もサポーターの養成講座に取り組んでいます。広く知らしめよう、連携しよう、と言われているが、では、どことどこが連携するのか。専門職は多職種の連携は懸命に模索しているけれど、認知症の人の生活を支えるための連携という視点でものが考えられることは少ない。さまざまな課題があります。

いったんすべてを見直すところから始めなければ、あるべきカタチにするのは難しいのではないか、とも思います。

私自身は毎日、おじいさん、おばあさんにいろいろなことを教えてもらいながら楽しく過ごしていますが、このような取り組みをどう広げていくのか。

素直に耳を貸してくれない人も多い。これまでの考え方に固執する人がいて、できない理由を探す人がたくさんいる。そうして自分自身を縛り、動けなくしている。おそらく議論の論点が全く食い違っているのです。論点をスライドさせて物事を見る人たちが地域にも、自治体にも、国にも必要です。

佐々木　加藤さんの施設での取り組みを実際に目にすれば、自らの先入観、固定観念に気付くはずです。

加藤　医療介護も、一般の人も「認知症はこういうものだ」という情報で動かされています。

「看護師たちに認知症の研修をしてくれ」と頼まれることがあり、認知症について実例を挙げながら話すとみなさん泣きながら聞く。教育の現場にも決めつけがあり、それが定着している。つまり、情報で仕事をしているのです。

あの人はこういうケースだから、こう対応する、と。本当に必要なのは、目の前にいる人が好きなものは何か、どういう生活を送りたいのか、どんな家族がいるのか、このような知識です。

情報を圧縮し、知識として生かさなければならないのに、情報を情報のまま使い、「私たちは専門職です」と胸を張っている人が多い。

佐々木　情報と言っても、実は認知症そのものが医学的にはまだよく分かっていないというのが事実です。その中で治療の目的をどのように設定するか。

少なくとも在宅医療の現場では、根治を目指すという方向性でないことは確かです。

本来ケアにも目的があるわけです。介護保険法にあるように、その人の生活が成り立つよう、自立を考えていかなければならない。その中で認知症ケアを考えれば、決して対症療法に終始することでなく、その人はどういう人であり、行動が何を意味していて、どうサポートしていくか、みんなで考えていくことが大切で、それは

加藤忠相

株式会社あおいけあ代表取締役、慶應義塾大学客員講師

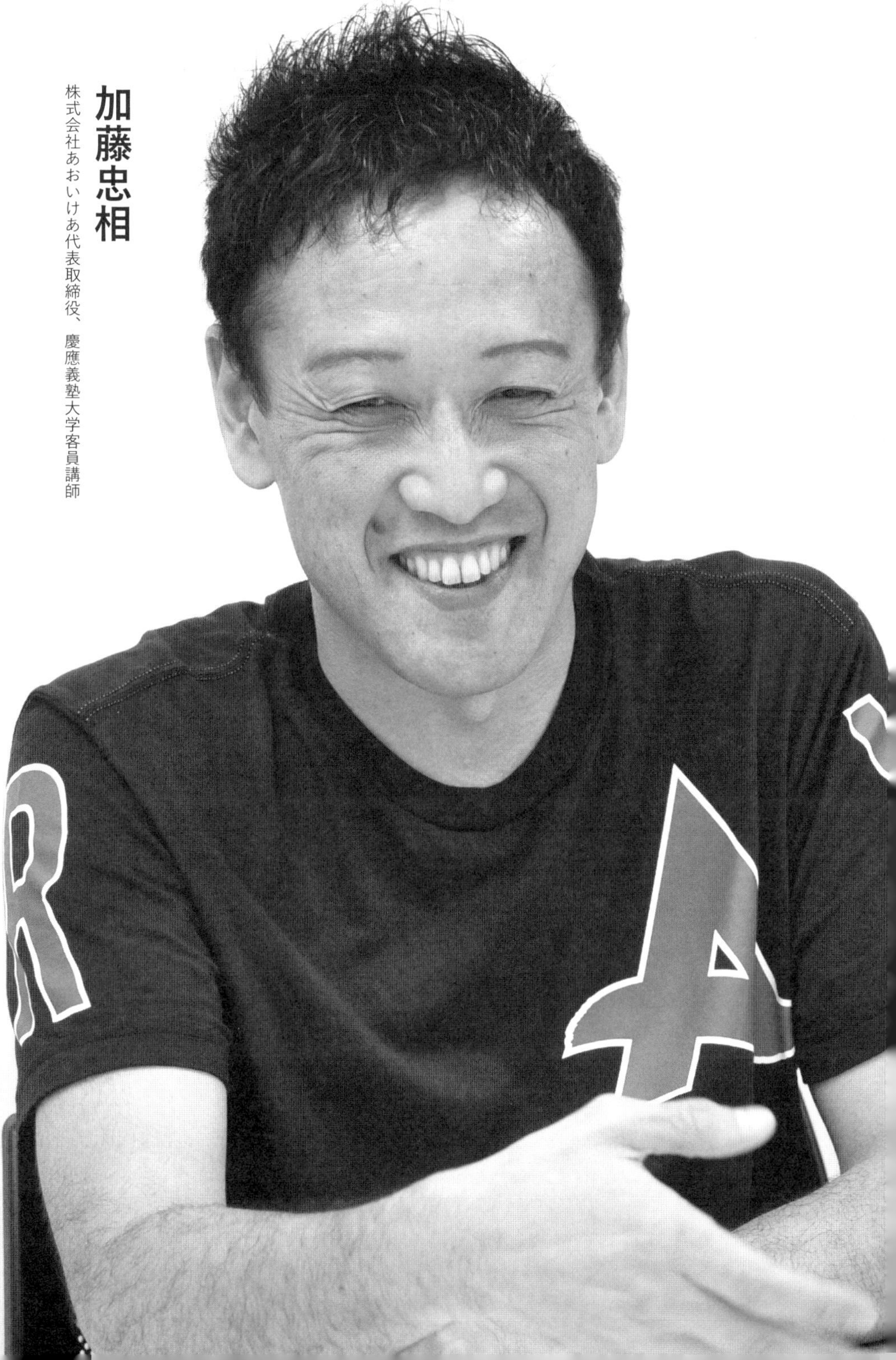

一人の人間として接する際の想像力があればもしかしたらできることかもしれない。

自分自身に置き換えてみれば、学校のピロティのような殺風景な場所でお茶を飲みたいわけではなく、居心地の良いカフェに行きたい。無味乾燥な場所ではなく、居心地の良い寝室で寝たい。気の合う人とおしゃべりがしたい。このような当たり前のことに気付くはずであり、であれば、そういう環境を用意すれば良いというところに帰着しますね。

加藤　そうですね。認知症の人は困っていることが頭を支配していて、それが行動に表れるのですから、「別に困らないよ、ここにいるから」と言って寄り添えるのが本来の介護の専門職のはずです。「腹が痛い」と言うなら、何より効果があるのは腹に手を当てる優しさだったりする。

樋口　それができないのは、医療や、介護の専門職が認知症のある人のことを人間とは思っていないからではないでしょうか。認知症と診断された時、一段低い人と見なすから、狭い空間に閉じ込めても、薬でおとなしくさせても、当然と思う。〝自分と対等な一人の人間〟ではないわけですから。

加藤さんや前田さんは対等な人として見て、人として接しています。だから相手も普通の人になり、困った症状も治まる。認知症のある人は自分がどう思われているかに敏感です。接する人の心の中を鏡のように映します。接し方次第で別人のように変わります。

加藤　悪しき医療は一人称としてものを捉えていないために起こります。医師が自困った症状はストレスと不安で悪化し、温かいコミュニケーションで改善します。

分だったらとても我慢できない環境に困っている人を押し込めておいて、「我慢できない」と言うと、「問題行動だ」「徘徊が出てきた」「帰宅願望が出ている」などと言う。

自分でも生活できるような環境を用意するべきなのに、それができないのは想像力の欠落です。自分が生活するなら、どうだったら気持ち良く過ごせるか、このことを真剣に考えていただきたい。

認知症の人の能力をあなどるな

佐々木　認知症と診断されると、どこで暮らしたいか、何を食べたいか、どこで死にたいか、最期はどのような治療を受けたいか、受けたくないのか、このようなことすら自ら判断することを許されなくなるというのは、確かに人権侵害としか言えませんね。

樋口　診察室でも医師は家族とだけ話して、本人と話そうとはしません。

佐々木　サービス担当者会議*でも、担当者が話し合うだけで、本人は遠くにちょこんと座らされている。本人はどうしたいのか、という肝心の視点がそこにはありません。

「認知症の人はすぐに忘れるから物事を決められない」と決めつける人がいますが、そんなことはありません。多くの方は即時記憶は保たれていますから、タイミング良く、もう1回情報をインプットして、「こういう状況ならどうしますか？」と本

*サービス担当者会議：介護保険を利用することになった際にケアマネジャーがケアプランの原案を作成し、サービス調整を行った後、サービスを担当する事業所の責任者を集めてケアプランの内容を検討する会議。利用者の状態の変化などにより、ケアプランを変更する際にも開催される。

人に聞けば、きちんと答えられます。

近時記憶障害*で記憶の一部が弱いのなら、その部分を補えば、決して判断力がないわけではないし、思考力が失われたわけでもない。

ところが、障害されるのは記憶だけで、かなり精緻な作業能力が残される場合もあるというのに、物忘れが目立ってくると、何もかも取り上げる。私の患者さんで、レビー小体型認知症がかなり進行して、パーキンソニズム*も進み、時々幻覚を見る女性がいます。彼女も参加して芋煮会をやることになったのですが、隣で男性のケアスタッフが里芋を剥くのに手間取っているのを見て、見かねて長い包丁を手に取り、見事な手さばきで剥き始めました。ベテランの主婦だから慣れた手つきで剥けるのです。ケアスタッフの方がよほど危なっかしい（笑）。

介護職は集中力が10分しか続かないとか、このくらいの重さの物しか持てないというポイントを分かっていて、個別に対応した気配り、目配りができれば、やれることをやり、生活を楽しみながら生活することができます。

樋口　そこが全く理解されていません。認知症のある人は正常な思考力がないと決めつけ、何をするか分からないという目で見ている。

佐々木　私は成年後見人*の登録の意見書を依頼されることがありますが、記憶力が低下していることと、判断力が低下していることは違う問題なのにも関わらず、家族に判断力の低下という診断を要望されることがあります。

前田　２０１３年６月、成年被後見人の選挙権の回復等のための公職選挙法等の一部改正が行われたものの、成年後見人が付くと選挙の投票にも行けない現実があり

近時記憶障害：臨床神経学領域の記憶の分類は「即時記憶（短期記憶と作業記憶）・1分以内の記憶」「近時記憶・数分から数カ月の記憶」「遠隔記憶・数カ月から年単位の記憶」に分けられる。認知症の場合に最も障害が見られることが多いのが近時記憶とされる。

パーキンソニズム：手足のふるえ（振戦）や、筋肉のこわばり（筋固縮）、緩慢な動作、姿勢保持や歩行の障害などパーキンソン病に見られる特徴的な運動症状のこと。パーキンソン病以外のさまざまな病気（脳血管障害や神経変性疾患など）の他、薬物の副作用で現れることもある症状。

成年後見人：認知症、知的障害、精神障害などの理由で判断能力が不十分な人を保護、支援する成年後見制度において、家庭裁判所が選んだ本人の保護・支援に当たる人のこと。法定後見制度「後見」「保佐」「補助」の3つに分かれ成年後見人、保佐人、補助人のいずれかが担当する。

ます。一人の人間の生活を軸にして考えることと、他人事でなく、自分事として考えることができれば、多くをクリアできると思いますが、それがなかなか広がりません。

迅速、民間企業の取り組みのスピード

樋口　ベテランの精神科医に聞いたのですが、「医師は研修医になった時、認知症の人を入院させたり、薬で鎮静させると、追い詰められた家族に感謝される光景を見ているから、それが正しい対応と刷り込まれ、その意識は変わらない」と。

佐々木　否めない見解ですが、それでも最近の若い医師は比較的適切に対処するようになりつつあります。私の病院の若手の精神科医は、ＢＰＳＤには原因があり、それを見つけて対処するのが原因療法だと理解しています。

症状が出たら即薬というような安直な医師は若手では少なくなっている気がしますし、若手だけでなく、勉強熱心な医師であれば、認知症に対する考え方の世界的な変化、ケアの考え方の潮流を分かっているでしょう。

開業医も高齢化が進み、ここ数年で地域医療も刷新されるところがかなり出てくるかもしれません。ここ10年でケアの文化も少しずつですが、変化しているようにも感じます。

樋口さんのように当事者が積極的に発信するようになったことも大きいですね。先行してムーブメントが起きた英国でも当初、当事者が発信していることが大きか

前田隆行

DAYS BLG! NPO町田市つながりの開理事長

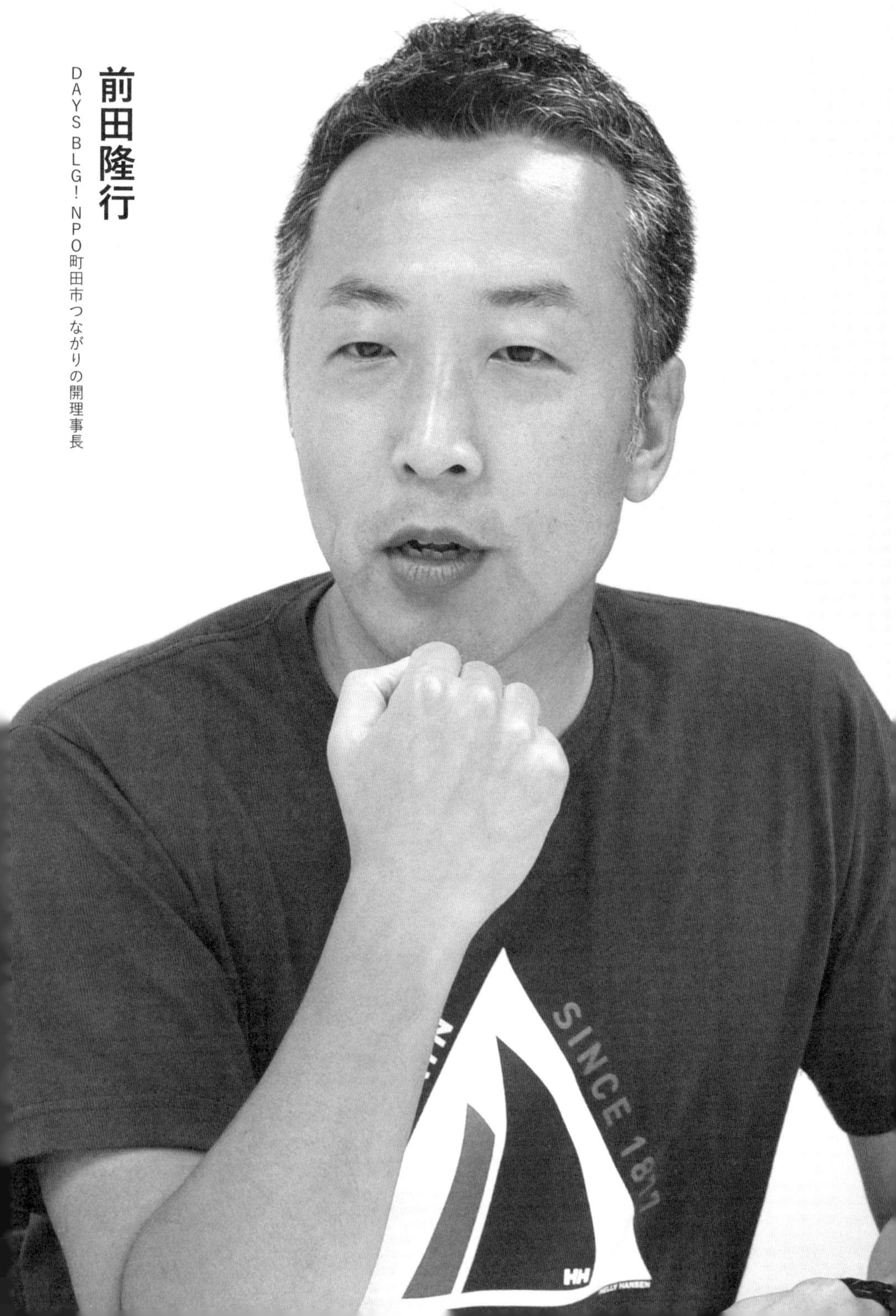

ったそうです。

英国に遅れはしましたが、日本でも確実に変化は生じています。問題はスピードです。ここから新しいケアの文化をつくらなければならない。これまでの延長線上で着実にというより、ここで一気に刷新するための一手が何かあれば良いのですが。

前田　認知症の人をめぐる福祉の世界で、当事者の声を聞くという当たり前のことが、ようやく最近意識されていますが、私も広がりとスピードに欠けると感じています。

ただし、民間企業はそこが違います。顧客の声を聞き、自社のサービスや製品に生かすことにずっと真剣です。高齢化の進展に伴い、認知症の人、高齢の消費者が増えることを見据え、迅速に対応している企業があります。

例えば花王では、高齢化に伴い食器用洗剤の誤飲事故が増えるかもしれないという問題意識から、認知症と診断された高齢の方々の意見を聞き、「文字が小さい」「文字の色が読みにくい」という意見を取り入れた製品を近々発売するそうです。

民間企業は、顧客の視点でものを考えていますが、これに対して介護業界の対応はあまりに遅い。

佐々木　認知症の人たちがクライアントであり、サービスの依頼者であるという認識に欠けるということでしょう。本来であれば顧客の意思を確認せず、「文句を言わずに、提供するサービスを受けろ」というような事業は成り立ちません。

厚生労働省の研究班のデータによれば、将来、高齢者の4割が認知症になるとされ、近い将来、日本人の6人に1人が認知症になるとされます。こういう状況を考

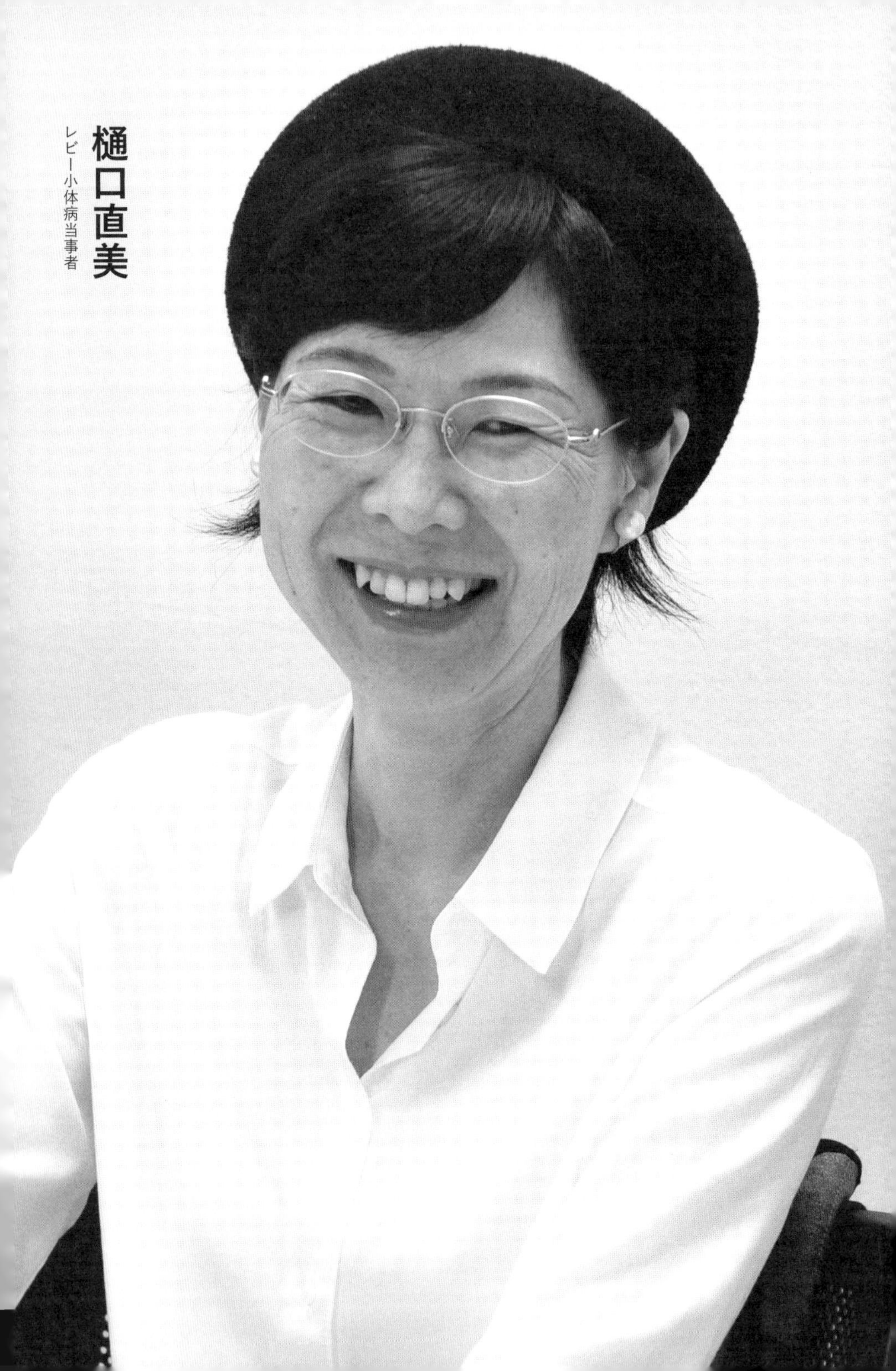

樋口直美

レビー小体病当事者

えると、認知症と共に生きる人たちは決してマイノリティーではありません。

前田　トヨタ自動車も認知症の人を対象とした自動運転に関するヒアリングを行うために動き始めています。一般の人も当事者の話を聞いて欲しいですし、聞くだけで満足せず、聞いた者の責任として何か一つアクションを起こしてもらいたいと思います。

佐々木　これまで効率が最優先されてきた日本ですが、いま未曾有の超高齢社会を迎えようとしています。高齢化に伴って状況判断や動作に時間がかかる人も増えてくると思います。

本当の意味でのユニバーサルを目指さなければならないのに、このような社会のままで良いのか、という焦燥感があります。スーパーマーケットのレジにスローレーンを設けるなど、多様な人に対応できるきめ細かい社会づくりが求められるはずです。

樋口　英国では、博物館や劇場で認知症のある人のための日を設けるなどの取り組みが行われています。認知症があっても、芸術を楽しむことは、人として当然の権利、人権だとうかがいました。そんな人権意識が、日本にあるだろうかと考えさせられました。

恐怖をあおってきたメディア

前田　私は、認知症の人たちの働きたい、社会の役に立ちたいという思いを実現するため、地域や企業とのつながりを具体的にしていくことを目的とするデイサービスを運営していますが、社会参画の面でも課題は少なくありません。

佐々木　仕事を継続したいという認知症の人はたくさんいます。近時記憶障害が仕事を遂行する上で障害にならなければ、物忘れがあっても仕事はできます。

一日中、誰かから世話をされているより、何かで人の役に立ちたいとか、社会の一部でありたいというのは人間の本質的欲求で、これができないストレスがBPSDの原因になっているケースも少なくありません。

向こう10年で目指さなければならないのは、身体障害や認知症があっても、社会の中で果たしたい役割を、その人の能力に応じて果たせる状況をつくっていくことでしょうか。

樋口　他者や社会の役に立っているという自信を取り戻すことで、症状が改善し、前田さんや加藤さんの施設では、利用者さんが、みなさん、普通の人としていきいきと生活されていらっしゃいますよね。

前田　政府も「一億総活躍社会」を謳い、問題意識は持っているようです。加藤勝信担当大臣も「認知症の人も活躍できる世の中をつくっていく」と発言されました。認知症になっても、素晴らしいスキルを持つ人がたくさんいます。その人が活躍できる環境を共につくれれば、その人は輝けるし、活躍できるし、人から頼りにされます。年齢も関係ありません。

樋口　認知症と診断されても、考える力はあり、自分の意見があり、豊かな感性があり、得意だったことは進行してもできるということを常識としてみんなが知れば、認知症を取り巻く世の中は大きく変わります。

加藤　行政の実地指導も時代遅れです。介護保険法を読み直してから来てください、と言いたくなるような担当者もいます。ただ変えていくということなら、ターゲットにすべきは、行政ではなく、医療や介護でもなく、たぶんメディアでしょう。

前田　報道機関が頭を切り替えてくれることが最も有効かもしれません。マスコミはいたずらに恐怖をあおってきた面があります。テレビの情報番組が極端な場面を誇張して見せる。翌日、予防教室に人々が殺到する。テレビはインパクトのあるシーン、分かりやすい画が欲しいわけです。

樋口　以前、民放テレビの認知症番組の撮影に協力した時、「あなたは認知症に見えないから映像は使えないかもしれない」と言われました。

佐々木　報道関係者に認知症が歪んだ形で報じられていることがいかに大きな弊害をもたらすか知ってもらい、共通の理解基盤ができれば、診断された患者や家族がより冷静に判断できる環境をつくっていけるかもしれません。

認知症のイメージを刷新していくためには、教育の果たす役割も大きいと思います。高齢者や認知症の人と日常的な接点を持たないまま成長する子供たちも多いですが、人が生きていく、ということはどういうことなのか、認知症や老衰なども含めて、自然な形で理解できる場が必要ではないかと感じています。

加藤さんの施設に行くと塀がなくて、子どもたちがよく遊びに来ていますが、こういう体験があると、成長してから認知症に対するイメージがよりポジティブなものになる気がします。

認知症は決して特別なものではありません。いずれ自分自身や自分の家族が認知症になるかもしれない。その時に、どんな社会なら快適に生きていくことができるのでしょうか。まずは認知症を正しく理解すること、そして一人ひとりが当事者意識をもって、これからの社会の形を考えていくことが大切だと思います。

対談を終えて

ケアとは何か？　そして、ケアは誰のためにあるのか？

この3人との対談を通じて感じたのは、この本質的な問いに対する答えが、認知症に関しては、明らかに誤った状態で放置されてきたということです。「認知症」に対して、私たちが無意識のうちに持つようになった差別的な意識。自分では何もできない劣った存在、周囲の手を煩わせる迷惑な存在……。これらの多くが、実は本人ではなく、周囲にいる私たちによってつくり出されている状態なのかもしれません。

そして、自立支援ではなく生活能力を制限する。一番困っているのは本人であるにも関わらず、本人の訴えを物理的・化学的に封じ込める……。私たちが認知症に対して提供してきた「ケア」は、実はケアではないことを認識しなければ、認知症ケアはここから先に進むことができないのかもしれません。

イヴ・ジネスト氏は、自らが提唱するユマニチュードについて「愛と優しさを伝える技術」だと表現しています。ユマニチュードが魔法の技術であると評価されているということは、人と人との間に当然に存在しているはずの当たり前の「愛と優しさ」が、認知症ケアにおいては欠落していた、ということを示しているに他なりません。

専門職として正しい知識とスキル、そして専門職である以前に一人の人間として、人と接する基本的な態度を取り戻すこと。認知症を取り巻く世界を変えることは、私たちの無意識の障壁さえ取り払うことができれば、実はそう難しいことではないのかもしれません。

新しい社会をつくるために残された時間はそう多くはありません。一人ひとりの行動変容が急がれます。

私たちも在宅医療を通じて、連携する介護事業者・施設事業者と、認知症と共に生きる人たちと共に、新しい認知症ケアのカタチを模索していきたいと思います。

本人中心のケアを実現しよう。

高齢者が求めているのは、リスクを排除することではなく、自分の力で生きていくこと。本人のニーズを理解し、意思決定支援を行い、それぞれの生活の個性を守るためには、業務フローではなく、「対話」が重要になる。医療・看護・介護それぞれが役割を果たし、高齢者の生きる力を支えるために、専門職自身も、生活者としての自分を大切に生き、人間理解を深めよう。

堀田聰子
国際医療福祉大学大学院教授
高瀬比左子
未来をつくるKaigoカフェ代表

地域におけるケアの課題と介護職の役割

先進的とされる日本の介護システムだが、「本来の目的を十全に果たせているか」という声も上がり始めている。地域包括ケアシステムとその担い手の研究で知られる堀田聰子氏と、「未来をつくるkaigoカフェ」運営で、介護職が輝く社会づくりに取り組む高瀬比左子氏に「在宅」をテーマに、地域における介護のあり方の課題、役割分担などについて考えを聞いた。

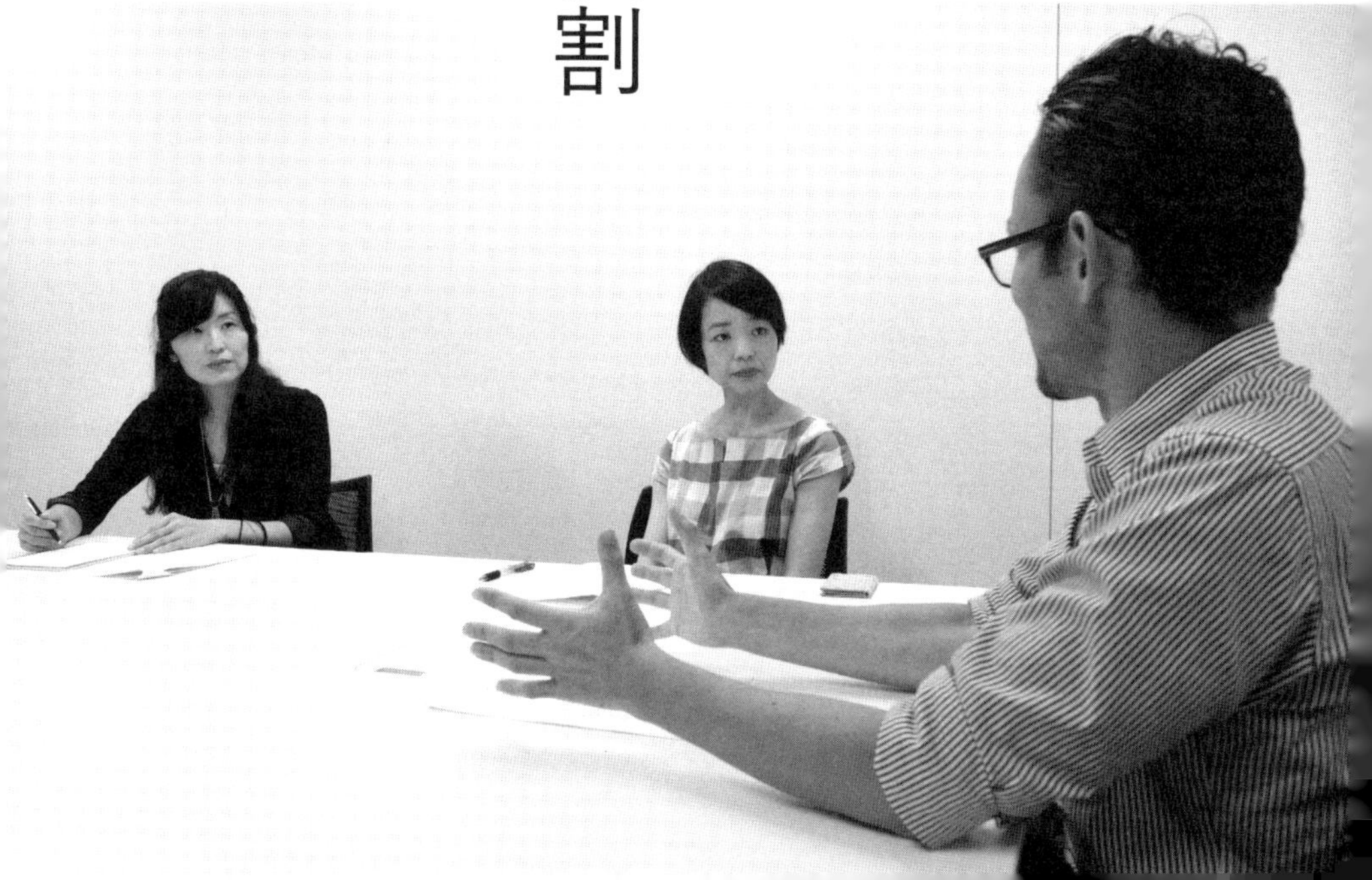

介護にまじめ過ぎる日本の世帯

佐々木　先日、青森県に行く機会がありました。大家族の世帯が多いという先入観があったのですが、地元の方から「みんな働かなくては食べていけない。冬は雪かきもある。おじいさん、おばあさんの世話はできないため、要介護4以上になればほとんど施設に入ってもらう」と聞きました。核家族化した日本では、地方においても家族の介護力があまり期待できないなか、高齢化が進んでいる。堀田さんは、この状況をどのように捉えていますか。

堀田　家族がいれば、家族が介護の主たる担い手というのは多くの国で共通の事実です。家族も地域も弱りつつあるなか、「家族がケアする」ということを、もう一度考えてみる必要があると思います。

国際比較調査を行うと、日本人は「親は子が介護するもの」という規範意識が欧米と比べて顕著に高いという結果になります。

では、欧米人は親思いではないのかというとそんなことはなくて、例えば一人暮らしの中重度認知症の人の別居の家族との関わりは、日本よりオランダのほうが豊かでした。介護する家族の生活のなかにとけ込んだほどほどのケア、大人な関係が人生の最期まで破たんしていない場合が多い。

「家族システム」ごと捉えて、生業も含めて必要な支援、環境の調整があれば、介護のみならず子育て、日常の世話などの家族間のケアが、より発揮されるという可能性もあるかもしれません。

高瀬　主たる担い手である家族の心身の負担が重くなり過ぎないよう、家庭介護者を社会資源のひとつという捉え方も時にはなされるべきではないかと思います。

佐々木　医師の立場から家庭での介護を見れば、24時間見守りしていても、急変する時は急変するし、老衰だったらもちろん救命できないわけです。

　食事がとれて、排せつ介助ができて、清潔が管理できていれば、付き切りでいる必要はありません。仕事などで手が足りないところはヘルパーなどの外部サービスを入れればいいと思うのですが、介護疲れの顔で「楽しみにしていた同窓会に行きたかったけれど、介護で行けなくて」と嘆く。「親の介護を他人任せにしていいのか」という罪悪感から抜けられない人がいます。

堀田　きちんとしなければという思いが強いほど、燃え尽きるのもまた早いかもしれません。

　欧米と比べて日本に特徴的なのは、子なら親を介護して当然という見えない世間の圧力という見方もでき、これも介護者が負担感を増す要因になっています。

佐々木　在宅介護が始まると家族ごと孤立するケースがあります。家族の心身にも大きな負担がかかり、いつの間にか家族の診療も行うようになったりします。

　あるいは訪問診療をすると百点満点の介護を目指している世帯も珍しくありません。独り暮らしだったら1日2食で済ませているような高齢者が、3食きちんと食べている。しかも栄養バランスや嚥下機能のことまで細かく考えて用意された食事が提供されている。逆に心配になります。

堀田　介護と共にある期間は長い人生の一部です。百点満点の介護に専念、邁進しようとすると、気付かないうちに過介護や共依存になることもあり、家族のなかでケアする側とされる側という関係性が固定され、やがて行き詰ってしまう。これを解放してあげるという視点が、規範意識の強い日本社会ではとくに大きな意味を持つ気がしています。

高瀬　とにかく人に迷惑をかけてはいけない、という思いが強いのです。この言葉を介護の現場でどれだけ耳にしたことか。

堀田　ケアの担い手の国際研究プロジェクトで、日本社会を研究している海外の研究者から、「自己決定と言うけれど、日本人は家族という『場』の空気のなかで決断する場合があるのではないか」などと私に問うてくるわけです。

佐々木　対人関係における日本人に特徴的な心理の影響は否めません。本当はもっと迷惑をかけてもいいし、もっと放っておいてもいいケースが少なくない。

少し汚い部屋の独居高齢者でも、「ここが落ち着く。気楽に一人で住みたい」と言うなら、本人は、その方が幸せなのかもしれないに、家族は「それではダメだ」と言い、完璧を求めてしまい、大事に考え過ぎてしまう。

堀田　家族も専門職も、良くも悪くも自らの役割を完璧に果たそうとする傾向があります。本人と家族が見つめ合う関係に閉じこもってしまわないよう、共に同じ景色を見る、介護を受ける人とする人というのとは別の顔ができる機会、あるいは逃げ場をつくる必要があります。風通しの良さを確保することがとても大事ですね。

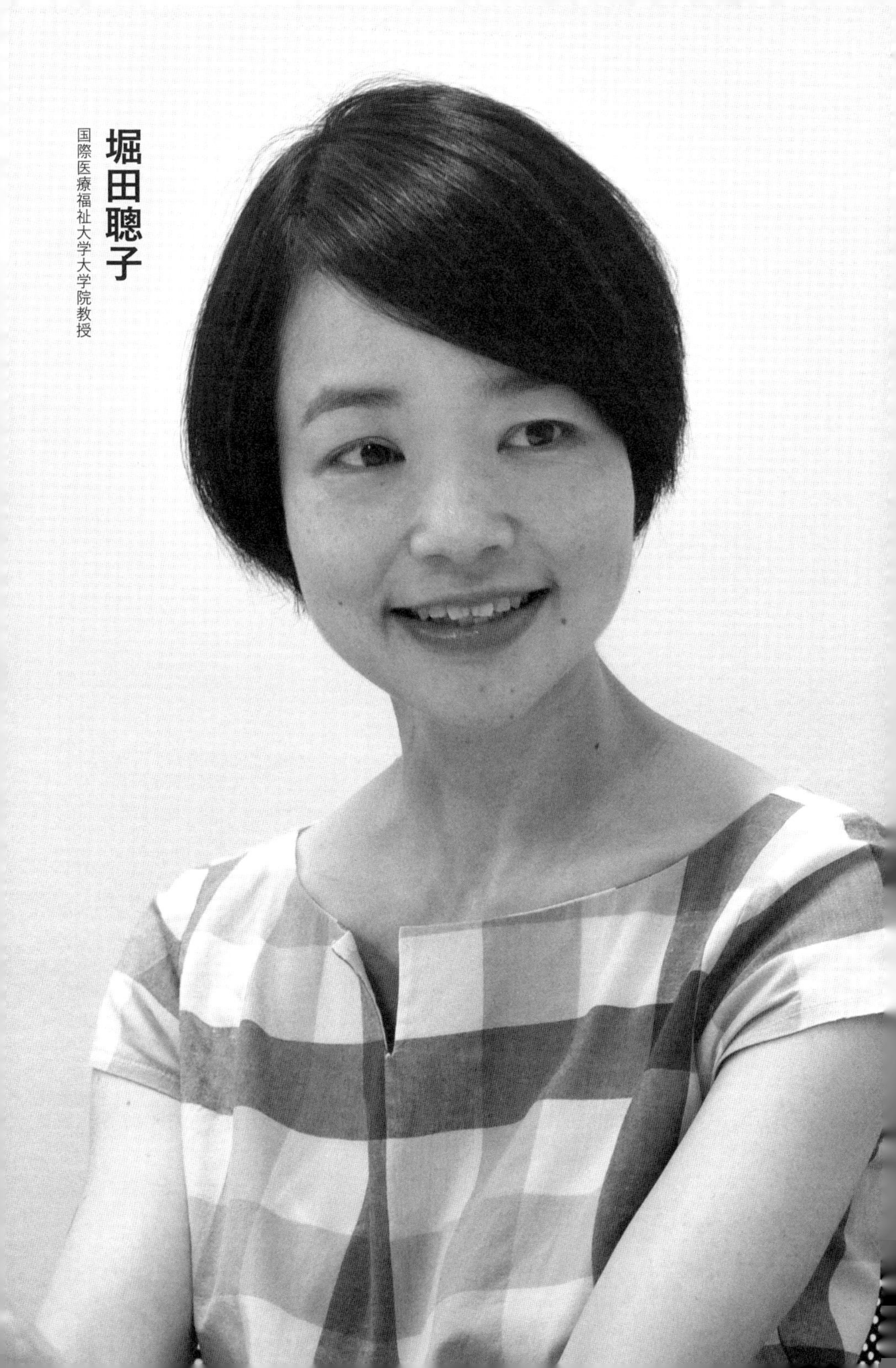

堀田聰子

国際医療福祉大学大学院教授

高齢者の能力を低く見ることの弊害

高瀬　介護の社会化ということで介護保険制度がスタートして16年経ちましたが、そのあたりの人々の意識はあまり変わっていません。それを反映するかのように地域の介護資源の整備も思うようには進んでいません。

佐々木　地域包括ケアシステムの構築が進められ、「地域で支える」ということが言われていますが、堀田さんは、このあたりについてどのようにお感じですか。

堀田　東京都のある区で、民生委員さんたちが高齢者世帯を戸別訪問して暮らしを把握した上で、見守りや地域づくりにつなげるという事業が行われており、訪問から気付いたことなどを共有する民生・児童委員の自主勉強会を見学にうかがわせていただいたことがあります。とても熱心なご活動と議論に敬服したのですが、ひとつ気になったことがありました。

例えば「ごみ屋敷にようやく入ることができ、住んでいた一人暮らしの高齢者が足にけがをしていたので救急車で搬送した。2カ月くらい病院でつないで、ショートを経て、施設に入れた」「商店街の人が夜中に植木鋏を持って歩き回っている人を見つけたという知らせを受けて地域包括支援センターに連絡して、最近施設に入れた」などというお話が出て、とにかく施設に入れて良かったねという安堵の空気が流れるのです。

本当に地域のことを考えて、地道な活動をしておられる民生委員さんたちのような方々に、地域で最期まで生き抜く先輩たちのお話、住民一人ひとり異なる思いに基づいて暮らしていくさまざまな知恵、いろいろな支え方やサービスがあることも、もっと知っていただく機会があればと思いました。

佐々木　民生委員にすれば、事故が起きてはならない、施設であれば自宅より不安定要素が少ないということでしょうが、その背景に、高齢者の能力を低く見過ぎている面があるかもしれません。

私の患者さんで、中度の認知症の80歳代男性がいます。元割烹料理店の板長で、今でも自分で市場に行き、魚を買ってくると、鮮やかな包丁さばきで三枚におろす。店は遺産相続の関係で閉店となり、収入が途絶えて生活保護になり、小さなアパートに一人で暮らしていたので、私としては、小さな店でアルバイトでも良いから再び働く機会があれば……、と思っていたのですが……。

担当のケアマネジャーは「一人で置いておくのは心配だから施設に入れたい。ついては施設に慣れてほしいので今月からショートステイを始める」と、プランを立てる。本人はそのようなことを望んでいません。

住まいは下町で、昔からの人間関係があり、働く場所が見つかれば、インフォーマルサービスで支えていけそうなのですが、ケアマネジャーは「包丁でけがをしたらどうするのですか」と気色ばむ。私は「そういう能力は保たれています」と説明したのですが、彼女は「火気も危ないから、ガスも止め、湯は電動ポットで沸かす。食事は配食サービスを利用する」と本人の能力を次々に封じ込めていき、本人は次第に意気消沈していく……。

堀田　家族や専門職、周りのそれぞれがリスクを見つけるところから始めると、短絡的に「自宅は無理」という結論に至りがちです。

高瀬　ひとつでも失敗すると、リスクはもう絶対に冒せない。一人にしておくのは怖い、という発想で全部禁止してしまう。

介護施設も同じで、とにかく事故を危惧して、ひとつのことができなくなると、この入所者は何もできないから、となりやすい。ひとつの失敗をした時、本人の希望と向き合いつつ、なるべくリスクを回避できる手段を考え、提案できるケアマネジャーがいれば違うと思います。

堀田　関わるすべての人たちが、「リスクをどう排除するのか」という視点から、本人の「ベストインタレスト（最善の利益）」の追求という目標に立ち戻れるか。

英国やオランダのように、家庭医という本人のアドボケイトの役割も果たす医療上の伴走者がいるわけでもありませんから、本人を抜きに支援者だけが語ることのリスクは、そもそもとりわけ高いのです。

専門職のなかでは、相対的にみると早くから頻度高く関わっている場合が多い介護職が、その強みを発揮して、本人のものがたりを大切に、本人の思いを実現していくことにもっと活躍できると思っています。ときに医療職が難色を示しても、食べたいお饅頭を頬張ることに一緒にチャレンジする。

佐々木　本人がこういう生活を望み、こういう思いで生きているのだから、みんなでこのようにサポートしよう、というよりも、リスクのない在宅ケアの達成こそ介護の専門職の使命というように思い込んでいるかのようです。

高瀬　そういう姿勢ですと、最期まで好きな物を食べて大往生をとげさせてあげたい、という発想になりにくいですね。

それどころか過剰介護で希望や夢を奪い、自立支援どころか、生きる気力を消失させてしまいかねません。

堀田　震災から半年くらい経って熊本に行った際、印象深いお話をうかがいました。

ある町で、避難所での生活を余儀なくされた方々の生活援助のニーズが減って、生活援助を中心としていた訪問介護事業所のなかには経営が厳しくなったところがあるというのです。

この話をしてくださったケアマネジャーさんが震災からの学びとしておっしゃったのは、「避難所でヘルパーがいなくてもなんとか暮らしていた利用者がいた。自分たちは高齢者の力を奪っていたのではないか。自立を阻害していたのではないか」ということです。

災害や、自治体の財政破綻といった危機的な状況に直面しなくても、すべての人がもともと持つ生きる力をどれだけ信頼して、変化する可能性と制約をアセスメントしていけるか。

佐々木　嚥下障害がある人でも本人が工夫してうまい具合に食べているケースがあります。嚥下評価を行い、硬さはこう、1回の量はこう、とアドバイスをしなくてもできている人がいて、アドバイスをすることで逆にうまくできなくなってしまう人もいます。

高瀬　マニュアル通り、型にはめ込まない方がいいですね。

高瀬比左子

未来をつくるKaigoカフェ代表

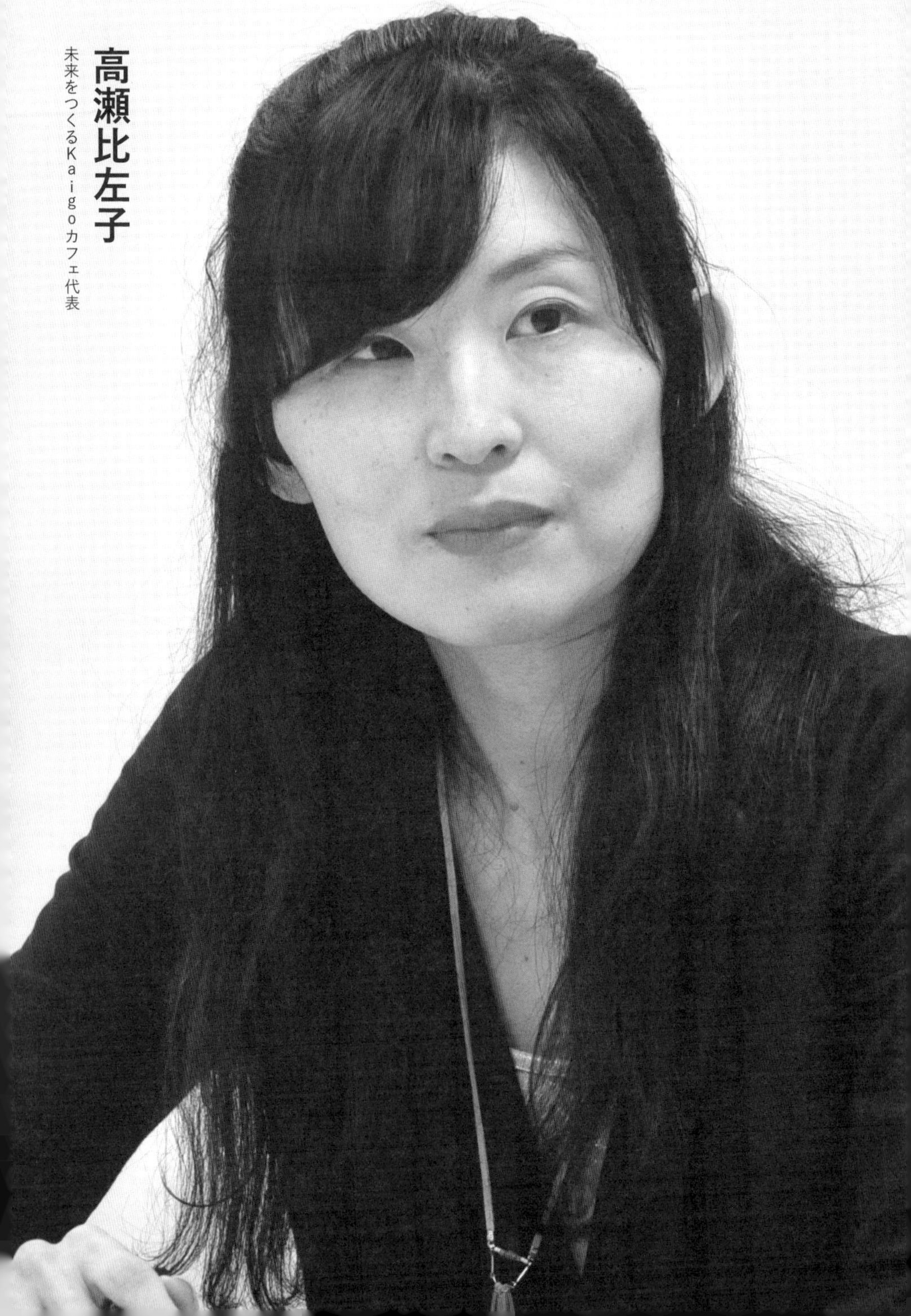

佐々木　私の患者さんに目の見えないおばあさんがいます。在宅酸素の88歳のおじいさんと二人暮らしでした。おばあさんは目が見えませんが、長年暮らしてきた家の空間は頭の中に入っているから家の中であれば、あたかも目が見えるかのように自由に歩き回れるし、調理もできるし、包丁も器用に扱えていた。

ところが、近所の人が心配して地域包括支援センターに連絡し、ケアマネジャーが付き、生活援助サービスが入り、包丁は危ない、火を使う調理は危ない、盲の人に自宅で酸素を吸っている人の世話はできないなどと、いろいろな「ケア」が入り始めた。

ヘルパーが、家の中を整理して、長年固定していたものの置き場所が変わると、おばあさんはうまく歩き回れなくなり、調理ができなくなり、混乱し、ついに怒った。するとケアマネジャーは社会性が云々。管理対象者と決めつけ、おじいさんは施設に入れられ、おばあさんは「納得できない」とサービスをすべて打ち切り孤立してしまったのです。それまで二人で力を合わせて生きてきた夫婦がバラバラにされ、おじいさんは1年ほどで亡くなり、残されたおばあさんは「あんな所に送られたから死んだ」と怒りが収まらない。

専門職の考える安全が、当事者の幸せとは限りません。

高瀬　生活能力のアセスメントを行うのは簡単ではありません。時間をかけ、信頼関係を築き、生活に密着しないと分からない部分が多くあるはずです。

堀田　危ない、危ないとリスクの芽をことごとく取り除くことに集中してしまうのはなぜでしょうね。

経営者からは訴訟の対応が大変というお話をうかがうこともありますが、一人ひとりの専門職も責任を問われることに対する恐れがあるのでしょうか。

佐々木　どれだけ自覚的か分かりませんが、そういった意識もはたらいて、安全の確保が目的化してしまっているということでしょう。本人の幸せのため、自立のため、という本来あるべき介護の目的が置き去りにされている気がします。

堀田　本人を差し置いて、周りを取り囲む人たちがそろってリスク回避の方向しか見なければ、本人に待っているのは、安全かもしれないけれど、味気ない、つまらない日々ということになります。

高瀬　本人もあまり希望を口にしないわけです。「家で住みたい」と言うくらいで、それ以上の望みがどういうものなのかが分かりにくい。アセスメントが大事です。

アセスメント然として、一般的な尺度で考えるのではなく、対話によって希望を引き出し、その人のできることと、できないことをどう見極めていくか。容易ではありませんが、今後、状態や希望が変わっていく可能性も予測しながら、じっくり話を聞かなければ、アセスメントできません。

堀田　アセスメントシートを埋めていけばというものではありませんね。とくに高齢者の場合、専門職というのは、本人のものがたりのなかでは遅い、それも多くは招かれざる登場です。正解のない、本人にとっても究極的には分からない、一人ひとり異なるＱＯＬを、専門職が勝手に分かった気にならないことも重要かもしれません。

佐々木　在宅医はケアチームの中では出会うのが最も遅く、私たちが希望を聞いても、慣れない相手に遠慮するのでしょう、「痛みがなく、最期まで家で暮らせれば」

くらいしか出てきません。

本人が意思表示ができなくなっているようなケースでは、代理の家族の希望を聞いてたんたんと医療を行っていくだけで良いのかと悩むこともあります。

堀田　英国では「地域の中でのより良き死」という憲章を地域全体で掲げ、学校・職場・組合・美術館・ケア事業者……それぞれ行動計画を策定して推進するといった取り組みも生まれています。その内容を含めて、世界的に、より良く生ききることに向けて世代を超えた対話を促す動きが広がってきています。日本でも、在宅看取りを経験した高齢のご家族と専門職が、その経験を地域の現役世代と共有したり、小中学校で認知症やがんのことなどを学び、宿題を通じて親や祖父母への問いかけにつなげるといった試みが、各地で聞かれるようになってきました。

高瀬　核家族化が進んだ日本社会で世代間の対話が欠けているというのはその通りで、小さいうちから経験を積まないと、いきなり高齢者と対話してくれ、初対面の医師に思いを吐露してくれ、と言われても難しいでしょう。

対話の訓練に欠けているから、自分はどうしたいのかうまく伝えられないし、うまく聞き出せないのだと思います。

専門職の鎧を脱いで一人の人間として関わる

堀田　互いの思いに耳を傾け、引き出し、より良い方向を共につくっていくというコミュニケーションは、専門職間でも課題がありそうですね。

佐々木　サービス担当者会議や退院前カンファレンス[*]に出席することがありますが、そこで本人の希望が語られることは少なく、家庭環境はこうだ、家族の希望はこうだ、では、こんな感じで……とベルトコンベアのようです。

堀田　支援者だけの会議で、周りを取り囲む人たちが本人をどう見ているか、課題と考えることをどうするかを順番に発言していく。「あの、ところで、これって本人の幸せにつながるんでしょうか」といったイレギュラーな発言もしにくい空気になっている場合もあります。

高瀬　会議の場がイレギュラーなことを言い出しにくい雰囲気になっているとすれば、本人の希望はどうあれ「そのようなことはできない」「業務の中に組み込めない」と思い込んでいるのでしょう。

堀田　高瀬さんが主宰されている「未来をつくるｋａｉｇｏカフェ」は、前向きの対話を促すもので、結果的に本人中心のケアにつながるような本来のケアをそれぞれの持ち場で取り戻し、深めることにつながっていると思います。

もともとは本人のより良い暮らしを支えたいと願いながら、日常の場ではなかなか問いを発せず、次第に飲み込み、時に諦めてしまっている専門職が、その悩みを共有して、では何があれば良いのか、どうすれば良いのか、語り合う。

高瀬　問題は専門家が地域に向けて開いていくことができていない点であり、潜在するものも含めて地域にある資源の有効活用ができていない点です。

さらに、力になりたいと思っている地域の人とニーズのある施設などとのつなぎ役もいません。個々の介護職が、目の前にいる利用者のため、もっと積極的に資源

＊退院前カンファレンス：病院が、患者が退院する前に会議を開き、退院後の診療等を行う地域の在宅医療、看護、介護スタッフも参加し、診療情報を共有する。２００８年の診療報酬改定により退院支援加算が増え、地域連携計画加算も創設されたため、中小病院も退院支援の取り組みをする流れになっている。

を開発し、つなぐ役割を果たそうと心がければ、事態は変わっていきます。

堀田　施設内のルーチンの業務が忙しくて地域に出られないという声は多く聞かれます。でも残業の多い施設で、全職員で業務の棚卸をしてみたところ、効率化できることがかなりあり、残業を減らして、地域での生活者としての時間、家族や友だちとの時間をもっと増やすことができたというお話をうかがうことも珍しくはないのです。

施設の中で、介護職として働く時間が長くなり過ぎると、知らないうちに専門職としての発想に縛られて限界にぶつかる。誰かの娘で、妻で、嫁で、母で……普通の人として私たちは多くの地域の資源に出会っているはずです。

高瀬　同感です。ケアマネジャーは自立を支援する「ケアプラン」を立てますが、自分自身の人生に向き合えず、前向きなビジョンを描けない人が他者の自立を支えるなど、可能とは思えません。ヘルパーも同じです。介護職自身が自分らしい「生活プラン」を立て、仕事も、子育てや趣味の活動も充実させ、楽しく、いきいき働いていることが大切です。

その過程で、働き方を見直したり、周囲のサポートを得ることを考えることが、高齢者の利益につながることもあると思います。

佐々木　在宅医療も同様で、医師の顔だけでなく、一人の人間として関わっていく意識を持つことで、相手の本当のニーズにたどり着けることがあります。

医師の役割と多職種との関わり方

佐々木　医師の役割ですが、緩和医療や侵襲的処置が必要な時などリスクを伴う場合、医師のライセンスがないと本人も納得しませんから、そういう時は出ていくとして、それ以外にどのような機能を果たすべきなのか、あるいは果たせるのか。

高齢者や認知症の人たちの問題を医療のみで解決しようとすると選択肢としては薬物療法が直接的な手段となり、患者さんもそれに依存している。年を取るにつれ、身体の具合の悪さは増えていくが、医療の必要度は相対的に下がっていく。

中年で高血圧や糖尿病があれば、きちんと治療しなければならないけれど、高血圧や糖尿病の治療は30年後のＡＤＬやＱＯＬのための治療であり、90歳を超えた人に徹底的な治療を行うべきなのか。本当に必要な医療は加齢と共に少なくなっていき、最終的に求められるのは緩和的医療だけなのではないか。

英国の認知症医療は診断に時間とコストをかけますが、その後は、主にケアで支えています。スウェーデンではコストの95％がケアに投入されているという。堀田さんは研究者という客観的な立場から、医療の役割に関してどのようなことを考えますか。

堀田　治し、支える医療と言われますが、私たち一人ひとりが自分の人生のボスとして、納得できる生き方を選び、全うできるよう助けて欲しいと願っています。

医療が「できることを最大限やる」ことは、必ずしも患者・住民にとっての価値につながるとは限りません。かかりつけ医には、身近な暮らしの場で継続的に個人・

家族・地域の健康を住民自身が守るサポート、本人中心のチームとして、病気や障害と共にある旅路を乗り切っていく力を引き出していくエンパワーメント機能を、より自由に発揮していただきたい。病院はいかに後方支援できるか、来なくてよい地域をつくれるか、入院しても生活から切り離さないようにするかが問われます。「ときどき入院、ほぼ在宅」などとも言われるなかで、多主体多職種が「目標共同体」として機能しやすい仕組み、それを促す事業体、支払いのあり方等もさらに検討の余地があると思います。

佐々木　医師でなければできないことは法律で定められています。医師が自ら納得した医療を行いたいと、それ以外の付加価値的な部分をやるのはいいのですが、このこだわりに時間や労力を費やし、他の患者が診られないというのでは本末転倒です。やはり役割分担を図っていくべきでしょうが、介護と医療の連携という時、たびたび耳にするのが「医療と福祉・介護の間には壁があり、多職種連携と言われるけれど、連携がうまくいかない」というフレーズです。

単に医師が偉そうにしたがるとか、ヘルパーは医療用語が分からない、ケアマネジャーが病気のことを知らないなどという話なのか。介護職がケアを支えていかなければならない現実がある以上、医療側としてはどう接するべきなのか。

堀田　徹底して「本人をボスにする」ことから始まるように思います。医師にしかできないことはたくさんありますから、思い切って他の職種に裁量を任せていくことも重要ですね。

佐々木　役割分担ということでは、医師がやるべきことに療養経過の見通しを本人、家族、関わる人たちに納得できるように納得できるタイミングで説明するということはあります。

堀田　数年前の調査で、医師は見通しを伝えているが患者や家族はその認識がない、医師はこれ以上、良くならないと考えているが、患者はまだ期待しているという興味深い結果があります。医師による見立てと患者などへの説明は大切ですが、それに基づいて旅路に伴走して、折々選択肢や山や谷を乗り越えていく具体的な知恵を示していくのは、より接点の多い医師以外の専門職に求められるところです。

佐々木　最近、広まりつつある「ナラティブ（物語）ベイスドメディスン」、患者の話に耳を傾け、患者の抱える問題を全人的に捉えて双方が満足する治療を行うというアプローチは素晴らしい発想ですが、これを担えるキーパーソンがいれば、医師でなくてもできることがあるかもしれません。

そのような役割分担実現のため多職種のチームづくりにエネルギーを注ぎ、あうんの呼吸で動ける仲間をつくれば、より多くの患者に対して、より良い形で医療を提供できます。

高瀬　連携のつなぎ役としてはファシリテーター*、調整役として動けるはずの看護師の存在が大きいですね。そういう感性のある看護師さんが増えてくれれば。

佐々木　患者は、診察室で医師の前では緊張もあり、優等生であろうとするので、その状態像を前提に医療を行うと、やがて医師の考える理想と現実とがかけ離れ、周辺症状を悪化させたり、ポリファーマシーのような問題を引き起こしたりする。

英国の家庭医であればこんなことはないでしょう。人が年を取るとはどんなことか、

＊ファシリテーター：集団の話し合いなどにおいて中立的な立場を守り、参加者の意見や心の動き、状況を見ながら、議事進行する立場の人のこと。

よく理解しているし、アウトリーチもできるから、その人に最適化した医療を提供できる。日本で病気治療の専門家として育った病院の医師に、そこまでの想像力、対応力を全員に期待するのは難しいのかもしれません。医師は目の前にいる患者の言葉を聞きますが、その言葉が常に真実であるとも限りません。診療の後に訪問した薬剤師が、患者から、「先生には言えなかったけれど、実は痛み止めが効いていない」などと聞かされることもあります。医師が表に出るとむしろ最適な医療を提供できない可能性があるということです。であれば、一歩退いて、いろいろな人の意見を統合する能力、姿勢が求められます。

堀田　医師は懐深くあれ、ということですね。日本では、診療所や外来の看護師さんたちが、医師よりも継続的かつ細やかに住民や患者に耳を傾けていらっしゃる場合も多いと思います。

佐々木　とくに患者数の少ない、小さな病院や診療所の看護師は「あのおばあさん、最近物忘れが多くなった」というささいな変化への気付きもあります。私も以前勤務していた病院の外来の看護師から「相談したい患者さんがいる」と連絡を受けることがありますが、非常に細かい変化に気が付いています。診察室の中の医師はそこまでは分からない。

堀田　病院内の病棟・外来、診療所、訪問看護、介護保険施設等の場を越えた看護師の連携、さらに助産師・保健師も含めた看護職のネットワークは生涯にわたる住民本位のケアの基盤になる可能性を秘めています。

高瀬　その重要性がまだ認識されていません。ケアマネジャーも看護師との連携の意義を十分に分かっていない人が多いですね。

痛みと快に目を向けるアプローチ

佐々木　「ＢＰＳＤがひどいから先生に薬で何とかしてもらおう」とか、「緩和ケアも医師のやることだから」というような現場がありますが、当事者が欲しているのは本当は医療ではなく〝支え〟のはずです。医療への過度の依存を脱却し、残存機能を正しく評価し、本人のニーズを引き出し、社会的資源を活用しながらこれらをうまく適合させる。自立支援の方向にもっていく時、身近で接していく介護職には何が求められているのでしょうか。

堀田　本人にとって最も身近な専門職という自負をもって、自立と尊厳を支えるアセスメントの視点をより明確に、時に代弁者として機能することも求められるかもしれません。意思決定支援における介護職の役割の発揮も期待されます。とくに今後はソーシャルワークとコミュニティ開発の基礎的なスキルを身に着けておくことも有用だと思います。

高瀬　介護現場で中心となるヘルパーにも、つなぎ役、コーディネーター役、アセスメント力というケアマネジャーのような能力が求められます。ここを高めないとニーズを拾い切れません。そして気付きの視点、気付きの引き出しを増やし、点と点を結び、つなぐセンスを磨く必要を感じます。

堀田　ＢＰＳＤに関しては、「ひどいからどうにかしよう・してもらおう」ではなく、その原因をさらに考えて欲しいと思います。例えば不適切なケアによる不快感が伝えられない、あるいは認知症やそれ以外の疾患を理由とする苦痛が訴えられないからかもしれません。ＢＰＳＤの背景、さらに本人中心の認知症ケアの追求に向けて、英国では「痛み」に、米国では「快」に着目したアプローチが進められています。痛みや快という一人称でしか分からない要素に着目し、心を寄せる。認知症のみならず、本人中心のケアを実現していく上で、ヒントにし得る視点です。

対談を終えて

国は「施設から在宅へ」という大きな方針を打ち出しています。しかし、これを受け入れる力が今の地域にあるでしょうか。

家族の規範意識の強い日本では、家族には「支えなければ」という意識があり、本人には「迷惑はかけられない」という意識があります。本人も家族も自立した生活が送れることがゴールであるべきで、そのためには家族そのものをまるごと支える仕組みが必要になるかもしれません。

また介護職の多くも疲弊しています。本人の希望に思いを馳せる余裕は少なく、ケアプランという紙上で本人の生活が規定されていきます。リスクを排除することが優占され、それが高齢者の生きる力を奪っている可能性もあります。

支える側も、自らの人生を生きることができていなければ、誰かの「生きる」を支えることはできないのかもしれません。そして、医療介護専門職としてではなく、一人の生活者として、一人の地域住民として、その人に関わることが、生活や参加を支援する上で重要なのかもしれません。

「誠実さ」、「分かってくれる人がいること」そして「逃げないこと」。日本では、これから亡くなる方が急激に増えていく。誰もが看取りを支えられる社会をつくらなければならない。避けることのできない人生の最終段階の支援。意思決定支援やスピリチュアルケアなどに苦手意識を持つ人が多いが、3つの援助の本質を理解し、実践することができれば克服することができる。残された時間は少ない。本気で社会を変える気持ちで取り組んでいこう。

小澤竹俊

めぐみ在宅クリニック院長、一般社団法人エンドオブライフ・ケア協会理事

岩本ゆり

NPO法人楽患ねっと副理事長、楽患ナース訪問看護ステーション所長

誰もが納得できる最期を迎えるために

2025年の超高齢、多死社会を迎えるなか、エンドオブライフ・ケアに関わる人材不足が深刻化している。早くからこの問題に警鐘を鳴らし、人材育成に力を注ぐ小澤竹俊氏と、医療コーディネーターとして患者の意思決定支援に取り組む岩本ゆり氏に、エンドオブライフ・ケアの現状と課題、そして患者が人生の最終段階を主体的に生き切るにはどのような支援が必要か、熱く語っていただいた。

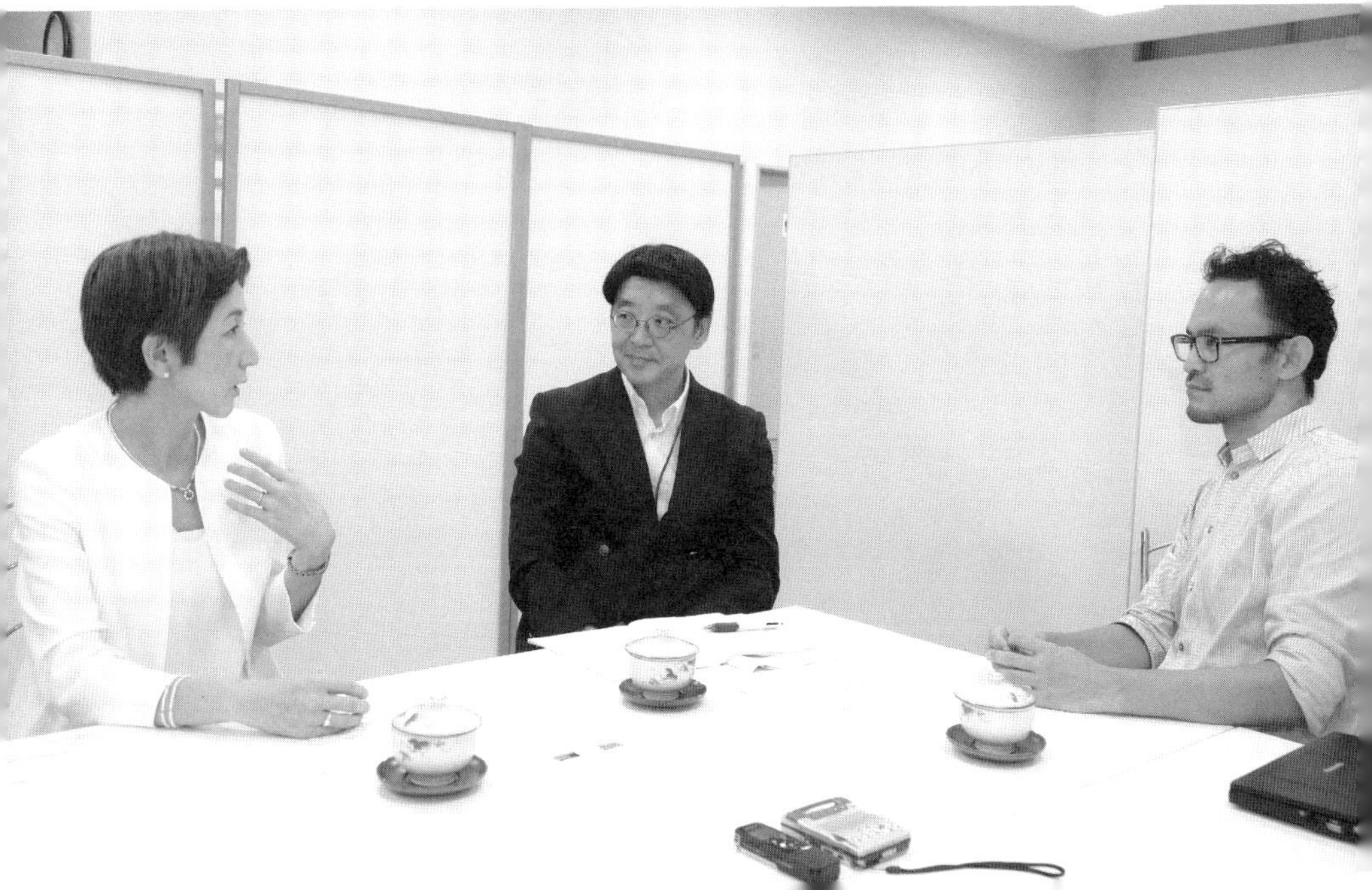

誠実な対応をするために

佐々木　尊厳死*という言葉は昔からありますが、最近は平穏死や自然死という言葉も使われるようになり、死というものへの関心の高まりを感じるようになりました。これは日本人が、現状の死というもののあり方に満足していない一つの現れではないかと感じています。

しかし、私たちは死の瞬間、どう死ぬか、ということを選ぶことはできません。死ぬまでをどう生きるのかというところに本当はフォーカスしていかなければいけないのではないでしょうか。

死に対する関心が高まる一方で、新しい薬や技術が生まれ、死ぬギリギリまで治療をして、主体的に生きることができない、とくに高齢者の場合は、自分の意思があっても、家族の意向が優先されたりするということもあると思います。

誰もが最期を迎えますが、エンドオブライフ・ケアの部分をより良いものにするにはどうすればいいのか。在宅医療、看護、介護でどう支えていくべきか。

高齢社会、多死社会を迎えるなか、小澤先生は以前から2025年まで時間がないと警鐘を鳴らされてきました。小澤先生のいる地域は安心かもしれませんが、全国的にはそうではありません。どうしていけばいいのか……。

小澤　単刀直入に言って、人生の最終段階に関わることができる人材が足りません。まずは第一線の人材が必要です。

＊尊厳死：過剰な延命措置をせず、人間の尊厳を保ちながら命を終えること。

私たちは２０１５年4月に一般社団法人エンドオブライフ・ケア協会*を立ち上げ、看取り期の援助を、一部のエキスパートだけでなく、医療介護職の誰もが学び、実践できるようになることを目指しています。「エンドオブライフ・ケア援助者養成基礎講座」はこれまでに約１０００人が受講しました。

しかし、まだまだ少ない。

２０２５年までに、どこに住んでいても、どんな病気でも、安心して人生の最期を過ごせる社会をつくるためには、圧倒的に人材が足りない。その人材不足にどう対応していくのかが大きな課題だと考えています。

人材不足に関してもうひとつ言いますと、看取りに苦手意識を持つ人が多いということです。

この20年、本当の意味で看取りに関わってきたのは、病院の緩和ケア病棟だと思います。死亡診断書を書くことを前提で関わっているという意味において。

残念ながらそこでのノウハウが緩和教育のなかで生かされていない。ホスピスマインドを持った人材、まもなく最期を迎える人に、なぜ時間とエネルギーを注ぐのかと聞かれて、それにきちんと答えられるような人材が少ない。それが、私が現場で一番感じていることです。

佐々木　私の実感でも、人生の最終段階にある患者に関わるのに苦手意識を持つ医療介護者は非常に多いです。

私自身もある程度、勉強して、実践できるようになるまでは、目の前でどう答えていいか分からないような問いかけをされた時に、一生懸命に病状の説明をして逃

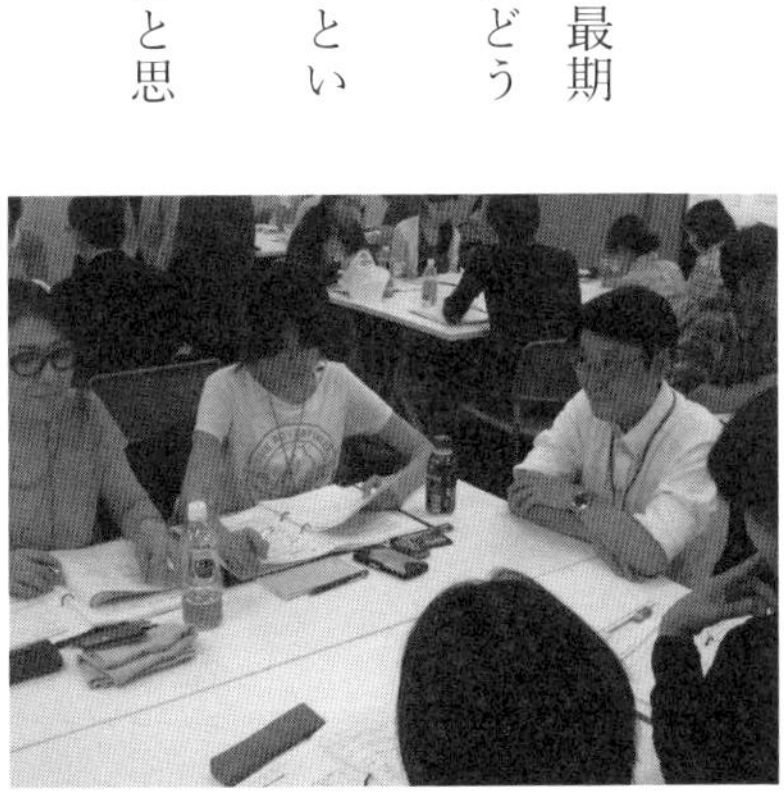

＊一般社団法人エンドオブライフ・ケア協会：人生の最終段階を迎えた患者や利用者らを精神面からサポートする医療・介護人材を養成するため、在宅の専門医らによって設立。

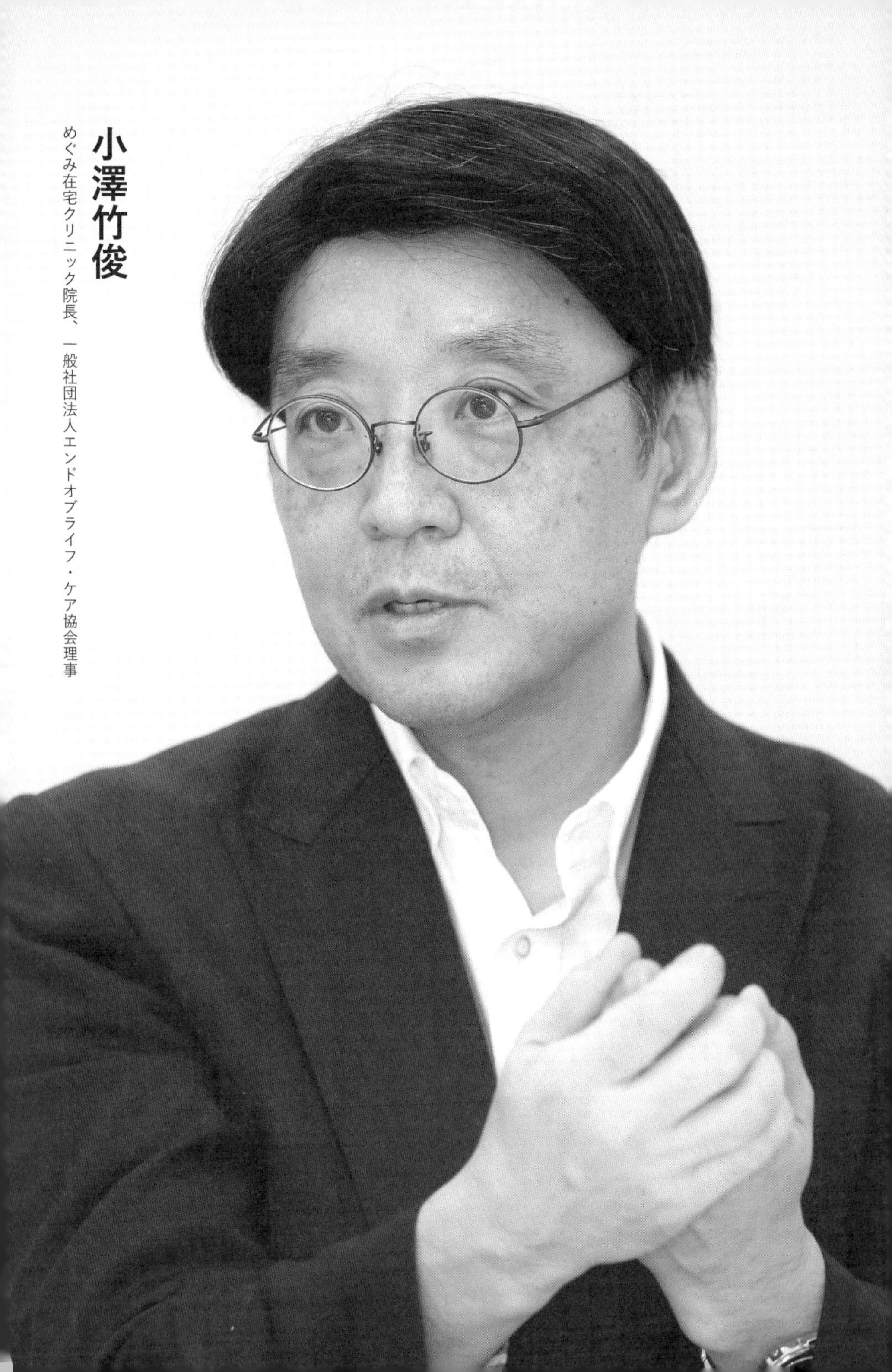

小澤竹俊

めぐみ在宅クリニック院長、一般社団法人エンドオブライフ・ケア協会理事

げた経験があります。ですので小澤先生のおっしゃることがすごくよく分かります。

そうしたなかで、患者の話をきちんと聞き、相手を理解しようとするのではなく、よき理解者と思ってもらえるようなあなたでいなさい、という小澤先生のメッセージは大きな救いになりました。当事者の本当の気持ちを理解する、というのは実際には非常に難しいですから。

さらに、スピリチュアルケアについて、例えば援助的コミュニケーションのアドバイスなどは、小澤先生が提唱されるモデル以前は具体的な方法論、内容がなかったですよね。その意味ですごく画期的だし、風穴をあけるひとつの大きな武器だと思っています。

小澤　最期の場面でできることは限られていますが、ひとつの共通の型を覚えれば、慢性期でも急性期でも、スピリチュアルペイン*があってもなくても、基本的なことはできます。

例え認知症でもがん末期でも、その型から出発すれば、基本的には援助の可能性を言葉に表現できるのではないかというのが、私の現場での実感です。

会話ができないからコミュニケーションができないと諦めない。その時に本人が望むであろうことを、その人の尊厳から引っ張ってくる方法が、現場では大事だと思います。その人が大事にしてきた生き方、どういうことをしてきたのか、だから今はこういうことを思い、私たちにメッセージを送っていると捉える。

そういったことができなければ、医師も苦しい。

今の状況で何ができるか、改善できることはする。しかし、改善できない苦しみ

スピリチュアルペイン：自己の存在と生きる意味、価値を見失うことから生じる苦痛。自分が自分でなくなる、役に立たなくなる、なぜ死なねばならないといった理不尽な思いから生まれる苦痛は、周囲の人にも真に理解することは難しく、周囲の家族や医療介護者の悲嘆、スピリチュアルペインにつながることもある。

は残る。そのなかで、キーワードは「誠実さ」「分かってくれる人がいること」「逃げないこと」。

逃げないために、関わる私たち自身が、できない自分たちの弱さを認めた上で、なお信頼できるチームになるからこそ、逃げないでいられる。そうであれば、経験的にはバーンアウトせず、どんな困難な状況でも誠実な対応はできると思います。

そうして患者の尊厳を取り戻せれば、病状を認めたくない本人も家族も、苦しみを抱えながらも、穏やかさを取り戻せる可能性があります。

患者主体で最善を探す

佐々木　岩本さんはＮＰＯ法人楽患ねっと*で長く患者の意思決定支援をされていますが、エンドオブライフ・ケアの現状をどのように見ていますか。

岩本　私自身はエンドオブライフ・ケアに関わる人材の育成というような大きな取り組みはしていませんが、緩和ケアは看護師が主体的に関われる場だと思っているので、人材の充足という意味では、看護師の底上げが非常に大事なことだと考えています。

私はもともと東大病院の緩和ケア病室にいて、そういう場に行けば、亡くなる方への支援を専門的に学べると思っていました。しかし、私自身はあまり得るものがなく、医療コーディネーターとしてフリーで活動するようになりました。

緩和ケア病室にいたのは２００３年頃のことなので今とはだいぶ違うと思います

＊ＮＰＯ法人楽患ねっと：患者さんの声を医療に生かし、「医療コーディネーターによる医療相談」「セカンドオピニオンガイド」「いのちの授業」「患者会検索」「病名別情報検索」など、患者中心の医療の実現を目指す活動を行う。

が、当時は患者が緩和ケアを受けるという思いを持たずに来られているケースがほとんどでした。

今もそういうケースは珍しくないですが、多くの人はいくら説明されても、自分が最期を迎えるということに目を向けることが難しいようですし、意識的に向き合うことを避けている部分もあるかもしれません。

そういう方たちと接していて、看護師としてその人に何ができるかを考えた時に、緩和ケアの部分だけではなく、もっと前の段階から自分が納得して治療を受けるということが大切だと気付き、医療コーディネーターとして独立して意思決定支援の活動を始めたのです。

在宅でのがんの終末期では医療依存度が高い人が多く、そういう患者の大半は体の限界と、治療のギャップを感じて、いつまで治療するのかというスピリチュアルペインを抱えています。

それを主治医には言えない。言うと治療を終わりにされてしまうので、悩んでいる。そういう患者に対して、私たちは治療から緩和へというところで関わります。

話を聞くと、体が辛いということが分かります。そこで、どういう考えなのか、主治医に言えないことがあるのか、治療を終える時にはどういう話を主治医とするかなどを話して、それから主治医に連絡を取り、そろそろ治療を終えたいということですと伝える。そして在宅医につなぎます。

小澤　患者が望まないことをしないためには、意思決定支援は大事なポイントだと思います。

とくに急性期の病院など、患者は希望しないけれど、医師が決めたことに対して、ノーと言えないなかで、患者の権利を守る上で、意思決定支援の役割はとても大きい。本人の最善を選ぶプロセスですよね。

岩本　そう思います。ただ、私が現場で感じるのは、意思決定に関わりたいという看護師は多いのですが、その後の行動力に欠けているということです。

みんな共感や傾聴が上手で、やる気もあるし、スキルもある。しかし、看護師が主体的に動くという意識が抜けていて、おおよそ患者の話を聞きました、寄り添いました、あとは主治医に聞いてください、というのが実状です。

もっと関わりたいと思っている看護師はたくさんいるけれども、日本人独特なのか分かりませんが、和を重んじるというか、主治医がトップにいて、治療法や療養場所などについて主治医の考えとは違うところに患者の思いがあった時に、自分はどちらの側に立てばいいのか分からないので、主治医と話し合ってくださいとなる。そこから先になかなか行けない。

実際に、主治医によっては、「治療中は末期ではない」ということで指示書を書いてくださらないとか、「最期は病院だと決まっています」とか、がん以外の場合はいろいろな病気を抱えていて複雑なので、「在宅療養はできない」などと言われてしまうこともあるため、やむを得ないところもあるのですが（笑）。

佐々木　高齢者はみな複雑ですよね（笑）。

岩本　ええ（笑）。意思決定を支援したいと思っている看護師はみな、素地はいいので、そこが一段底上げされるともっと良くなるはずです。

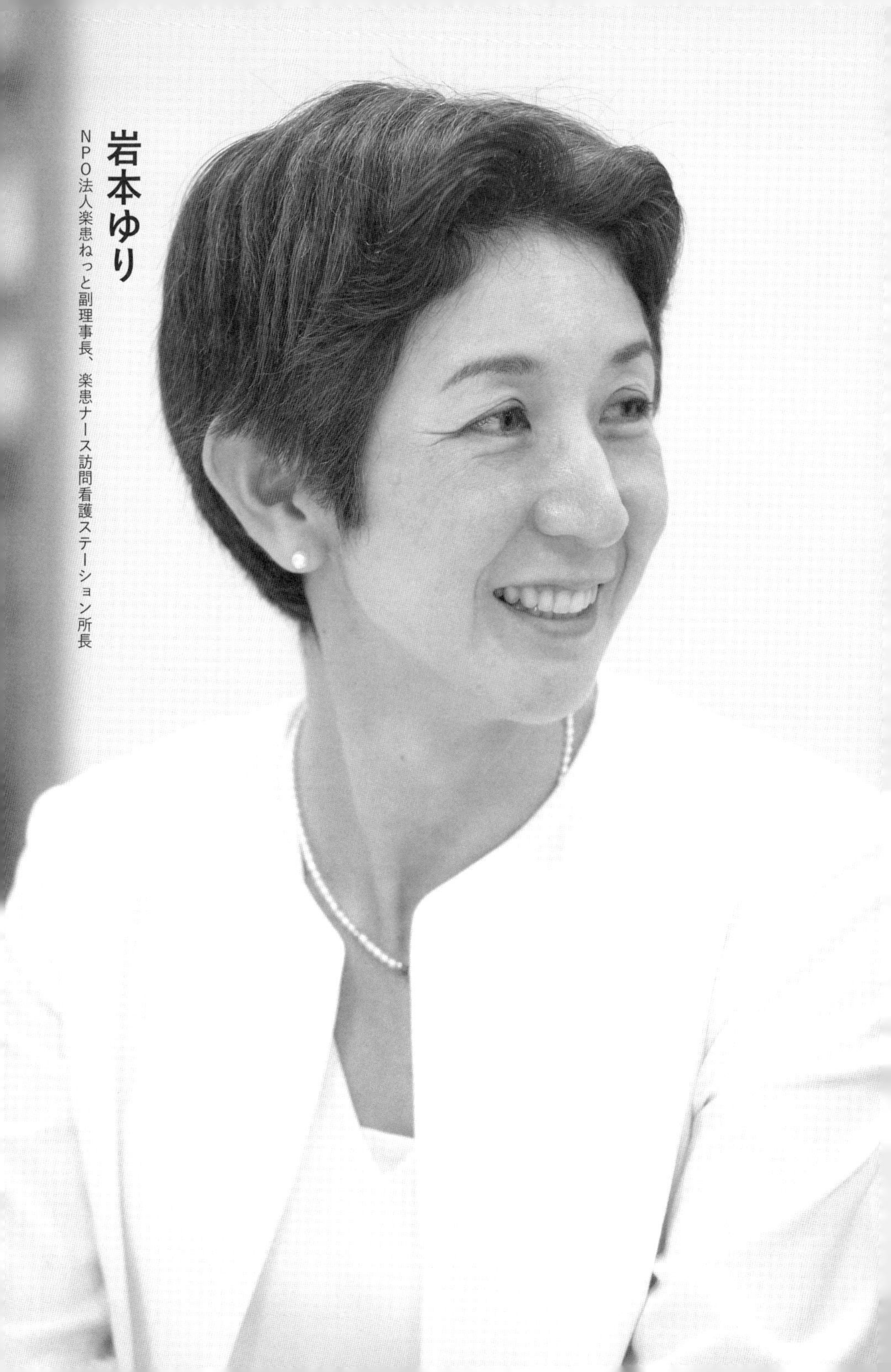

岩本ゆり

NPO法人楽患ねっと副理事長、楽患ナース訪問看護ステーション所長

ですからエンドオブライフ・ケアに関わるという意味で、患者の気持ちに向き合って、決めたことを実現していくサポートをする人材として、看護師の底上げをしていきたいと思っています。

佐々木　在宅患者には看取りを前提に、納得して在宅に帰って来る人と、そうではない人がいます。

前者の場合は主体的に医療に関わり、準備をしてきているので、ある程度は納得している。そういう患者は最期も穏やかに受け入れられる人が多いようです。

一方で退院前に初めて自分の状態を知らされる患者もいる。治るつもりで苦しい治療を続けてきたのに、もう時間がないと。病院ではやることがないので、在宅医を紹介しますと手を離され、ショックを受ける。都内のがん診療拠点病院でもそういうことはあります。

そうした思いのギャップを小さくした方が、在宅での看取りを支える側の私たちもトータルの力を発揮できる。

岩本さんが言われたように、早い段階でそういうケアができる人たちを増やしていくことが重要だと思います。岩本さんの取り組みは貴重です。

岩本　最期まで治療を求める人というのは、在宅で受け入れる側からすると、頑張ってきたけれどダメだったというギャップが大きくて、死にたくないという思いが強く、スピリチュアルペインがあって亡くなられます。

その時は私たちも辛い気持ちになる。けれど本人が主体的に選んで積極的な治療を受けた結果か、あるいは誰かの意見に従って、本当のことを知らないままに治療を行ってきた上でのギャップか、そこで、そばにいる人間としては辛さが違ってきます。

主体的に積極的な治療して、それでもダメで、でも死にたくないという思いで死んでいくのは、それはその人の生き方であり、死に方なのだと思います。そうではなく、言われるがままに治療を続けてきて、やめる選択肢を与えられないなかで悪くなって亡くなる方は、それまでに誰か話をしてくれる人がいなかったのか、本当のことを言ってくれなかったのかと、辛さを感じるんですね。

ただし、最期まで積極的に治療をすることが悪いとは思いません。主体性の問題だと思います。

佐々木　何が正しいのかは、それぞれの立場、視点で違ってきます。本人にとって正しいことは何かが分からなくても、みんなで本人の尊厳を中心に考えていくプロセスが大事なことかもしれないですし、結果、何を選んだかではなく、どうなったかでもなく、そのプロセスが大事なのではないかと思います。

小澤　患者自身、一人では決められないので、みんなで悩みながら本人の最善を探すことが大事になりますね。

岩本　小澤先生にお聞きしたいのですが、先ほど看取りに苦手意識を持つ人が多いというお話でしたが、私は亡くなる人のそばにいるのは苦ではないんですが、そういう人もいますよね。

小澤　います。しかし、ごく例外的です。私たちは一般的ではない（笑）。

岩本　そうなんですね（笑）。メメントモリ*という言葉もありますが、〞人は亡くな

*メメントモリ：「死を想え」「自分がいつか必ず死ぬことを忘れるな」といった意味のラテン語の警句

る〟ということがもっと一般的になれば、死ぬ人のそばにいることがもう少し普通になるのかなと思っています。

家族の中で亡くなることを話題にできないとか、患者は自宅で死にたいと言っているけれど、家族に言えないという相談が少なくありません。

佐々木　文化を変えるということで言うと、今は病院で死ぬのが当たり前になっていて、家で誰かが死ぬのを目の当たりにした経験が圧倒的に少ないので、イメージできないということがありますよね。

亡くなる人のそばにいるのが怖い、辛いという感覚を持っている人は多いので、これから多くの人に看取りに関わってもらうようにする時に、そういう状況にあるということを理解しておくことが大事になりますね。

岩本　あとは家で死ぬことはいいことなのかどうかとよく問われます。救急車を呼ばないと悪い家族なのではないかと。

佐々木　病院に連れて行かないということで、本当にいいのかと。

小澤　そう考える地域が一部にあるのは確かですね。だとすれば、あらためて救急搬送が本当に良いものなのか、医療の現場からきちんと発信していかなければいけません。

私たちの協会では一般の人への啓発まではまだ至っていませんが、外部とも協力して発信していかなければいけないと思います。

介護職への期待

小澤　エンドオブライフ・ケアでは、医師にしかできないことは別として、医療職に限らず介護職も関わらないといけないと思います。看取りに関わる介護の人材をいかに育てるかが、今後の大きなトライアルです。

住み慣れた施設で最期まで過ごしたいと願う人に、関わりたいと思っている介護者はいます。ただ、法律も含めていろいろな問題があり、結局、最期は病院に搬送する。病院に行きたい人は別ですが、そうでない人は自宅、施設での看取りを応援していきたい。

佐々木　看取り期に近付くと、医療の与える影響は相対的に小さくなります。緩和医療は大事だと思いますが、薬の数も減り、ケアを中心として支えることになる。そういう認識を医療も介護も持たなければいけないという気がしています。

するとケアをする人たち、つまり介護職の役割が大きくなっていくという認識になってくることを期待します。最期に近くになればなるほど、何かあれば医師ではなく、介護職の人が話を聞いてあげることなどが大切になるでしょうか。

小澤　問題は、患者の状態が悪くなった時です。元気な時はいいんです。介護職も関わってうれしいと思う。しかし、食事がとれなくなった時に、食べさせる責務がある私が役に立たない、だから関わるのがいやだという気持ちになる。そこで私は、援助とは何かを分かりやすく言葉にしてみたいのです。

そうしないと医師、看護師のエキスパートしか関われなくなります。入浴や口腔ケアなど、その人が喜ぶ、穏やかになることがあれば、介護職も援助することができる。その人をずっと見てきた介護職が、仮に言葉も話せなくなっても、その人の大切なことを知っていて語りかければ、相手は答えなくても尊厳を守ることができる。キーワードは援助を言葉にすることです。

介護職も看取りに関わる自信が持てるよう、シンプルに援助の本質を提示する。それくらいのインパクトがないと、２０２５年問題には対応できません。

岩本　私が現場で感じるのは、主体が自分になっている人が多いのではないかということです。

看護師にもそういう人がいます。何かしてあげたいと思っているが、本当に本人はそれを望んでいるのか、肝心な視点が欠けている。のめり込んでしまうタイプに多いかもしれませんね。

患者本人がどうしたいのかをよく考えて関わるという視点は、ブレてはいけない。どんなことをしたら喜ぶのか、どんなことをして欲しいのかを確認する。

仮に食べられなくても飲めなくても、辛いのはあなたであって、本人は辛いかどうか分からない。主体者を考えることを忘れてはいけないということです。

本人は意外に辛くないんですよね。看護も、介護も本人がどうしたいかをサポートするのが役割で、そこがブレなければそれでいいのではないかというのが、私の考えです。

小澤　それは看護師の場合ですよね。介護職は食事を食べさせることにプロ意識を持っている。だから食べられなくなることに非常に不安感を持ち、自分の役割を失うというような喪失感を持つのです。

また、人生の最終段階にどのような段階を経るか、例えば自然に食を絶っていく経過などについて教育もまだ十分ではありません。その点、看護師との違いを理解する必要もあります。病院でほとんどの人が亡くなる時代が続いて、経験値も低いのです。

岩本　そうなんですね。私たちは最期のところで関わるので、あまり介護職と一緒になることがないため、そうしたことはよく分かっていませんでした。

小澤　食べることができる人、話ができる人に声をかけることはできます。しかし、それができなくなると、辛くなる、苦しくなるんです。どうやって声をかけていいか分からない。それが一般的な、多くの介護職の気持ちだと思います。

看護師も、多くは励ましたり、頑張ってと、そういう言葉しかかけられないかもしれません。良い話、楽しい話はできる。でも、自分はなぜこういう目にあったのか、もっと生きていたい、子どもと一緒にいたい、孫の顔を見ていたい、あなたに私の気持ちが分かるはずがないと言われた時に、どう話し続けるか。看護師にも苦手意識がある人も少なくないと思います。

岩本　それで傾聴と共感にとどまってしまうのですね。

小澤　そう思います。聞くことはできても、反復するだけでは関係性は下がっていく。上げるためには相当の訓練をしないと難しい。

岩本　そこは学ばないといけませんね。

小澤　そうですね。

岩本　今のお話で、介護職が食べさせられない時の苦しみ、自分たちの根幹を揺るがすようなことだと初めて知りました。

看護と介護、お互いに分かっていないことがたくさんありますね。

今後、看護の領域から介護の領域へと仕事が少しずつ移っていくと思われますが、介護職と一緒に仕事をしていく上で、そういうことを理解しておくことは非常に大事なことですね。

佐々木　介護の現場でも、病状の経過の見通しを共有できていれば、だんだん食べられなくなると聞いていたので、そうなってきたねと、状況を客観的に捉えながら、口腔ケアだけをしましょうと上手にやる人たちもいます。食については現場の意識は急速に変わってきているのも確かです。

２０２５年へ、明らかな課題

佐々木　これまでは緩和ケアにおいて穏やかな最期を看取るというと、才能を持った一部の人の仕事みたいに思われていました。エンドオブライフ・ケアの人材不足を補うためには、ケアを普遍化していくというか、モデル化していくことが大事なことだと再認識しました。エンドオブライフ・ケア協会ができて、実際に人材育成が始まっている。問題はペースですね。

小澤　エンドオブライフ・ケア援助者養成基礎講座の受講者が今、約１０００人いますが、もっと人材を増やさなければいけません。そこで本来は2日間の研修を短縮した、半日のパッケージを新たにつくりました。約3時間でスピリチュアルケアの基本が学べるものです。

養成基礎講座を受講した人で、半日コースをファシリテートできる人たちを養成し、各地域で、とくに介護職が援助を言葉にする作法を学べるようにします。

エンドオブライフ・ケアはチームケアで、自分の役割を認識すること、互いの職種をリスペクトしながら、いいチームを組むことが肝心です。

患者が穏やかになれる理由を探してプランニングまで落とし込む。それを誰がやるのか。家族と介護職、医療、自分たちが得意な分野を分担する。不得意なところは誰かにお願いする。そんな新しいプログラムを2016年の秋にスタートします。

佐々木　エンドオブライフ・ケアを充実させていこうと思うと、患者や家族への働きかけも重要になります。看取り経験のある家族は、すんなり受け入れられる。経験者の経験を社会還元していくことも、大切ですね。

介護職もそうですね。看取りの経験がなかったあるグループホームで、お一人を看取った。苦しみもなく穏やかで、家族にもすごく喜ばれた。その経験で介護職としてやりがいを感じたということになると、変な言い方ですが、それは成功体験になります。それを積み重ねていく。

小澤　そのためにも看取りに携わる1年目は丁寧に関わることが大切です。それが辛い体験だと、次に続かない。1年目こそ万難を排して丁寧に診る。そして経験を積む。

いずれにせよ、2025年まで本当に時間がありません。このままでは国民が悲惨な最期を迎えてしまうかもしれない。このまま何もしなかったら、最終的に困るのは国民です。そのことを社会に訴えていかなければいけません。待っていても社会は変わりません。

批判は簡単ですが、それでは前に進まない。できる範囲で取り組んでいくしかない。人材不足に対応するために、きちんと戦略を練り、一人でも仲間を増やしていく。医療職だけでなく、介護、地域のいろんな人たちも含めて、それぞれの強み、弱みを認め合って、協力していく。どっちが上とか下とか、言っている場合ではありません。

在宅で最期を過ごす阻害要因は、人材以外にもいろいろあります。先ほどの救急搬送の問題などもそうです。それぞれの得意分野と不得意分野があるので、各団体がコラボレーションしながら英知を尽くしていく必要があります。

ただ、人材を増やせばいいということではありません。社会によさそうなことをするのではなく、本気で社会を変える気持ちを持って取り組まなければと、常に自分に問いかけています。

対談を終えて

答えのない問い、そして当事者でなければ分からない思い。この「スピリチュアルペイン」とどう向き合うのか、人生の最終段階の支援に関わる私たちにとっても避けて通れない難しい課題です。私も、沈黙に耐え切れずにそっと逃げ出したり、何かを一生懸命説明することでごまかしたりした記憶があります。

しかし最大40万人発生するかもしれないと言われる「看取り難民」。そして増加しているがんによる死亡者。これに対応することができる体制づくりは喫緊の課題です。

小澤竹俊先生との出会いは、三井記念病院でのご講演でした。先生は講演で、コミュニケーションそのものが援助になり得ること、そして援助のあり方を分かりやすく言葉にして説明してくださいました。

たとえ本人の気持ちが分からなくても、その人の気持ちを分かろうとしていることが伝わることが、その人にとって救いになるのだ。先生の言葉は、私にとっても大きな救いとなりました。

小澤先生が展開されている人生の最終段階を支える人材育成の活動は、安心して最期まで生きられる社会づくりのためのひとつの基盤整備事業と言っても過言ではありません。医師のみならず、医療介護の多職種、そして地域の住民が、地域での看取りを実践し、そして「看取り」を文化として再興していくことが必要だと改めて感じました。

岩本ゆりさんは、同じフィールドで仕事をしている仲間でもありますが、彼女は訪問看護のみならず、意思決定支援をテーマに活動を展開されています。意思決定支援についても、スピリチュアルケア同様、苦手意識を持っている人が多いですが、これをフレームワークで理解することで、患者の本当のニーズを引き出し、本当に必要な支援が何かを明らかにしていくことができるようになります。

「看取れる地域」とは「納得して最期まで生きられる地域」。

「社会に良さそうなことをするのではなく、本気で社会を変える気持ちを持って取り組むことが大切」。対談の最後に、小澤先生が話した言葉です。

私たちも在宅医療者として、一人ひとりが、それを支えることができる力を身に着けるとともに、圧倒的に不足する人材を育成していくことに本気で関わっていかなければならないと思いました。

第三章

地域と社会の明日を創る

患者と家族の利害は対立する。

「年寄りの面倒は家族が見なければ」という意識はいまだに根強いが、家族による介護は、逆に高齢者の尊厳や自立を侵害する危険もある。これまでは在宅介護＝家族介護であったが、介護保険制度により完全な分離も可能になっている。医療介護専門職も国民も、制度リテラシーを高め、社会保障制度をしっかりと使いこなそう。そして高齢者も家族も、誰もが自立して幸福を追求できる社会を目指そう。

8

上野千鶴子

WAN（認定NPO法人ウィメンズ アクション ネットワーク）理事長、
立命館大学特別招聘教授、東京大学名誉教授

川口有美子

NPO法人ALS／MNDサポートセンターさくら会副理事長、事務局長

下河原忠道

株式会社シルバーウッド代表取締役

これからの在宅介護と家族のカタチ

在宅医療や在宅ケアを取り巻く環境は変化を遂げ、携わる専門職はどのように対応していけばいいのか。あるいは、在宅医療・介護で避けて通れない「家族」とのコミュニケーションは？　本座談会では、高齢者介護問題の第一人者として知られる上野千鶴子氏、筋萎縮性側索硬化症など運動ニューロン疾患の患者支援に取り組む川口有美子氏、高齢者の住まいで独自サービスを展開する下河原忠道氏を招き、それぞれの視点で「医療介護と家族」について語っていただいた。

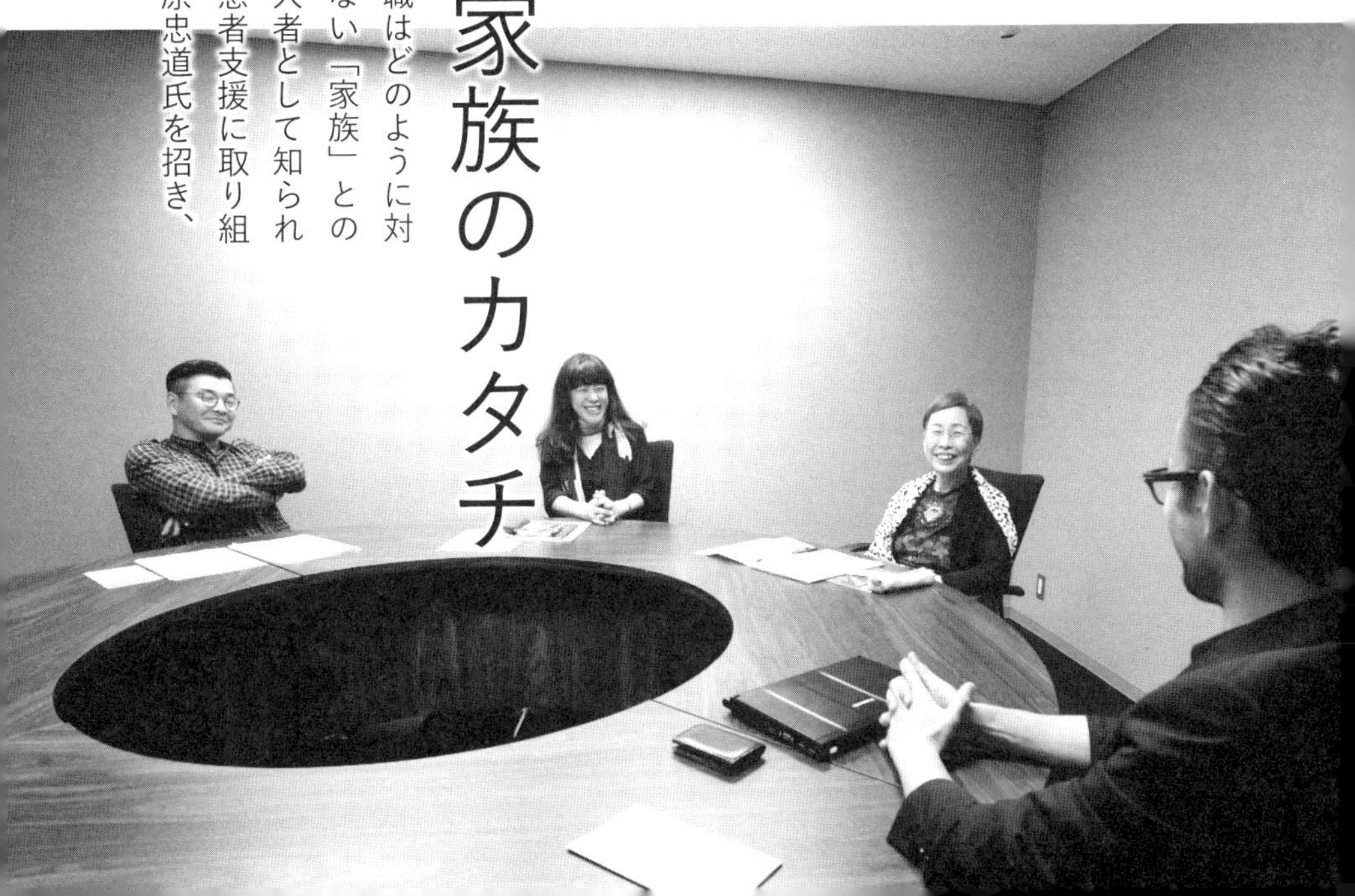

家族は必ずしも本人の味方ではない

佐々木　私たちが在宅医療への取り組みを始めて10年が経ちました。その間、特に在宅ケアを取り巻く状況は大きく変化してきました。この座談会では「家族」をキーワードとして考えたいと思います。

住み慣れた自宅で最期を迎えたいという人は多いのですが、実際は在宅で最期まで暮らし続けられる人は圧倒的に少ないのが現状です。核家族化、老老介護、独居という問題もあり、一人で置いておけないということで施設に入る方が多く見られます。

ところが、自分の希望で施設に入っている人はほとんどいません。大部分は家族の希望、介護力不足、ケアマネジャーの安心感といった理由から施設入居者が増えています。

しかし、施設に入居しても、居室の多くは個室で、結局は独居と同じです。施設で受けられるケアの内容についても、訪問系のサービスでカバーできるようなものも少なくありません。実際、在宅患者さんの中には独居でも最期まで自宅で過ごせる人も少なくはありません。

しかし、最期まで家にいたいと思っていても、家族がダメと言えばいられない。私は在宅医療の現場で人生の最終段階にある患者と関わることが多いのですが、本人は最期までとことん治療を受けたいと思っていても、家族は「看取りで構いません」と、そうなると具合が悪くなっても救急車を呼んでもらえない、といったこともあるようです。必ずしも家族は本人の味方とは限らないのですね。

そもそも、家族を代理意思決定者とする法的な根拠はありません。家族は本人に一番近いはずだから、「あなたなら本人がこんなときどう思うか、わかるんじゃない？」というニュアンスで聞いているだけです。あるいは、本人に意思決定能力があったとしても、家族の意向が優先される傾向が日本にはあります。

施設は誰のためにあるのか？このような現状を考えると、本人のため、というよりは、地域社会で見切れなくなったから入ってもらう場所、そういった役割になっています。これから高齢者が増えていき、誰もが自分らしく最期まで生きたいと願うなかで、家族との関係はどうあるべきなのでしょうか。そういう状況に、医療・介護職は家族とどう関わっていけばいいのでしょうか。

みなさんとの対談を通じて、最期まで自分らしく生きていくために家族との関係はどうあるべきか、家族の位置付けを考えたい。また、在宅ケアのサービスの充実、在宅医療の役割とは何か。下河原さんはサービス付き高齢者向け住宅*を経営されていますが、住まいの選択肢が地域にある意義など、みなさんのご意見をうかがいたいです。

川口　私も、毎日のように家族間の問題に奔走していて、本人と家族の意思の違いに悩むことが多々あります。

佐々木　私が診ているある患者さんの場合、認知症が進行するなか、奥さんは一生懸命ケアをしていますが、いよいよ介護が大変になり、自宅で最期まで介護できる

サービス付き高齢者向け住宅：国土交通省並びに厚生労働省が所管する「高齢者の居住の安定確保に関する法律」に基づきバリアフリー構造等を有し、医療介護と連携し高齢者を支援するサービスを提供する住宅。都道府県知事が策定する「高齢者居住安定確保計画」基準を満たし、登録する必要がある

か悩んでいます。文句も言わずに淡々とケアをしていますが、ご主人はB型肝炎があるのにお酒をやめられず、寝られないから睡眠薬を飲むものの、夜中に目が覚めて暴れてしまう。そろそろ限界点が近付いてきていて、ご相談に預かりました。ちなみにご主人は、これまでだいぶ奔放だったようで、奥さんは長年苦労されてきたようです。

上野　奥さんはリベンジモードに入っておられないのですか？

佐々木　普通ならそれでおかしくありませんが、淡々と。その心境ってどうなのでしょう。

上野　もう、好きにやってもらえばいい、どんどん飲んで寿命を縮めてもらいましょうよ（笑）。

川口　妻としてのプライドもあると思います。

佐々木　どれだけ苦労させられても家族のために働いてきたこともあり、最期は自分でという家族もいるのだと推測しています。ただ、私は奥さんのように強くはなれませんが。

上野　「意地介護」という場合もあるかもしれません。

川口　昨日、病院のカンファレンスで、これ以上のケアはできないとお断りしたところです。

妻がALSで夫がケアをしている家庭ですが、まったくヘルパーを信用していなくて、監視カメラを設置する程。本人に病気やケアについて知らせようとしても、夫は「怖がるからダメだ」と止めるのです。しかし、それでは自身で病気に向かい合うことができません。何も知らされない不安が大きく、逆効果なのに、とにかく夫が誰も信用していない。ヘルパーはそれをストレスに感じていたわけです。

そして、当初は気管切開はしないと言っていましたが一転、切開して呼吸器をつけ、胃ろうもすると決断したのです。

これに動揺したのがヘルパーで、難しい環境だけれど最期までは頑張ろうと思っていた、その目標がなくなってしまい、本人に会えば口では「呼吸器をつける気になって良かった」と言うけど、声に張りはなく作り笑い。それ程に夫や、本人からもきつく当たられていたということです。

上野　百戦錬磨で鍛え上げられたヘルパーがそうなるなんて、余程の相手だったんですね。

川口　詳しく話を聞くと、「プロとしては続けないといけないと思うし、命が続くことは良かったと思うけれど、信頼関係ができていないから続けられない」と。患者さんから信頼されていないと、ヘルパーたちも信用できないのです。そこまで言うのなら、その地域には他の事業者もいるので、我々としては撤退を決断しました。

佐々木　悠翔会は基本的に診療依頼はお断りしないスタンスで仕事をしてますが、稀に撤退するケースもあります。難しい感染症で、意識障害で意思疎通は不可能。経鼻栄養で、完全に寝たきりの患者さんでした。通常は発症してから2年程度で亡くなることの多い病気ですが、介護職が、24時間張り付いて吸引、こまめに経管栄養の微調整や細やかな体位交換など細心のケアをしてきたこともあって、長く頑張っておられたのです。しかし嚥下機能は完全に廃絶し、頻繁に吸引しないとすぐに誤嚥性肺炎を起こすようになり、ヘルパーは24時間、訪問看護も1日に1回入るようになりました。

厳しい状況を迎えていたわけですが、在宅ケアチームを悩ませていたのが看護師でもある娘さん。大変、お母さん思いで、在宅ケアチームのメンバーは誰もが彼女の力になりたいと思いながらケアをしているのですが、ケアチームに非常に細かい指示を出し、トラブルが起こると、ケアを担当していたスタッフ個人の責任を追及します。

例えば誤嚥性肺炎が起こると、それはヘルパーの吸引操作のせいだ、とか。病状の経過で避けられないことだと説明しても、誰かのせいにするので、どんどん事業所は撤退、ケアマネジャーさんも次を探すのが大変。看取りの支援、急変時の対応などをどうするのか話をしようとすると、話題をそらせてしまう。そんなことが続き、療養支援を継続していくことを断念しました。

川口　家族がいるとケアがしにくいというのは、よくある話です。

上野　私は10年以上にわたって、「在宅死するための条件って何ですか?」という問いを現場の実践者たちに投げ続けてきました。

10年前は「家族と同居が必須条件、独居はレアケースか、ハードルが高い」と言われていたのに、ここ数年で急速に「外野のノイズが少ない程やりやすい」という答えに変わってきました。この変化は予想以上に急速でした。

川口　介護保険ができて、さまざまサービスが、制度で選択できるようになったことは大きいでしょう。行政措置による介護サービスだった頃は、患者家族はヘルパーさんには「ありがたい」と思っていました。ところが介護保険になり「ご利用者様」になった途端、家族を含めて文句を言いたい放題になってしまった……。

上野　もちろん、在宅看取りができる条件は、介護保険が前提です。介護保険がない時代には考えられませんでしたから。いい時代になったということでしょう。保険の使い勝手は3年の改定ごとに悪くなっていますけどね。いずれにしても、介護保険はそこそこのレベルで、9兆円市場をつくったことで事業者と人材が育ちました。医療と介護の連携も進み、厚生労働省が在宅誘導に切り替えていることもあって現場の経験値も上がった。

佐々木　それは実感としてあります。使い勝手の悪い部分はありますけれど、介護保険があるから、独居で寝たきりでも「最期まで家にいたい」と言えば可能です。

高齢者の〝集住〟は誰のため？

上野　そうですね。ただし、今のところ調査をすると在宅死には介護保険だけでは難しく、プラスアルファの自己負担が必要。

そこで、下河原さんには申し訳ないけど、私は施設もサービス付き高齢者向け住宅もいらない、「あれは過渡期の産物だった」「そんな時代もあった」となればいいなあと思っています。

下河原　私も運営をしながら、そうなればいいと思っている部分はありますが、現状では家族でケアし切れないこともあり、ニーズがあることも確かです。

上野　家に一人で置いておいても問題がなければ、いいんじゃないですか。

川口　下河原さんが経営している「銀木犀《ぎんもくせい》」は入居している高齢者にとっての「お家」になっていますよ。

上野　みなさん、サービス付き高齢者向け住宅は〝住宅〟だと言います。「施設ではない」と。ですが、住宅余り現象の昨今、それすら必要ないのでは。

下河原　おっしゃる通りです。住宅がこれだけ余っているのに、新築でサービス付き高齢者向け住宅を建てるのはナンセンスだと感じているところはあります。

上野　首都圏は不足しているかもしれませんが、日本で人口当たりサービス付き高齢者向け住宅が多いのは札幌。すでに余っていて、空きが出ています。民間の事業ですから淘汰されればいいと思っていますが。

政治家は、これからまだ施設を作ろうと言っていますけど、これも見当違い。この前の相模原の事件で本当にびっくりしたのは、重心施設の前身は結核患者用の施設だったということ。結核患者の数が減り病棟が空いたところ、施設と職員を維持するという組織保存のために障害者施設に転換したそうです。同じことは精神科病棟でも起きていて、精神病患者を地域にどんどん出す一方で、職員と施設、事業を守らなければならない。なら、いつか「老人狩り」が始まるのではと危惧してしまいます。

佐々木　特定施設にいた患者が特別養護老人ホーム*に行くとか、老人の取引はすでに始まっていています。また、在宅ケアを受けていた患者が、入院をする。退院時にそのまま系列の老健に移動し、そこから特養やグループホームに、そしてまた病

*特別養護老人ホーム：社会福祉法人や地方公共団体が運営する公的な介護施設。介護保険法では介護老人福祉施設とされ、病気や障害などによって寝たきり状態など重度の介護を必要とし、在宅での生活が困難とされた高齢者が、公的な介護サービスとして少ない費用負担で長期入所できる。

院に入院し…というような、関連法人の施設を転々としながらアリジゴクのような状態で在宅に帰ってこられなくなる高齢者も少なくありません。

上野　特別養護老人ホームは何百人待ちなどというニュースばかり報道されるけれど、地域によっては空きが出ています。施設はいったん作るとやめられません。

下河原　足立区にはサービス付き高齢者向け住宅が38棟もあります。ありがたいことに、我々が運営するサービス付き高齢者向け住宅は満室ですが、他の半分以上は埋まっていません。

上野　なら、下河原さんのやってらっしゃるサービス付き高齢者向け住宅が、他のサービス付高齢者向け住宅と差別化される付加価値って何でしょうか？

下河原　模索しながらやっていますが、大きいのは、死に対する考えです。* 老衰というか、死を医療の対象として、臨床的な問題のひとつとして扱うのが近代ですが、そうではなく、老いていくのに医療も大事だけど、人生が豊かであるかが何より大事。最期に救急車を呼んで人任せにしないといったことも、入居の段階で明確にしています。先日はそういった点を選択理由に愛知県からご夫婦で移り住むといったケースもありました。

上野　そういったことは当たり前で、本来は付加価値にならないでしょう。けれど他のサービス付き高齢者向け住宅と比べて入居者が、それを付加価値と考えて選択しているということですね。

下河原　そうですね。

上野　しかし、看取りまでやるとしたら、それは施設じゃないですか。

*サービス付き高齢者向け住宅での看取り：銀木犀の看取り率。高齢者住まい（有料老人ホーム、サービス付き高齢者向け住宅等）における全国平均の看取り率が20％程度の中、銀木犀における76％の看取り率は高い数字だ。在宅療養支援診療所を含む地域の他職種連携が円滑に行われた結果であり、看護師が常駐していないサ高住でも十分に看取りが行える希望の結果といえる。

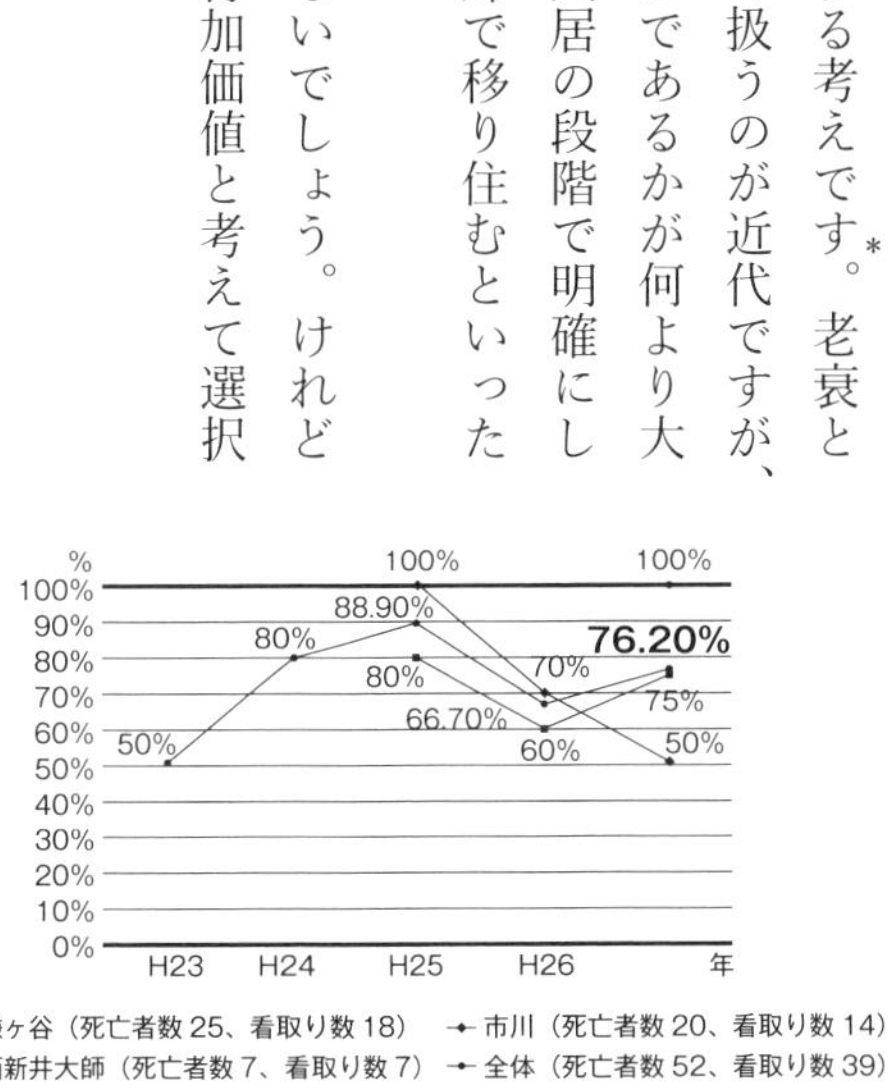

平成 27 年度末　時点

下河原　というよりも、最終的に目指しているのは、みなさんが自分の意志でそこに住み続けられるという場所であることです。

上野　サービス付き高齢者向け住宅はどこでもそう考えています。ですが、他に入居者が集まらないのに下河原さんのサービス付き高齢者向け住宅が満室なのは、何か付加価値や差別化があるからでは？

下河原　他と違って、我々のサービス付き高齢者向け住宅では管理もしないし、玄関にカギもしません。その点も選択理由になっていると思います。

上野　管理しないと言いながら、看取りまで責任を持つって、矛盾していませんか？

下河原　看取りをしていると言っていますが、実際に頑張っているのは本人やご家族です。施設では住み慣れた部屋で最期まで自分の力を出し切って亡くなるケースは少なく、それは最終的に施設が自分たちで責任を取りたくないと、救急車を呼ぶからです。

上野　施設じゃなくってサービス付き高齢者向け住宅の話でしょう？　住宅なら救急車を呼ぶのは家族でしょう。

川口　横から失礼しますが、下河原さんのサービス付き高齢者向け住宅って、すごく自立支援をしています。単に住宅を建て、部屋に住んでプライバシーがあるからいいだろうっていうのとは違っていて、それぞれの人生を大事にしていて閉じ込めておかない。イベントも頻繁に行っていますし。

下河原　例えば、東北大学の川島先生から学術指導をいただき、即時フィードバッ

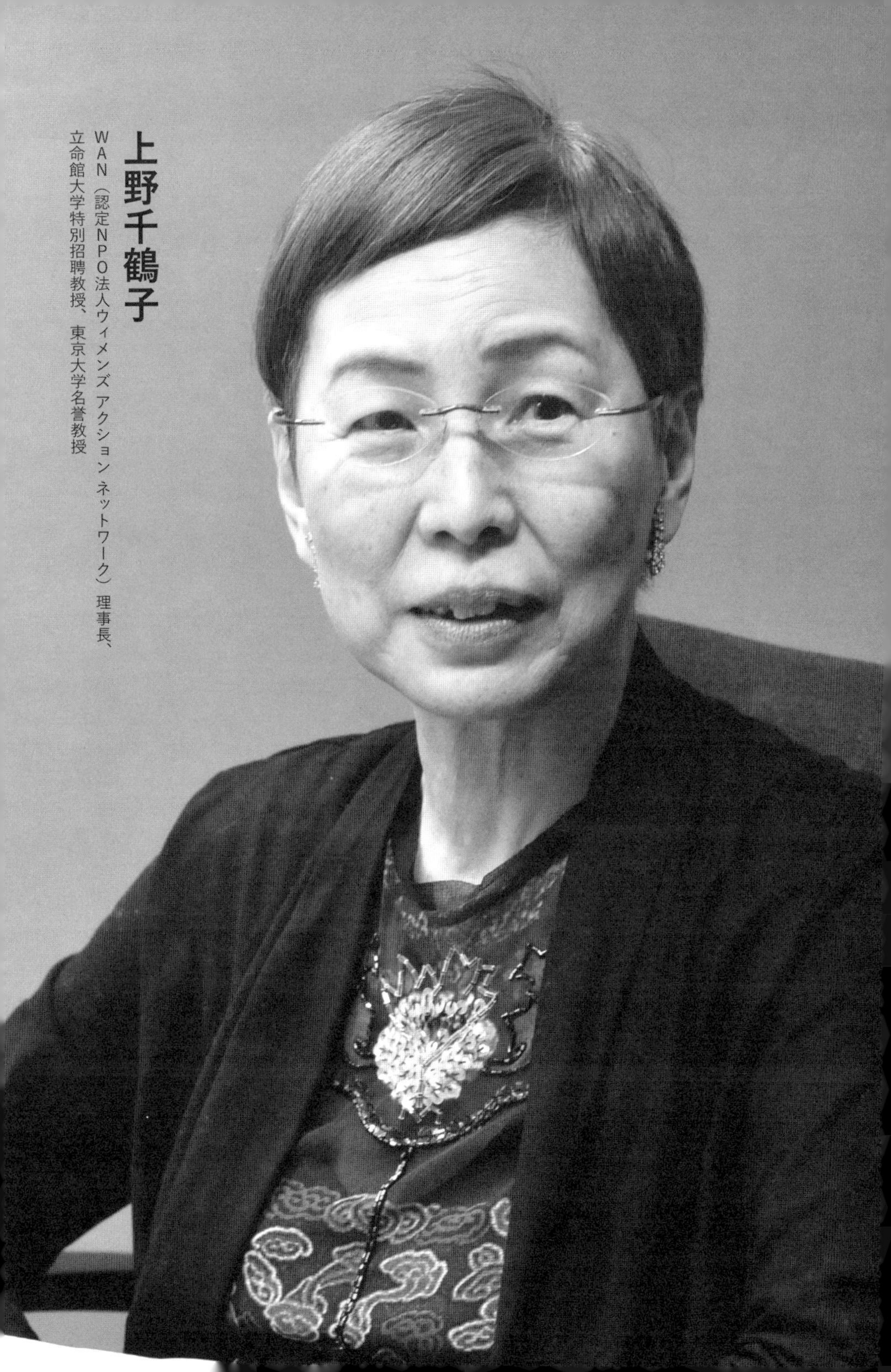

上野千鶴子

WAN（認定NPO法人ウィメンズアクションネットワーク）理事長、
立命館大学特別招聘教授、東京大学名誉教授

クとか、教育学で用いられているプログラムで、ドラムサークル*があります。お祭りなども。

上野　そういった活動をやっているサービス付き高齢者向け住宅や有料老人ホームは珍しくはないように思うけれど。

佐々木　下河原さんのサービス付き高齢者向け住宅には私も診療に入っていたことがあります。一言でいうと、住宅として魅力があり、居心地がいい空間。高齢の方が入っている、施設やサービス付き高齢者向け住宅は、用事があるとき部屋から出てきてもらう感じですが、出てきたくなる空間づくりが用意されていると感じます。

また、地域に対してオープンで、入居者が輪番で店番をする駄菓子屋があり、そこには近所の子どもたちがやってきて、コミュニティとして機能しています。

下河原　一人暮らしで、構わないでくれという人もいますが、自室から出ればいろいろな人と関わりができる環境は大事だと考えています。

川口　私から見てもオープンで、個人的にはサービス付き高齢者向け住宅は好きじゃないけれど、銀木犀は好き。

いつか自分も入ってもいいかなあと思っています（笑）。

上野　私の調査の欠陥は、平均以上の施設や事業しか知らず、平均以下を知らないということです（笑）。そこで、サービス付き高齢者向け住宅もたくさん見てきましたが、下河原さんのようなサービス付き高齢者向け住宅は珍しくありません。

それに、もっと根本的な疑問があります。都市型の場合、イベントやコミュニケーションについては在来の都市資源が山のようにあるのに、なぜ仕掛けや場所を、

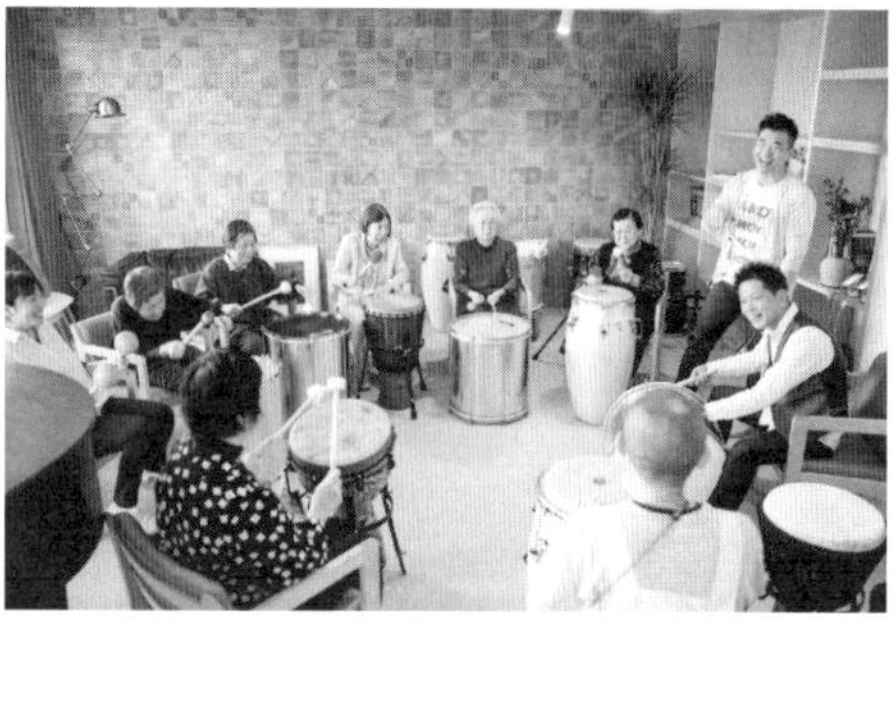

ドラムサークル：東北大学加齢医学研究所川島隆太教授から学術指導を受けたプログラム。即時フィードバックという教育学に用いられるメソッドを導入し、全頭全野の脳血流の活性化を行える新しいコミュニケーションプログラム。

施設完結で作ってしまうのか。都市資源に埋め込まれた自宅があり、太鼓を習いたいならサークルが、泳ぎたいならスポーツクラブなど行くところがあるのに、です。
そもそも、なぜ高齢者が集住しないといけないのか。積極的な理由が理解できないのです。

下河原 おっしゃる通りだと思います。

上野 結局、安心の裏側には不安があり、保険や施設は不安産業、それも家族の不安でしょうか。その時にサービス付き高齢者向け住宅は施設不足を補完するためにニッチに登場してきたものですが、歴史的には、「あんな時代もあったよね」となってもらいたい。

下河原 入居者の大半は認知症で、認知症の方も自宅で生活し続けられるといいですが、何らかの理由、事情があって移ってきます。

上野 認知症グループホームが足りないからでは？

下河原 そこで両者を比較すると、生活の自由度が異なります。認知症グループホームは認知症の人しかいませんが、サービス付き高齢者向け住宅は認知症の人もそうでない人も暮らしています。

上野 認知症じゃない人は認知症の人と暮らすのを嫌がりませんか？

下河原 嫌がる人もいますし、理解して手伝ってくれる人も。最新で設計しているのは、高齢者だけではなく、普通の賃貸住宅であるとか、地域の人も使える銭湯のようなお風呂も併設しようという計画も練っています。
高齢者施設と言わせないような住宅を作りたい考えです。ですから上野先生が、高齢者施設が必要ないとおっしゃるのは分かります。なぜ、高齢者だけが住まないといけない場所があるのかって。

上野　大浴場を作ると失禁や排便とかで大変よ。そこまで考えないとね（笑）。下河原さんが事業に乗り出したきっかけは？

下河原　そうですね（笑）。衛生管理はしっかり。私はもともと建築関係です。

上野　なるほど。サービス付き高齢者向け住宅が伸びたのは、施設が増えない間隙をついて、許認可のいらないところに、ちょうど不況のど真ん中だった建設会社が乗り出したという背景があります。最初は絶対的な需要がありましたけど、今は質が比較されるようになり、厳しい現状も浮き彫りになっていると聞いています。

下河原　全体としての入居率は下がってきています。

介護の社会化を遅らせるもの

上野　年寄りを見ていたら、どんなあばら家でも、自分の住み慣れた家を出て、他に移りたい人はいません。これまでは在宅介護＝家族介護でしたが、今は分離も可能です。

川口　その在宅独居支援をしています。同居家族がいるケースでも、ほぼ24時間すべてヘルパーがケアをしています。人件費はほとんどヘルパーにいく公共事業のようなものですが。

上野　日本は内需拡大型にならないと。介護保険は障害者運動が当事者運動として勝ち取ってきた成果に高齢者が乗っかった格好ですが、今は障害者が高齢者になれば、介護保険の優先使用を義務付けられるでしょう。

川口　それを障害者運動が交渉して、障害者は介護保険の自己負担を支払わずに済むようになりました。2018年からの減免措置です。介護保険を払わないで、介護保険と障害の制度を共に使えるように約束させたのです。

上野　現場はそうじゃないのでは。障害者も介護保険に誘導されてしまう。そういうことを知らせたくないのね。制度リテラシーがある人と、ない人で、サービス利用の格差が生まれるのは問題ですよ。

川口　市町村の役場の担当者が障害の制度をよくご存知ではないのです。障害の制度も、重度訪問介護など、知っている人しか使われていないという現状です。

佐々木　日本の社会保障は「知っていると使える」けれど「知らないと使えない」というものが多いですよね。

上野　国民全般、制度リテラシーが欠けています。ケアマネジャー、ソーシャルワーカーでも知らないことがたくさんあります。利用者はビギナーだから仕方がありませんが、本来は専門職が知っていて、アウトリーチしないといけません。ところが、専門職が知らない、行政も知らせたがらない。

制度リテラシーは本来ならソーシャルワーク機能で、医師も看護師にももっと必要です。小笠原文雄さん*たちがやっておられるトータルライフプランナーの養成は、制度リテラシーを高めるワークそのもの。訪問看護師がソーシャルワークを担っています。

＊小笠原文雄氏：小笠原内科（岐阜県岐阜市）院長、医学博士。日本在宅ホスピス協会会長。上野氏との共書に『上野千鶴子が聞く小笠原先生、ひとりで家で死ねますか？』（朝日新聞出版）

佐々木　悠翔会は各クリニックにソーシャルワーカーを配置して、通常の介護保険と医療保険だけでは対応できないケースに対応しています。

上野　しかしソーシャルワークは診療報酬の対象にはならないのでしょう。ひどいですねえ、日本って（笑）。

川口　なぜ専門職は運動をしないのですか？

上野　医師をはじめ専門職は既得権益をたくさん持っていますから。日本医師会は諸悪の根源で、完全に病棟医師に支配されています。

佐々木　医師は大きな権限を持っていますね。

川口　〝包括〟の発想だからサービスが悪くなる。1カ月幾らと上限額が決まってしまえば、良いサービスはできません。

上野　制度設計に基本的なミスがあります。今、看取り加算は丸ごと幾らとなっていますが、あまり手厚くできない。看取りも包括だし、小規模多機能も包括だし、事業者泣かせだと思います。追随事例が増えないのも、それが原因です。

川口　誠実に、頑張れば頑張る程損をする仕組みになっています。

厚生労働省は財務省から予算を減額するように言われ、我々に包括サービスでやりくりして欲しいと。我々のところにも重度の患者を包括でケアして欲しいと言ってきます。

上野　それに調べて分かったのは、介護保険はあって良かったけど、在宅看取りには絶対的に足りないということです。現場は口をそろえて言います、在宅で看取るためには足りない。なら、自費負担を出せとなりますが、家族はお金を出したがりません。

佐々木　今って、家族が通帳を握っていますよね。フローもストックも、つまり年金も資産も家族が管理しているのでは。

上野　データがないので現場の事例からしか言えませんが、例え見かけの上では三世代同居していても、世帯分離以前に家計分離はとっくに進んでいて、そういった家庭では一家に二つ以上の財布があります。サイフが複数になったのは高齢者に年金があるからです。

もちろん、低年金の人も共済年金の人もいますが、受益者負担の原則が家族のなかで完結していて、年寄りの年金額以上のサービスは使わせないといった傾向が家族のなかにあるようです。自分の身銭を切ってまで、親の介護費を出そうという子どもはあまりいません。

治療したい患者さんの意向を家族が阻むというのが実態で、終末期医療は過剰医療か医療抑制かというと、マクロデータを見たら明らかに医療抑制の傾向が強く、過剰医療はメディアがフレーミングしているだけに過ぎない。

加えてデータがリアルに示すのは、要介護認定を受けた人たちが、利用額上限のどこまで使っているかというと、半分しか使っていません。利用抑制は年寄りの財布の限界まで、利用額上限のめいっぱいまで家族が自己負担してまでは使わせないということです。

川口　「おじいちゃんにかけるお金は月2万円まで」という家庭も。

そういう環境を目の当たりにすると、家族を説得して世帯分離させて、高齢者を説得して、介護保険を使うように促しています。

それは夫婦でも同じで、夫がALSで、妻が夫の年金管理をしていて、夫は言いたいことも言えない。そのような状況では、通帳を取り戻すことから始めないといけません。

上野　私もね、「お金は最後まで家族に渡すな」って言っていますよ。

川口　それには成年後見人も関係していて、我々は極めて反対の姿勢を示しています。成年後見人が付いた途端に本人は何もできなくなる。精神障害とALS患者に対する成年後見人制度の適用には疑問を感じます。他国でも適用はありません。

上野　私は認知症に苦手意識がありましたが、最近は研究分野に加えていて、任意後見人をやっているNPOなどもあります。成年後見は、個人ではなく団体でやるべきことだと思います。独居の一人死で相続権者がいないというケースで、残した財産の平均額が600万円だと聞きました。どのみち国庫に没収されるのだから、生きている間に、本人が使ってしまえばいいのです。

川口　自費でもどんどん人やサービスを入れれば、家族の介護負担も軽減されるんですがね。

佐々木　家族は介護から少し引き離し、家族は仕事をしてお金を稼ぎ、介護は社会の仕組みで支えるという形でいいのではないでしょうか。

上野　世代間関係で深刻なのは、子世代が自立できていない。それゆえ世帯分離ができないというケースがありますね。

川口　親に依存しているというわけですね。

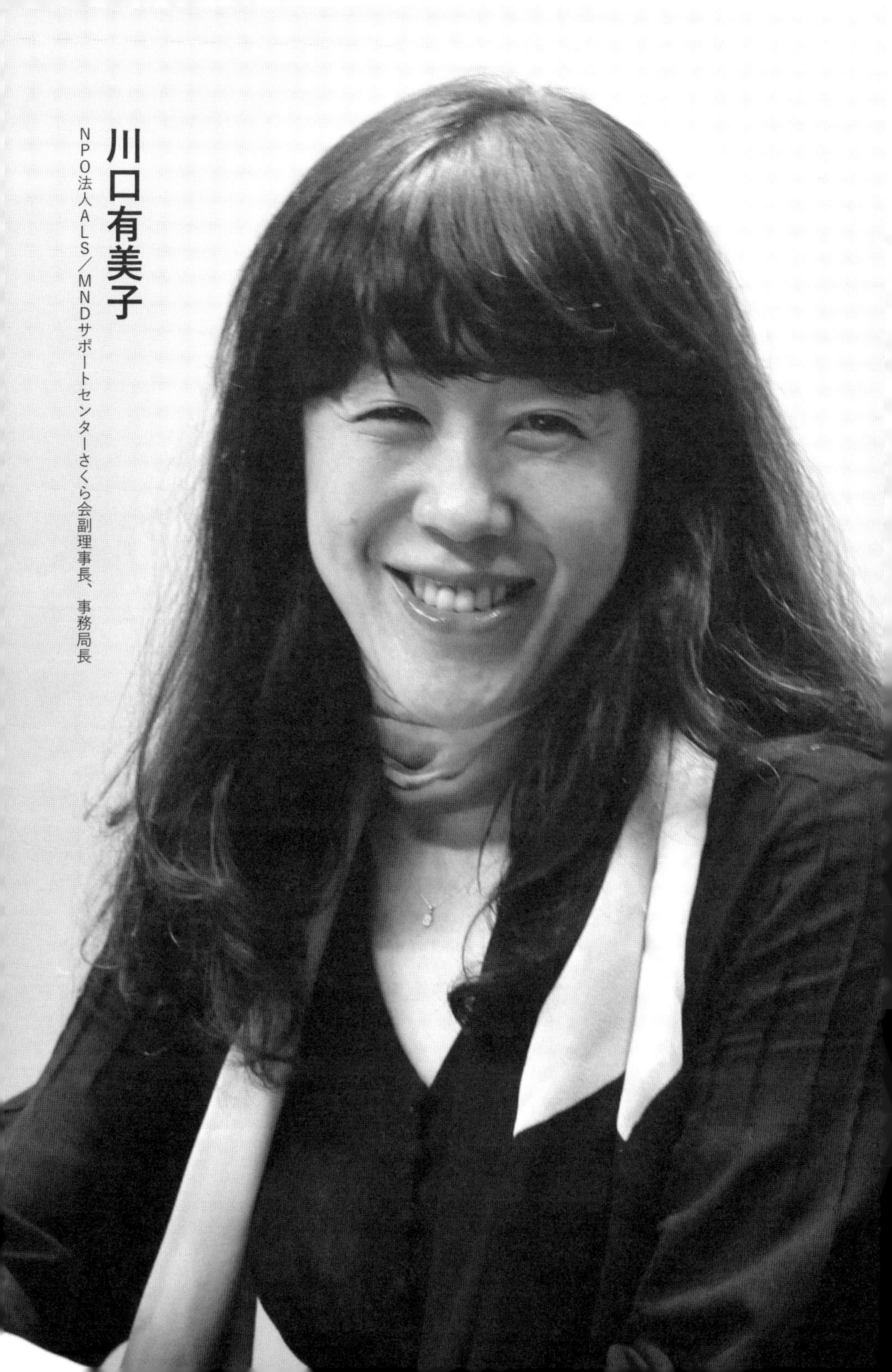

川口有美子

ＮＰＯ法人ＡＬＳ／ＭＮＤサポートセンターさくら会副理事長、事務局長

上野　経済的虐待とも呼びます。高齢者虐待の研究をしている社会学者の友人が調べたところ、親の介護をするわけでもなく、不衛生なまま放置していて、ケアマネジャーが介入しようとしても拒否する。そんな事例を聞くと、親が亡くなったら年金もなくなり、本人が困るだろうと思いますが、そんな合理的な判断ができないくらい追い詰められているのだそうです。

佐々木　親は持ち家に住んでいて、世帯分離したら子どもは住む場所がなくなり、収入がなくなると生活が成り立たなくなってしまいます。

川口　訪問していると、病院の医師には見えない危うい状況が目に入るのでは？　そういった場合どこまで介入するのですか？

佐々木　明らかに患者以外の家族が経済を握っていて、本人には十分な食事も提供されていないといった場合は、虐待として地域包括支援センターに通報し、介入してもらうことはあります。

上野　第三者的な基準で見れば虐待でも、本人が自己申告しないこともあります。それは、親は70歳、80歳になっても、中年で自立できない息子を「私の育て方が悪かった」「私のせいでこうなった」と自分を責めるから。日本の女は、死ぬまで「母」なのね。

佐々木　高齢者ケアがうまくいっている国はある程度、家族がそれぞれ自立しているように思いますね。

上野　歴史を見ると、70年代までは欧州の国々はどこも保守的で家族主義でした。80代くらいの北欧の高齢者の親世代は大家族で、独居などこの半世紀で急速に浸透した現象です。一世代で大きく変化したわけですから、日本もそうなるかもしれません。

高齢者の生活満足度

佐々木　上野先生の講演で、同居する家族構成で高齢者の生活の満足度が異なるというトピックがあったように覚えています。

上野　それは、辻川覚志さんという大阪府の開業医の調査結果。* ６００人程の高齢者に生活満足度調査をしたら、独居が最高、二人世帯が最低という結果でした。三世代同居だと「息子夫婦の不和」「孫の不登校」など、お悩みポイントがあり、これにより減点されていました。確かに独居なら、人間関係にお悩みはありません（笑）。そのデータが面白いのは、痛みや苦しみ、辛さの経年変化は生活満足度に関係しないという答えも出たこと。独居の人も、同居者がいる場合も、痛み辛さ苦しみは〝私の問題〟で家族には通じない、言うだけムダだから我慢していると。生活満足度を左右しないのです。

佐々木　身体の痛みよりも、人間関係、選択権など、そちらが重要だというわけですね。

上野　フィジカルな痛みよりも、人間関係や心理的な苦痛の方が大きいのでしょう。

川口　下河原さんのサービス付き高齢者向け住宅には家族から逃げてきた人はいますか？

＊『老後はひとり暮らしが幸せ』辻川覚志、水曜社、２０１３年

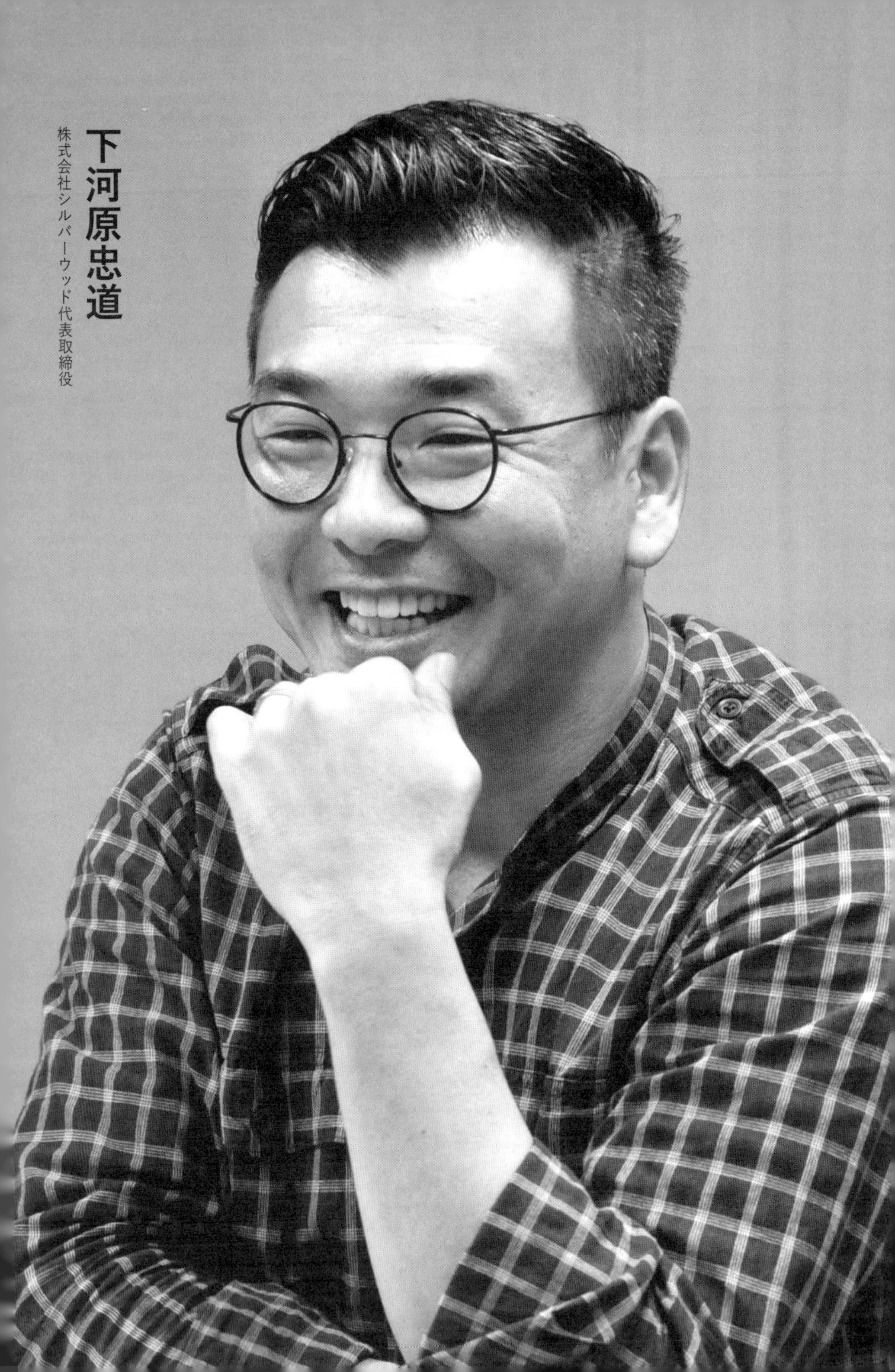

下河原忠道

株式会社シルバーウッド代表取締役

下河原　いますよ。一人暮らしが寂しくて移り住んで来た方も。

上野　なら聞きたいのですが、寂しい人はそれで癒されるの？

下河原　そこは関係性次第。少なくとも、我々は大きな家族のようにしたいと考えています。

上野　それは事業者の妄想では？

下河原　そうかもしれません。

上野　ユニットケアができた時、「入居者は家族のようなもの」って介護職は言っていました。居室が個室でコモンスペースはリビングだと。でも、入居者はそうは思わなかったようです。自分の部屋が家で、あとは表であり町内。大家族だと妄想するのは介護している側で、居住者ではありません。

とはいえ、家族的なコミュニティがあるとして、寂しいと訴えた人、それが動機で入所した人は、その後、どうなっているのでしょう？　本当はそこが聞きたい。というのは若い人から「親からかかってくる電話の回数が増えた」「なかなか切ってくれない」「寂しいと口にする」など、相談を受けるからです。そこで、私が彼らに言うのは、自分が何とかできると思うから自分を責めるのかもしれないけど、それは妄想。「年寄りは寂しいものであり、あなたがそれを癒せるというのは勘違い」と。身も蓋もない答えかもしれないけれど、そこは間違えてはいけない。

無意識にも親は負い目を感じさせることで、子どもをコントロールしたい。子どもは自分が親の寂しさを何とかできると勘違いさせられているのです。

下河原　そうかもしれません。とはいえ、気を遣っているのかもしれませんが、「楽しい」「うれしいよ」と言ってくれる方もいらっしゃいますよ。

上野 サービス付き高齢者向け住宅は自分の部屋が独立していて、内と外、はっきり使い分けができるから、それがいいのでしょうね。

下河原 家に戻る人もいました。その方は介護が必要になり入居してきましたが、ご飯を食べてみんなと騒いでいるうちに元気になり、帰っていきましたね。

上野 やっぱり、自分の家が一番なのね。下河原さんのところにそんなサンプルがあるなら、退去した人にインタビューさせていただきたいくらいです。

現役の外科医であり、「ニューヨーカー」誌の記者でもある、アトゥール・ガワンデ氏の著書『死すべき定め　死にゆく人に何ができるか』は、アメリカのサンシャインシティという高齢者住宅に触れていて、当初は施設と異なる理念だったのが、どんどん施設化したことに憂いをにじませています。そこでは「子どもが親に期待するものは安心だ、でも、親は安心だけでは十分ではなく、本当に欲しいのは自立」と書いてあります。

川口 親の自立を認めるのは子どもに勇気が必要ですね。

私の父は歩行が困難ですが、近くの喫茶店にガールフレンドたちが集まるので歩いて会いに行くのが日課です。家族としては転倒が心配ですが、父の意思に任せているのは、お友達が大事だと分かるから。自分のコミュニティがあれば、楽しく生きていけますね。

とはいえ私はほどよく距離を取り、できるだけ手を出さないようにしていますが、妹は過保護で、意見は異なります。まあ、両方あっていいのかもしれません（笑）。

新世代の在宅医療介護に期待して

上野　せっかくの機会だから看取りの話をしたいです。在宅の看取りをする時に誰がリーダーシップを取るのか、悠翔会はどうしていますか？

佐々木　在宅の場合はケースバイケースです。ケアチームにキーパーソンがいない場合は、在宅医が本人・家族と病状経過の見通しを共有し、これから何が起こるのか、それが起こったらどうするか、などを一緒に考えていきます。医師というライセンスが患者や家族の納得に力を発揮することもあります。一方、在宅医よりも長くかかわるメンバー、たとえば訪問看護師やヘルパーがキーになることもあります。

特にリーダーシップが取れる看護師がいる場合は、意思決定支援もスムーズに行われていて、医師は最期に少し関わるだけというケースもあります。

上野　在宅医を取材するとキャラやスタイルに違いがあり、ここはうまく回っているというところの印象は、看護師が主導権を握っているのが肝のひとつ。医師はお山の大将なので仕切りたがり屋がいますが、看護師もうまく使われています。

鹿児島で行われた全国在宅医療市民ネットワークの全国大会では「看護師の指示をよく聞く気立てのいい医師を育てるのが今後の課題」だなんて面白い意見もありましたよ。

佐々木　その通りで、看護師がイニシアチブを取れると医療と介護の連携はスムーズで、私たちも余計な持ち出しをしないで看取りに関われます。一方で、医師の指示がないと動けない看護師も一定の割合でいるので、チームになった看護師がそうであれば、ここは僕たちが動こうというケースもあります。

上野　訪問看護ステーションは、そういう人たちを有能な訪問看護師に育てる役割を果たしているわけでしょう。最近、看護師の研修で必ず「医師にできなくて、あなたたちにしかできないことは何か」と聞くのだけど、「医師より患者の近くにいる」なんて答えが大半。そこで嫌がらせとばかり「介護職はあなたたちよりももっと患者の近くにいますよ」と返しています。

現場で経験値が上がると、看取りに医師はいらない、私たちでできると言う看護職もいます。看取りに立ち会いたいというこだわりの医師がいる一方で、看護師から、「先生が来ても何もやることがありませんから、朝になったら来てください」というケースも。さらに、今度は介護職の人たちが経験値を積み重ねてくると、看取りに看護師はいらないと言うようになるでしょうか。

佐々木　そういうシーンは、特に老衰なんかの場合にはよくありますね。施設というか、高齢者住宅で、フレキシブルにケアが入れる所だと、下河原さんのところなんて、実質ケアスタッフが主体的に看取りをしていますよね。

下河原　以前はホームに看護師が1人いて運営していましたが、逆にうまく回りませんでした。介護だけで看取る文化の方がうまくいっています。

上野　看護師がチームワークを組めないからでしょう。

下河原　入所者をよく知っているのは、生活を支えている介護職だからということもあります。

上野　介護職が看取りの経験値を積み、自信を持っていくと、じゃあ「介護職にできなくて看護師にしかできないことは？」と尋ねるわけですが、「患者さんの状態の変化を見極める」「病変の判断」というのも答えのひとつ。ですが、「それって経験値の高い介護職でもできませんか」と聞くと「そうです」となってしまいます。

ならば、両者が違わないとして、看護職が自分の職分の境界をつくらないで、看護職と介護職がお互いに補完的な仕事をジェネラリストとしてこなせる職場程うまく回っているような気がします。看護職も事務職員も全員介護、みたいな。看護職も介護職も同じことをしていて、分業構造を持たないところ程スムーズなのです。他方、医師、看護師、介護職の序列構造があって、看護師がリーダーになろうとするとぎくしゃくします。

そこで、お互いがジェネラリストとして補完的に動くようなチームができた時にもうひとつ問題が生じます。同じことをやっていても資格に見合った処遇の違いがあるわけで、看護師は介護職に比べて明らかに賃金が高い。その賃金格差を正当化する程の業務を看護師のみなさんはやっていますかと聞くのですけれど。

川口　うちはみんな分業ではなく協働です。ヘルパーは体系的に医療を学んでいないので、不安がありますが、仲間の中に看護師がいればいつでも聞ける。それに対して看護師には的確に、安心できる答えをさせるようにしています。

上野　なのに、介護職の報酬は低いので、賃金格差が生じているでしょう？

川口　介護職の報酬を高く設定していますが、多少は看護師が高くなります。

上野　これから医療の業務独占が崩れるのでは？

川口　在宅においては業務独占を崩した方がいいと思います。

上野　痰の吸引を介護職にやらせる方が医療者も楽だし、社会保障費も安くなります。ですが、介護事業所をやっている友人から聞くと、研修費用は自己負担だそうで、その事業所は結局、ヘルパーに資格を取らせないと決めたそうです。

　待遇は上がらないのに負担と責任は重くなる。制度に欠陥があるのに、有資格者が増えるわけがありませんよね。

川口　看護の業界も考えないといけませんね。本当に在宅を支援するなら、ヘルパーにどんどんやらせていかないと。15分おきに吸引なんて、訪問看護は行けません。吸引だけは2002年に署名運動によって在宅でヘルパーができるようにしましたが、経管栄養の処置は残ってしまいました。

　この10年、法律はつくらなくていいので経管栄養も吸引と同じようにできるようにしてくださいと言い続けて、厚生労働省で検討会を開くまでに至りましたが、厚生労働省の案では難しい研修を設定していて、全てのヘルパーに研修させる気が全くありませんでした。

上野　医療独占の既得権益はひどい。医師は業務独占の権力を手放したくないけど、今は特定看護師とか少しずつ移行しています。

川口　検討会では隣に医師会の代表が座り、1回目と2回目では、「簡単だからヘルパーがやればいい」と個人的な意見を述べていましたが、3回目からガラッと意見が変わってしまいました。医師会にダメと言われたのでしょうね。

上野　もうひとつ、キーパーソンの重要性です。私は司令塔と言っています。司令塔は意思決定労働者です。意思決定も労働の一種で、実際に手も足も出さなくても、意思決定は負担と責任が重い労働です。家族がいれば家族が、いなければ誰かがやらないといけません。訪問看護師が仕切って、介護と医療の両方の資源をつなぐのを小笠原さんはトータルヘルスプランナーと呼んで、ご自身が会長を務める日本在宅ホスピス協会認定資格として人材育成をやっておられますが、制度上はそれって本来ケアマネジャーの役割ではないのでしょうか？

佐々木　ケアマネジャーは、現状はほとんど給付管理がメインになっているように思います。

下河原　そうですよね。

上野　私の講演にはケアマネジャーも来ているので、トータルヘルスプランナーの話をしながら、「あなたたちね、こんなことを医療職に言わせてどうなの？　無能だと言われているのよ！」とあおっているのだけれどね（笑）。

私が問題に思うのは、今の在宅看取りが、医療主導であること。医師が仕切って進めると、在宅の病院化が起きてしまう。利用者が本当に望んでいたことと違うのではないかしら？

佐々木　在宅医療は特に最近変わってきていると思います。これまでは、「在宅医療ってこういうものだ」というものを患者や地域に提供してきた感じですが、特に最近の在宅クリニックは、地域の中でどういう役割をはたしていくべきか、意識しながら診療をしているところが多いように思います。

医療側がこういう価値を提供したいというのがシード型、患者や地域の希望に対応するのがニーズ型とすれば、シード型からニーズ型にシフトしています。

上野　市場が成熟してきたんですね。

佐々木　最近のもう一つの傾向としては、個人事業主として医療をやっていこうという古典的な開業医タイプから、志を同じくする仲間がチームを作って、地域のインフラとしての在宅医療を意識し始めたことがあると思います。

在宅医療は24時間対応が必要です。特に首都圏では、在宅医がまだまだ足りませんが、24時間対応を医師個人や担い続けることには無理があります。地域全体で在宅医療の24時間対応を支える仕組みを作っていく必要があると思いますが、一方で今でも「在宅医は一人で責任をもって対応すべき」という考え方も根強くあります。

上野　カリスマからシステムへというように、変わってきたのでしょう。

佐々木　3年前、在宅医療の24時間対応機能を地域で共有する仕組みを始めたときは、他の在宅医や介護事業者からの評価は芳しくありませんでした。しかし、今年は全国在宅療養支援診療所連絡会の大会でこの取り組みを発表する機会をいただけた。最近は前向きな評価が多くなってきているように思います。やっと変わってきたかという半面、一部の医師会は排他的で、既存の枠組みに新参者を入れることを良しとしない風土もあるようです。

上野　医師会の中で誰かが地域医療のリーダーシップを取っていることもあるでしょう。医師会との関係はどうですか？

佐々木　ある医師会に入会を申し込んだ時、我々は24時間対応をしていますと公言したら、「24時間対応できない在宅医もいるのに、そういうことを標榜されると困る」と言われたことがあります。首都圏は爆発的に高齢者が増えていく。みんなで力を合わせて乗り切らないと行けないときに、足を引っ張り合うのではなく、お互いの強みを生かし合うことを考えたほうがいいと思います。

上野　医療も介護も市場原理のもとで、淘汰されないといけません。需要による市場選択がはたらかないよう、供給を増やさないようにしているのですよ。

佐々木　将来的には、「専門外は診ない」開業医の多くが厳しくなっていくのではないかと感じています。地域の開業医には、かかりつけ医として、総合的に患者さんを診る能力が求められていくようになると思いますし、専門診療・急性期医療を担う病院との役割分担も明確にしていったほうがいいように思います。

上野　とはいえ、紹介状がないとお金が取られるなど、病院のハードルは高くなりつつあります。そこで私が思うのは、在宅医療の数はもっと必要なのだから、明るいロールモデルを見せないといけないということです。格好が良く、しかも儲かるという（笑）。そうすれば、フォロワーが出てきてもおかしくありません。

シーズ型からニーズ型になったというのは納得で、訪問看護業界にも同じ流れがあります。訪問看護事業所はずっと横ばいで増えなくて、事業所の半分が赤字だったのが、ここ数年で黒字転換するなど変わってきました。看護師5人以下の小規模事業所の経営は厳しいですが、5人以上になるとほとんど黒字です。背景には株式会社の参入もありますが、ニーズが増えてマーケットが拡大し、社会認知が高まったことが大きいようです。

下河原　ところで、介護職の給料を上げる方策はあるのでしょうか？

上野　介護保険の報酬体系を変えるしかないという答えが、とっくに出ています。なら、どうすればいいかということで、原資を上げるには国民負担率を上げる、すなわち増税しか策はない。消費増税だけが選択肢とは思いませんが……。ということで、今から数年前に、福祉経済学者の権丈善一先生が、「社会保障は財源問題一本に絞られた」*と述べた程です。

一方、これまで現場を見てきて、介護職のみなさんは欠陥だらけの介護保険制度の下で、高いパフォーマンスをしていることも事実。ただし、望ましい介護をするのに今の制度は不十分とも答えています。

しかしながら、不可能を可能に、制度の欠陥を運用で補っているのは素晴らしいことです。私は『ケアのカリスマたち』の中で、介護業界のカリスマ、理学療法士の高口光子さんと対談した時、兵法の言葉を比喩に使って状況を説明しました。それは「戦略の失敗を戦術で補うことはできない、戦術の失敗を戦闘で補うことはできない」という原則です。レベルが違うからです。日本軍と同じく、日本の介護の現状は、戦略の欠陥と戦術の限界を戦闘が補っている。つまり、現場の奮闘でもっている。そう説明したところ、高口さんの施設職員たちは、その部分に一番反応したそうです。感度がいいですね。

問いを裏返すと、制度が欠陥だらけという戦略が間違っていて、使える戦術も限界、なのに現場の戦闘はうまくいっているところは、いったい何が違うのか。なぜ、よそではうまくいかないのにそこだけはできるのか。

川口　まねができないのですよ。

*社会保障は財源問題一本に絞られた：『社会保障の政策転換　再分配政策の政治経済学』慶應大学出版会刊、2009年

上野　まねができないって、特殊なカリスマだから？　ですが、それだとシステムが成立しません。大事なのはモデルではなく、システムにすること。それにより追随が可能になります。

システムということで感心したのは長野県の佐久総合病院。往診もしてくれる地域医療課がありますが、勤務するのはごくごく普通の医師や看護師たち。とくにカリスマはいないし、必要もありません。病診連携はとてもうまくいっていて、なぜかというと、医師も看護師も病棟医と地域医療の両方を経験する人事異動が行われているから。その上で医師が開業し、地域に定着すると、周りも佐久総合病院出身で、開業医のネットワークもできやすいという。佐久総合病院を中心とした複合企業になっています。雇用者700人を要する一大地域産業です。

佐々木　確かに地域づくりから考えると、佐久総合病院は地域と一体化しています。

上野　一朝一夕ではできませんが、佐久総合病院のような全国ブランドになると医師が集まり、定着して、家族形成をして、家を建てて住むので、地域資源が確保されます。

佐々木　我々も24時間をシステムで回すシステムを標準化、仕組みをつくらないといけません。これまでに、5～6人がスピンオフしていて、中には分院を設ける医師も出てきていますが、さらに連携も考えていきたいですね。

上野　それは素晴らしい。ただの医療技術ではなく、経営者も育っているじゃありませんか。

同じく『ケアのカリスマたち』の中で、在宅医の英裕雄先生との対談で在宅医に必要な資質を聞いたところ「医療技術者としての資質、社会運動家としての資質、経営者としての資質、三つが必要」というお答えをいただきました。三つが揃った人材を見つけるのが大変だそうですが、パイオニアには必要な資質です。

佐々木　在宅医療機関の経営は、人と地域のマネジメントに尽きると思います。そして、それが在宅医療そのものでもある。その中で育った在宅医たちが、診療力だけでなく経営力も身に着けることができれば、独立して、さらに在宅医療を広げていくことができます。独立されるのは経営者としては正直つらい部分もありますが、「卒業」していった医師たちと、その後も連携し、電子カルテや当直機能の共有などで助け合っています。このような模索の中から、診診連携を進め、そして地域の多職種連携を進め、患者や地域のニーズへの対応力を高めていきたいと思います。

対談を終えて

私たちは居宅患者のみならず、施設に入居されている患者の診察もしています。施設に入居されている方々の多くは、ご自身で施設への入居を希望されたわけではありません。家庭や地域で支えることができなくなったために、やむなく施設という選択をされている方が大部分です。

しかし、本当に在宅で介護していくことができなかったのでしょうか。『おひとりさまの最期』の著者でもある上野千鶴子先生は、独居の方が在宅死しやすいのではないか、という指摘しました。

今でも、自宅で最期まで過ごすために、家族同居が重要と考えられていますが、実は家族が在宅療養の継続を断念する要因になることは少なくありません。要介護状態になると家族の中で発言力を失い、経済力を取り上げられ、そして望まぬ療養生活を強いられることもあります。

そして、私たちも意思決定のプロセスにおいて、患者本人の意思よりも、家族の意思を優先する傾向にあります。しかし、家族は必ずしも患者と利害が一致しているわけではありません。

対談を通じて、在宅介護＝家族介護、という前提から見直す必要があるのではないかと感じました。患者と家族、家族の絆は維持しながら世帯を独立させ、必要な社会保障制度によってサポートすることで、それぞれが自立した生活を送ることができる。介護保険制度が目指したのは、本来こういう社会だったのではないでしょうか。

医療・介護保険をはじめ、日本の社会保障制度はまだまだ地域のニーズに応えられていない部分があります。多様なニーズに制度だけで対応していくということ自体が、本来は難しいことなのかもしれません。しかし、制度の欠陥を現場の創意工夫でクリアしながら、成果を出しているチームもあります。

上野先生からは、「カリスマからシステムへ」という言葉もありました。それはすなわち成功事例を「モデル」ではなく、「システム」にすること。

私たちが取り組むべきひとつの方向性が明確になったような気がしました。

誰もがお互いに支え合い、新しい価値を生み出せるコミュニティ。

年齢を重ねても、病気や障害があっても、地域社会のなかに活躍の場があれば、高齢者も生産者となり、社会資源となる。これからの医療や介護の仕事は、地域のなかに、その人が「生きる」理由と場所を探すこと。既成の枠を取り払い、視野を広げ、未来を見据え、生活者が地域に必要とする場やサービスの創造に取りかかろう。

山崎 亮

studio-L代表、東北芸術工科大学教授（コミュニティデザイン学科長）、慶應義塾大学特別招聘教授

高齢者というカテゴライズのいらない地域社会

高齢者の病気や障害は治せないことが多く、「生かす」ことは医療でできるが、「生きる」には住環境、人間関係、居場所、役割が求められ、これらを提供するには幅広いサポートが必要だ。そういった社会を実現するには、どのような取り組みが考えられるのか。これまで地域の課題を地域の住民が解決する「コミュニティデザイン」の取り組みを全国各地で繰り広げてきた山崎亮氏に、具体的なケース、地域の捉え方について語っていただいた。

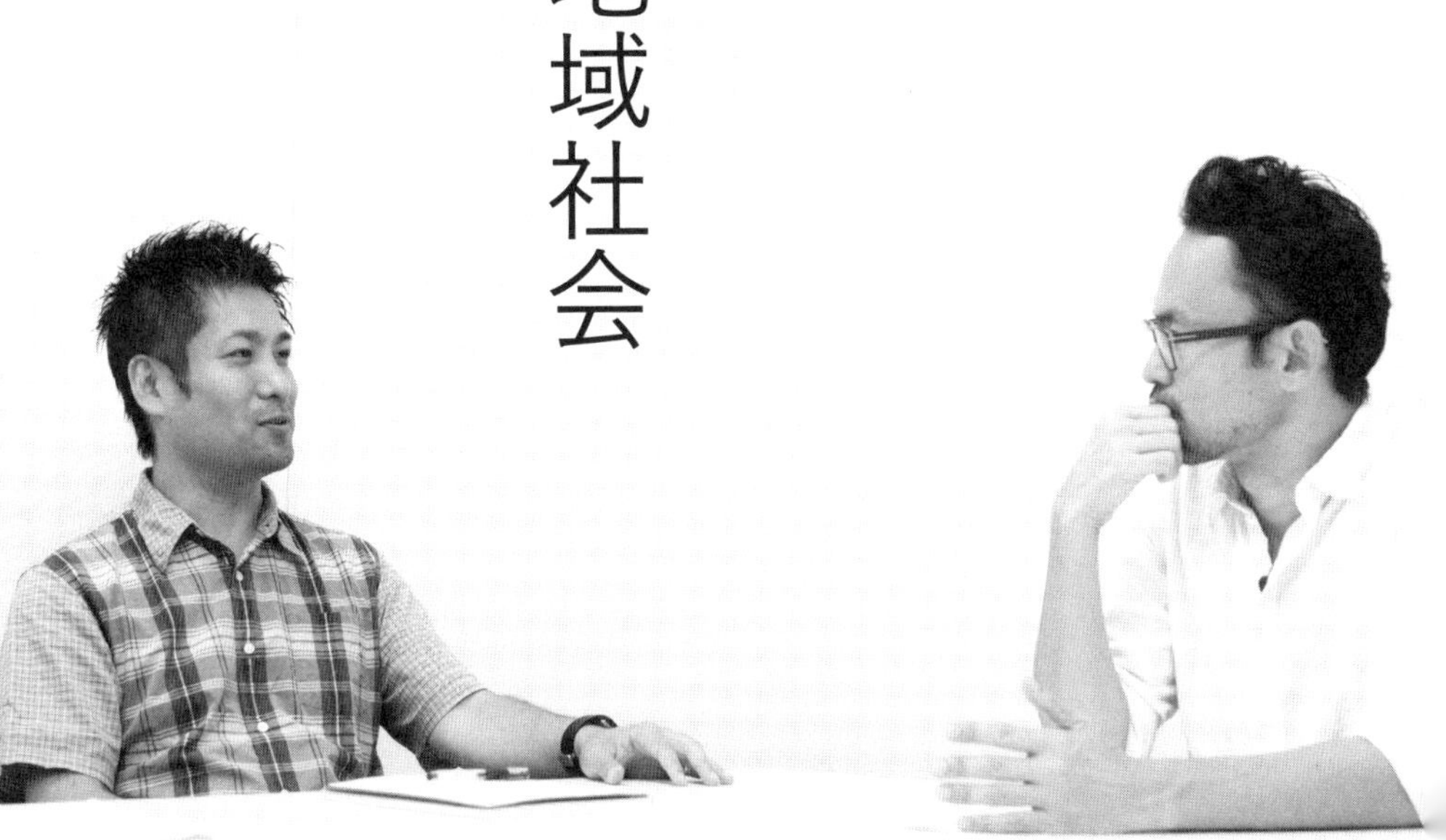

前後の時代も含めて地域を捉える

佐々木　はじめまして。実は、山崎さんにはシンクロニシティを感じるところがいくつかありまして（笑）。

山崎さんと私は同じ１９７3年生まれで、今年43歳。しかも、studio-Lは２００5年に設立したとか。私も在宅クリニックを始めたのが２００6年で、奇しくもお互い独立してほぼ10年というタイミングです。

山崎　こちらこそ、お会いできるのを楽しみにしていました。どうやら、誕生月も同じ9月らしいです（笑）。佐々木さんは地域医療、私はコミュニティデザインというようにアプローチは異なりますが、それぞれ〝地域〟に関わってきた同志というわけですね。

佐々木　同感です。そこで本日は、これからのコミュニティのあり方について、山崎さんのこれまでの取り組み、そこから得たお考えについてうかがいしつつ、話を進めたいと思います。

私は在宅医療に従事してますが、そこで診る高齢者は病気や障害が治せないことがほとんどです。医療がないと生きていけないので我々が関わらせていただくことになるのですが、医療があると生きていけるかというと、そうではありません。「生かす」だけなら医療でできますが、「生きる」には住環境、人間関係、居場所、役割などが必要で、それには医療以外の幅広いサポートが求められます。

これまでは、生命をいかに延ばせるかという点に重きを置いていました。しかし近年、質的に「どう生きるか」が問われる時代になりつつあります。医師は、そのニーズの変化に対し、具体的にどのように行動すればいいのか分からず、対応できずにいます。

山崎　日本では医療のみならず、介護も保険制度の枠内で動かざるを得ないという現実もありますからね。

佐々木　身体が弱ると社会から遠ざかり、一定のところまでいくと周りに迷惑をかけるので「そろそろ施設」というような残念な文化が、介護をする側にも受ける側にもあると思います。ところが本音は「家に帰りたい」「好きなことをしたい」という気持ちもあるはず。

私自身、そんな晩年を迎えたくはないし、多少、生命の危険や不自由があったとしても主体的に生きたいと考えています。

山崎　ですが実態を見るところ、日本の超高齢社会はそうはなっていません。

佐々木　健康寿命が尽きるまではある程度自由に過ごせますが、終わると要介護となり、社会の言いなりにならざるを得ないというのが現状です。

それを変えるには、弱っても社会にいてもいいという寛容さ、多様性を認めるコミュニティ、それをサポートできるサービスやテクノロジーがカギになりますが、山崎さんの言う通り医療や介護の仕事をしている人たちは保険の範囲でしか仕事をせず、「保険外サービスをする余裕はない」と端から拒否してしまいがちです。

結局、できないことばかり強調して、保険の枠内で用意したサービスに依存させてしまう。自立支援につながらず、高齢者はどんどん弱っていくばかりです。もちろん保険は必要ですが、一人ひとりポジティブに生きる覚悟や、それをサポートする社会があってもいいのではないかと思います。

山崎　日本人は高齢になった時の人生ってどことなく暗く、幸せな晩年を描けない傾向もあります。

佐々木　それは、高齢者は社会資源を食い潰すサービスの受け手という前提があるかもしれません。ですが、年齢を重ねても元気に社会で活躍することが普通になり、年齢に関係なく互いに支える・支えられるという関係になれば、高齢化というカテゴライズが意味をなさなくなる可能性もあるのではないかと。

日本は成熟した国です。多少身体が弱かったり、機能が低下した人たちもコミュニティのなかで活躍できるような社会はつくれると思います。そんなことを考えていた矢先、山崎さんが取り組んでいるコミュニティデザインという手法を知り、具体的にどのようなことに取り組んでおられるのか、とても興味が湧きました。

在宅療養支援診療所という医療機関の形が定義されたのは10年前のこと。私はそのタイミングで在宅医療に関わり始め、かつ介護保険は施行されてから16年が経過し、そろそろ節目なのかと。9年後には2025年という一つの節目も控えています。

この10年間で在宅医療に対するニーズは、当初の「24時間診てくれればいい」「自宅で死亡診断をして欲しい」などから、「要介護状態でもポジティブに生きるサポートをして欲しい」「私らしく生きたい」などに変わってきました。向こう10年は、さらに変化が訪れるでしょうが、おそらく、今の医療介護だけで支えていくことはできないのではないかと。それ以外の、コミュニティといっていいのか分かりませんが、社会全体で行動していかなければならないのではないかと考えています。

高齢化や人口減少が加速するこれから、都市やコミュニティ、我々が働く都心部にもさまざまな課題はありますが、新しい形を探るなかで、医療介護サービスがどういう役割を担うべきか。

また、日本人は医療介護に関して受け身な人が多いですが、自分自身がどういう地域で暮らしたいのか、主体性を持つにはどうすればいいのか。それこそ、地域の役割を見直すタイミングだと思います。

例えば、地域包括ケアシステムという概念がありますが、医療介護従事者はどう理解しているかというと、「医療と介護が連携して要介護者を支える仕組み」というのが圧倒的。大手法人の運営者ですら「うちはグループで一通りのサービスをそろえていますから地域包括ケアに一社で総合的に対応できます」などと口にしますが、本来はそういう話ではありません。

医療と介護では支えきれないニーズをどうやって地域で支えていくのか、必要なサービスを地域住民が発信し、地域住民が地域を支える仕組みを構築していく必要があるはずです。

イギリスにはコミュニティデザインの源流であり、生活協同組合の先駆者的存在の「ロッチデール先駆者協同組合」*など、それこそ地域住民が地域を支える仕組みがあり、お金も回っていると聞いています。

ロッチデール先駆者協同組合：Rochdale Pioneers Co-operative
協同組合運動の先駆的存在となった生活協同組合である。１８４４年12月21日に英国ロッチデール（Rochdale）に最初の店舗が開設された。
創立当初、食料や衣類等の生活必需品の品質悪化や不公正取引、減給など労働者の待遇悪化があった。その中でこの組合は「組合員の社会的・知的向上」「一人一票による民主的な運営」「取引高に応じた剰余金の分配」などを掲げ、協同組合運動の理念を現実化させていった。その後、他の協同組合との合併を繰り返し、現在The Co-operative Groupに受け継がれている。

日本も、似たような組織はあっても補助金漬けだったり、経済的に自立していない場合が多い。

世界を見渡せば地域住民の主体性と工夫で乗りきっている事例があります。イギリスと日本であれば成熟度は近いはずなので、日本でもそういった取り組みが増えればいいと思っています。

山崎 確かにその通りです。地域包括ケアシステムに関しては、医療と介護を連携させるという思惑からスタートしていて、関係者も「とりあえずつながればいい」と思っていることが見受けられます。

実際、病院は在院日数の短縮もあり、福祉や介護と連携しないといけないと考えていて、つながること自体が目標になっています。

そこで、地域のあり方を見つめ直すということですが、まず、時代を一つに設定するとすれば、同時代的にも医療と介護だけではなく、他にも連携しないとできないことはたくさんあるため、フォーマルセクター・インフォーマルセクターも含めて、みんなで協力する体制をつくっていく必要があります。

さらに同時代的に前後も含めて考えると、地域包括ケアシステムの重要性が理解できるはずです。

それは、今は元気ですが10年経つと要支援・要介護になるであろう人たちを、今からどうやって地域と結び付けていくか。そこで適切なサポートができていると、5年後に身体が弱るはずだったのが、10年後に延ばすこともできるかもしれません。支えないといけなくなってからではなく、その手前で何ができるのか、どんなNP

O、どんな市民活動があればいいのかを考えるのが、医療介護保険の外側にいる我々の仕事なのです。

今の50～60代の方々と一緒にさまざまな公共的な事業に取り組んでいます。10年後に、どういった結果になるか、とても楽しみです。

studio-Lのプロジェクト

山崎　2012年から始まったのが香川県の西部に位置する観音寺市の「観音寺まちなか再生プロジェクト」*です。

シャッター商店街を再生するために当社に依頼がありました。当初は商店街再生を考えていたため今日のようなテーマにつながると思わずにお付き合いしてきました。最近は、これを地域包括ケアシステム的に語ることができると気付きました。

佐々木　同時代だけではなく、前後の時代の人々も含めた地域包括ケアシステムの実現に貢献するということでしょうか。

山崎　その通りです。観音寺市は人口6万人ほどのまちで、昔は栄えていた商店街も、今では50人ほどしか店を開いていませんでした。そこで面白いと思った風景は、ランジェリーショップの片隅にケーキ店があったり、クリーニング店に餃子の店が同居、仏壇店の2階にビリヤードバーを開いているなど「ショップインショップ型」*の店があるという点でした。

地元の人からすると、一つの店では床が埋められないので、仕方がなく他のテナ

観音寺まちなか再生プロジェクト：観音寺市は、香川県の西端に位置する市。日本の多くの地域が抱える大きな課題のひとつが駅前の商業地区の活性化。観音寺では商店街の人たちや周辺で活動する人たち、みんなが一緒になって、ワークショップを行いながら、地域を盛り上げる活動をはじめている。

Shop in Shopプロジェクト：「Shop in Shopプロジェクト」は営業しているお店の一部の売り場スペースをつかって、別の人がお店を開くというもの。もともと観音寺市内に「Shop in Shop」型のお店があったことがきっかけとなっている。1店舗のなかに2業種以上が入って商売する独特のお店の形態を、地域のブランドとして位置付けて外部に発信していくことを目指している。2014年には、「着物屋×整体」、「ランジェリーショップ×ベーグル」「補聴器店×タコ料理」など11店舗16業種のお店が商店街内に実現している。

ントも入れているわけですが、これって良いなと率直に感じました。

ご存知の通り、戦後、日本各地で商店街がたくさんできました。1970年代は商品を並べるだけで売れましたが、2000年に入るとアマゾンや楽天が台頭し、お得意さんが買ってくれるような商品しか並ばないような状態になったのです。

しかし、店自体を縮小することは建築上難しい。そこで棚を寄せればスペースを空けることができて、別の店を入れることができる。一部の店主がそう考え、若い人たちが動き始めたのです。スカスカの状態の店をショップインショップにすればいい。その結果「着物店×整体」、「補聴器店×タコ料理」など、11店舗16業種の店が商店街内に生まれることになりました。

佐々木　若手の方たちからすると、既存の店を間借りするという感覚ですね。

山崎　元々の店主にも了解を取り、家賃は高く取らない、入居者に対してもリノベーションは白いペンキでの塗装や観葉植物を置くだけで十分と伝え、初期投資を抑えられるような仕組みをアドバイスしました。

タコ料理の場合は他所に本店があり、そこで調理した料理を持ち込むことで、設備投資がほぼ不要でした。補聴器の店でタコ料理にありつけることから、観音寺のおじさんたちは「耳にタコができた」と喜んでいます（笑）。

これって、若い人たちが商店経営に乗り出し、うまくいけば新しい店舗を借りて半分を他の人に使ってもらうという連鎖が生まれますし、商店街を元気にするという目的に叶っていますが、ポイントは、元々の貸し手側の店主の年齢。補聴器店のご主人であれば67歳で、他の面々も65歳以上と、ほとんど高齢期に達しています。

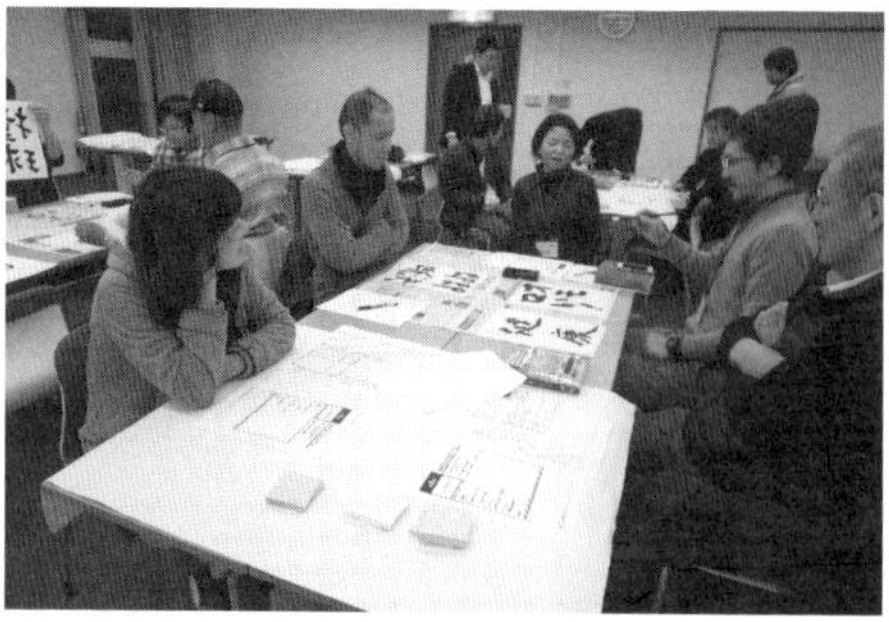

彼らは十分な年金をもらっていて、実はお店を閉めていても生活ができます。全国で起きているシャッター商店街は〝豊かさの象徴〟で、働かなくても暮らせるからシャッターを閉めているのです。

ところが、お金があっても働かなくなり、家でテレビ漬け、外出の機会が減り、会話や笑顔も減っていくとどうなるでしょうか？

佐々木　年齢を考えると、4～5年もすると複合的な疾患が出てくるかもしれませんね。

山崎　それならば、若い人のために協力する目的で店を開ければ、それが社会参加になり、かつ健康寿命の増進にもつながるはずです。これは、地域包括ケアシステムの理想に近い形だと思いませんか。

観音寺の方は怒るかもしれませんが、お金が回ることよりも、社会参加のチャネルを増やしておくことが大事なのだと思います。とくに商店街の店主は一国一城の主を50年近くやっていて、いきなりボランティアを勧めるのは酷な話です。長く健康に暮らしてもらうためには仕事をすることが向いています。

佐々木　健康寿命を延ばすには、適切な運動と食事、社会参加が効果的ですが、それぞれの人たちのモチベーションにマッチした仕組みを用意すればいいということですね。

山崎　経済産業省がやろうとしている中心市街地活性化と厚生労働省の地域包括ケアシステムにも一部で重なります。ただし注意しないといけないのは、お金を回せばうまくいく半面、お金を回すことが嫌いな人もいます。

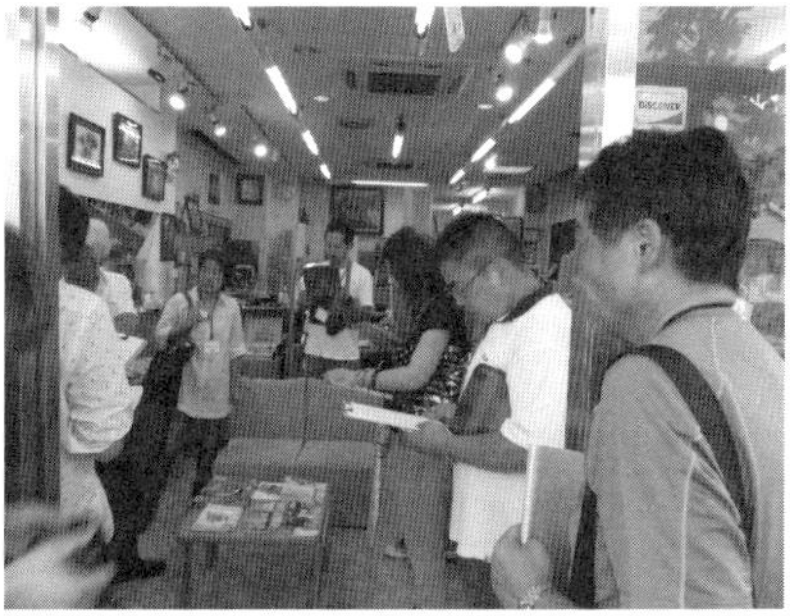

兵庫県姫路市に位置する家島は、40島余りの島からなる離島です。その地元の主婦たちで設立された「NPO法人いえしま」と我々は2008年から、島で盛んな水産業と連携した特産品の開発に取り組んでいます。

そこでも、多少のお金は回った方がいいということで、のりのつくだ煮「のりっこ」などを開発し、東京のブランドショップやネットを使い、販売するに至りました。利益は福祉タクシーやまちの広報誌の印刷代に使っています。私がテレビ番組『カンブリア宮殿』に出演した際、この取り組みを紹介したら、翌日に1000通もの購入の申し込みが殺到してしまいました。

佐々木　それって嬉しい悲鳴ではないでしょうか。

山崎　我々も、仕事がたくさん舞い込んで喜んでいると思っていたら電話があり、「何てことをしてくれるんだ！」とお怒りのご様子……。

聞くところによると、「のりっこ」はひとつの鍋で30個しか作ることができず、手作業なので大変。たくさん注文が来ても困るだけだったのです。つまり、家島の例では、主婦たちは夫が働いていてお金は回っている、自分の財布に若干お小遣いが入るのは嬉しいけれど、生きがいになるほど仕事に没頭したくはない。

地域・社会参加といってもいろんなタイプがあるということです。

いずれにしろ、こうしたことに取り組む人たちがいることで、同時代の人々を元気にすることもできますし、将来そうなるであろう層の人たちにとっても、今から地域ネットワークに参加しておこうとする足がかりになり得ます。

同様の取り組みが増えていくと、元気で長生きできる高齢者も増え、平均寿命に健康寿命が近付けたら、長寿大国としても誇れるのではないでしょうか。チューブにつながった状態で平均寿命の長さを謳っても説得力はなく、北欧辺りからは訝しく思われているかもしれません。

チューブがなくても元気な高齢者が暮らす地域をつくることができたら、来るべき社会に対して答えの一つになると思います。

発想転換するなら今がいい

佐々木　患者の自宅を訪ねると、寝たきりのおじいちゃん、おばあちゃんは軽い認知症で社会とつながりが失われつつあり、奥さんは介護のために自宅に拘束されて社会から隔離、旦那さんは無関心というように、無理やり役割分担はしていますが、家族として機能していないケースが多々あります。

介護を支えるために現役世代が疲弊し、社会からドロップアウトしながら非生産的な生活になるという悪循環が生まれています。

一方で、今は元気ですが5年後、10年後に弱っていく人には具体的な介入ができていません。病気にならないと医療保険は使えない、要介護状態にならないと介護保険は使えない、その手前での人たちにフォーマルセクターから介入するのは難しい、というのが実情だと思います。

そのような中、医療保険も介護保険も使っていない人たちと、接点を持ちうる地域のリソースとして、薬局があります。

現状は、薬の調剤に専念しているところが多いかもしれませんが、薬局の拠点数は今やコンビニエンスストア以上で、何らかの健康サービス拠点として活用できるのではないかと感じています。

山崎　病気の人たちを一人ひとり治療、介護でケアするのはいいのですが、それではイタチごっこになるばかり。誰かが蛇口を締めないと、どんどん水は溢れてしまいます。

ＮＧＯとしてアフリカに赴き、コレラやペストの治療にあたった医師の話ですが、患者の列が長蛇になるばかりで、ほどなく薬が足りなくなると分かった。そこで、彼は白衣を脱いで下水道を掘りに行ったそうです。下水道が完備されていないから蚊が繁殖し、その蚊が媒介して病原菌を運ぶ。それを食いとめようとした。これは至って、真っ当なエピソードでしょう。

日本の場合は公衆衛生が担保されているので下水道を掘る必要はありませんが、例えば問題は生活習慣病ではどうでしょう。生活習慣病における下水道掘りとは何かということです。

医療介護側からすると要支援よりも手前の話なので、市町村ごとの工夫が必要かもしれません。

他方、佐々木さんが指摘した薬局ですが、かかりつけ薬局、行きつけの薬局を「コミュニティファーマシー」と呼び、コミュニティ化するという手段もあると思います。

薬局がドラッグストア化する方向も経営的には一理ありますが、地域の人が普段から集え、薬局で健康になれるという形も大事ではないでしょうか。本来は処方箋をどれだけ集めるかが利益になっており、そのためには病人が増えた方がよかった。反対に、薬局に来て健康になって帰る。それでは商売あがったりだと思うかも知れません。しかし薬局の数が多くなり、過当競争が激しく、病人が増えても儲かるとは限らないのが現状です。

従来の大病院の近くに門前薬局を構えればお客さんが来てくれるという発想は、別の見方をすると、まちからは遠いということかもしれません。逆に、病院から遠くてもまちから近ければ、そこに地域住民が日々集まり、出会いが生まれます。そんな薬局で、薬剤師や医師が健康や予防に関する講座を開いたらどうでしょう。「この薬局は地域住民を健康にしたいと考えている」「薬を売りつけるだけではない」といった信頼関係が生まれると、親や自分が処方箋をもらった時でも門前薬局は素通りして、そこに駈けつけたくなるはずです。

消費社会的な薬局の生き残り方とは価値観が反転しますが、予防に薬局が関わることで、コミュニティの中心になり得る可能性を秘めているのではないでしょうか。超高齢社会に対応した地域をデザインする、いいタイミングだと思います。

佐々木　地域の高齢者が病院の待合室に集まり、お茶を飲んでしゃべって、診察が終わると帰っていくという光景が一変するかもしれませんね。

山崎　待合室に来なくなったら「あの人大丈夫やろうか?」って本末転倒です（笑）。かつ、そこに医療保険が使われているのは問題です。

生活者主体のサービスをつくろう

佐々木　医療機関は専門的なマターが多いので、普通の企業や一般の方が足を踏む込むことを躊躇しますが、コミュニティファーマシーのような場であれば、幅広い業界・業種が連携できる可能性がありますね。我々在宅医療は街と接点が多く、フィールドワークとして地域に出ていくなかで、患者宅だけではなく、地域のさまざまなリソースを知り、それを活用できないかを考えています。

　例えば、このおばあちゃんは独居だけど、ほぼ毎日ヤクルトがあるから、スタッフの方に声かけと見守りをしてもらおう、新聞配達店も小さなエリアを見ているから、困った人を見つけたらクリニックに電話してもらおう、とか。地域によってはそんな取り組みをしています。

山崎　そういうことを言うと反応はありますか？

佐々木　地域ごとに「ケアカフェ」*という、医療介護従事者が顔の見える関係をつくるための勉強会を開きましたが、最近は今は地域の金融機関の人が「認知症の人が来たらどうすれば？」といった相談に訪れたり、地域づくりを研究テーマとする大学院生や大学生が来ることもあります。医療介護関係者以外も集まるようになり、面白い展開になってきました。

　しかしながら、みんな悩みを持ち寄り、話し合うのは好きですが、次のアクションに移すことは苦手なようです。物事を動かすにはリーダーシップやコーディネート力、

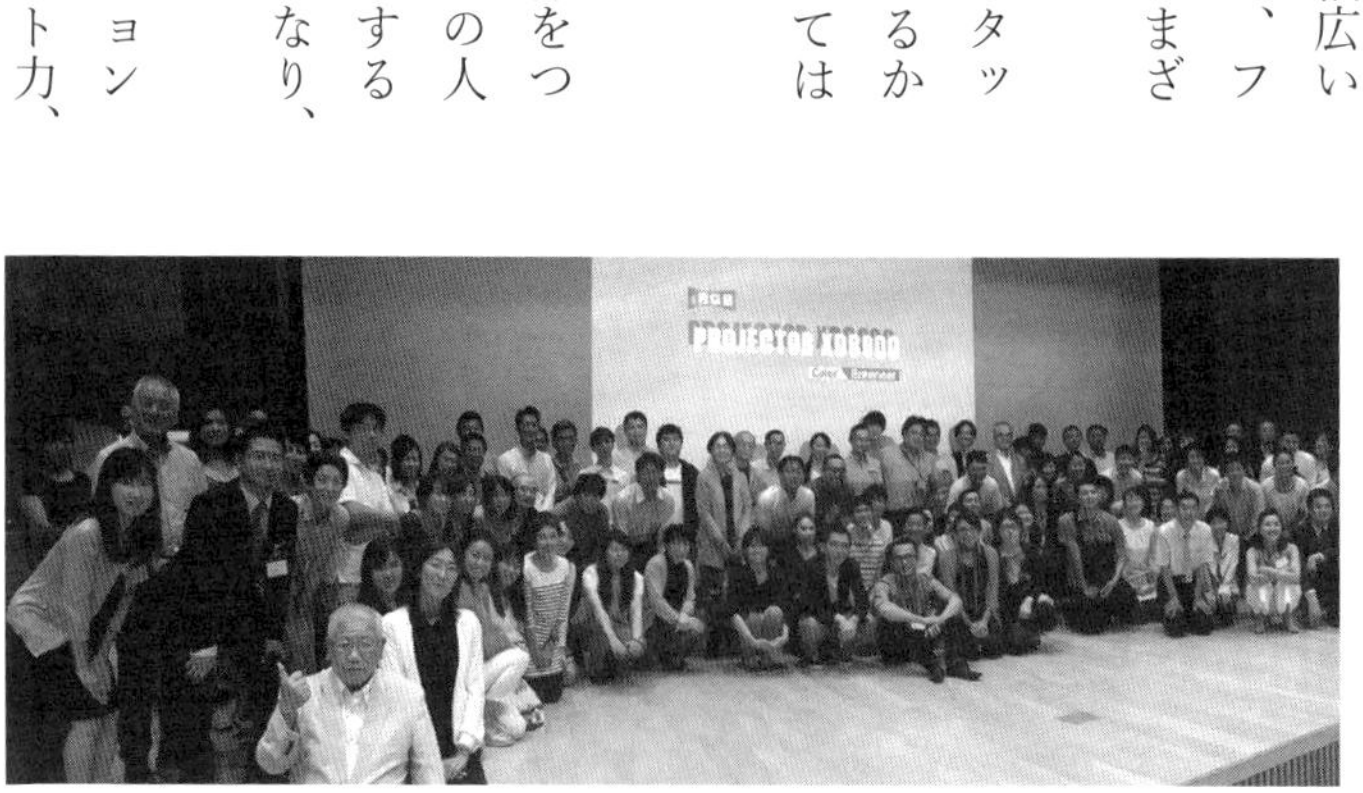

医療&介護カフェADACHI：足立区で定期的に開催されているケアカフェ。医療介護専門職の顔の見える関係構築からスタートしたが、現在は、地域住民や大学、医療介護以外の事業所も参加し、地域の課題解決をともに考える場として機能している。

ノウハウが求められ、さらにお金が伴うと尻込みしてしまうことがほとんどです。「常設のサロンがあると便利」と考えても、「赤字になったらどうしよう」となるわけです。

イギリスには日本のNPOと違って、コミュニティを担う営利、株式会社に近い存在があるそうですが、フレキシブルに資金調達しやすいという点ではいいのかもしれませんね。

山崎　このご時世でも、お金が余ってしょうがない、有益なお金の使い道を探している人がいます。地銀など地域の金融機関から資金調達をするのも経済を回していく上で重要ですが、そういった身近な人々に協力を仰ぐという手もあります。

長い時間をかけてリターンを得たい人もいるでしょうし、直近であれば「地域を元気にするプロジェクトに投資をした」という大義名分にもなりますから、決して悪い話ではありません。そういった人を何人か集めて地域づくりの基盤をつくっていくのです。

佐々木　地域でお金を集めて地域に還元するという、地域ファンドを組成するという考えもありますね。もちろん、最初はお金が発生しないところから始めればいいと思います。

山崎　なるほど。先ほどと矛盾するかもしれませんが、小さく生んで育てていく方が、そのプロセスで地域の人が応援者になってくれる可能性がありますよね。

巨額のお金がポンと入ってきて、それで回すと協力者はいらないと言っているようなものかもしれません。

むしろ、小さい資金や場所で始めて、徐々にプロジェクトを増やしていく方が継続的にお金も回りますし、賛同者、主体的に関わる人も増えていきます。プロセス自体を戦略にすればいいというわけです。

佐々木 サービスを多くの人に使ってもらう、という概念ではなく、サービスに関わるメンバーを増やすのが目的。みんなで支える仕組み、主体性を持って関わる人を増やしていくという手段は効果的だと思います。

医療や介護は提供側のシーズに基づいてサービスが提供されていますが、利用者側が自らのニーズに基づいてサービスを作っていく、ということが、コミュニティデザイン、地域クラウドファンディングを通じて実現できると面白いですね。

山崎 私もぜひ参加したいですね。

生涯地域で生き切る社会デザインを

佐々木 最後に、山崎さんの思い描く未来の姿を聞かせてください。

山崎 医療や福祉、介護の分野への興味は尽きず、今後も、健康で楽しく過ごせる地域づくりに邁進したい考えです。ポイントは、健康な状態から要介護になるまでを、地域でシームレスにつなぐことができるような仕組みをつくることです。

以前、社会福祉士の実習でお世話になった介護老人保健施設で、認知症のおばあちゃんと話す機会がありました。とにかく「家に帰りたい」と言うのですが、よくよく調べてみると、すでに自宅は空き家で、そこに家族は住んでいませんでした。既に鬼籍に入っていたのです。彼女は認知症だということもあり、施設を出ると家

山崎 亮

studio-L代表、東北芸術工科大学教授(コミュニティデザイン学科長)、慶應義塾大学特別招聘教授

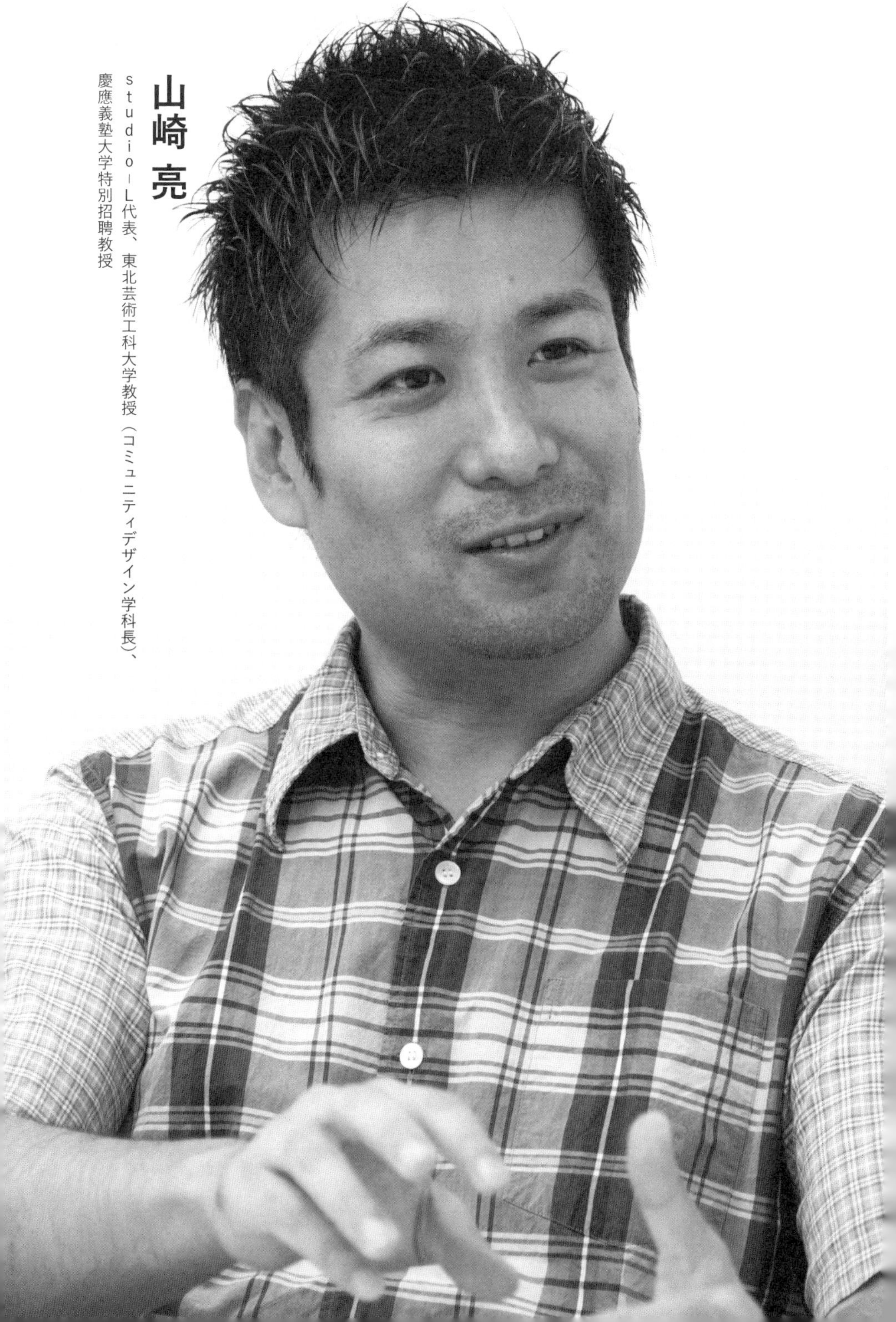

に帰れて、以前の生活に戻れると思っているのですが、実はそうではありません。「1階にある寿司屋で食事をしたい」とも頻繁に口にするのですが、その店も5年前に閉店していました。

つまり、おばあちゃんが望んでいるのは「家に帰りたい」ではなく「あの頃に戻りたい」。今の家に帰しても喜びはしませんし、返って気を落とすだけでしょう。施設に入り、自分が暮らしていた社会と切り離されてしまったから、記憶と、受け入れ難い現実の差が非常に大きい。

しかし健康な時から、病気にかかったり、介護が必要になったりをシームレスにつなげるような仕組みが地域にあれば、せめて記憶と現実のギャップを抱えないで済みます。それって幸せなことではないでしょうか。

住み慣れた地域でニコニコ笑いながら過ごすために、今から我々が取り組まないといけませんし、そういった明るい姿を見せないことには、後進も育たないと思っています。我々が70歳になった時に、同じような姿勢の若い世代がいると心強いですしね。そういった地域を地道に一つひとつ、つくっていきたいです。

ただし、地域差は気になります。地方はかろうじて地域住民のつながりが残っていますが、東京など都市部は壊滅的だろうと思います。若いうちは好きなことができますが、ある年齢、状況を超えると孤立化しやすくなります。田舎とは違い高齢化のスピードも凄まじく、これも大きな課題です。

タワーマンションなど空間構造も、人と人の関係を遮断するつくりになっていて、グランドフロアと自分が住む階を往復するだけで、本来は同じ建物に住む共同体なのに、人間関係は形成されていません。空調の性能は良く、人が亡くなっても周りは気付かないといったケースも危惧しています。

むしろ、コミュニティづくりは地方よりも都市部の方が大変です。

これに対して、口先だけで「何とかしないと」「危ない」と繰り返すのではなく、何らかの具体策を講ずる必要を感じています。

佐々木　東京都内も状況は一様ではありません。浅草のように古くからの住民が多く、阿吽の呼吸の中で自然に支え合う仕組みができているところもあれば、湾岸エリアのように若い世帯がプライバシーの確立された空間の中で暮らし始めているエリアもあります。

山崎　高齢者は都会が便利という論調もありますが、認識を変える必要もあると思います。

佐々木　都市部を高齢者にとって住み心地のよい場所にしていくためには、人と人とがつながり機能するコミュニティを作っていく必要があると思います。それができなければ、自己責任で暮らしていかなければなりません。現在の都市住宅の構造を考えると、それはかなり厳しいですね。私たちも在宅医療の立場から、コミュニティづくりにはできる範囲で関わっていきたいと思います。

何か共にチャレンジできるようなプロジェクトも立ち上げたいですね。

実は私は、中学から高校生の頃、都市計画関係の建築家を目指した時期があったので、山崎さんの仕事にもとても興味があります。

山崎　そうなんですか！　これも奇遇で、私は高校生まで医師を目指していたのです。幼少の頃からずっとアレルギー性の鼻炎に悩まされていて、主治医から治せないと宣言されてしまい、それなら自分が治すぞと。ところが高校2年生になった途端、ピタッと治って、そこで「本当に耳鼻科の医師になりたいのか」と自問自答した結果、私にはできないという結論に至りました。すでに理系を選んでいたので、大学は工学部へ進み、今の道を選んだのです（笑）。

佐々木　私は物理が苦手だったので断念したのと、母親の病気をきっかけに医学のありがたさを痛感し医師を目指すことに。何かと共通点の多いことにも驚きです！

対談を終えて

在宅医療は、その人の生活や人生に貢献することができる非常にやりがいのある仕事です。しかし、何のために療養支援をしているのか、本人も家族も分からないまま、医療や介護の提供が目的化してしまっているケースも少なくありません。

加齢や病気の進行に伴い、身体的な機能は低下していきます。そして、社会とのつながりが途絶えることで、その衰弱は加速していきます。コミュニティのなかに生きる人間という生き物にとって、コミュニティとのつながりこそが、生きる糧であり、そして生きる理由なのだと感じてきました。

日本各地で、かつてのコミュニティ機能が失われつつあると言われています。しかし、その象徴的風景である「シャッター街」は実は豊かさの象徴である（働かなくても生活ができる）ということに驚かされました。と、同時に、本当の豊かさとは何か、ということも考えさせられました。

山崎亮さんは、全国各地で、地域の特性を見つめ、そして10年後、20年後の未来を見据えたコミュニティづくりに取り組んでいます。それは、例えば、ケアプランを立てて、サービスを提供する、というようなシンプルなものではなく、住民のニーズと思いを尊重しながら、地域の住民と共に目的と課題を共有し、地域を育てていくという創造的な取り組みです。

対談を通じて、自分の視野が狭くなっていることに気付きました。

私たち医療介護の専門職は、高齢者は「支える」対象であると反射的に考えてしまいます。そして、地域包括ケアシステムはそのための医療介護連携なのだと理解している人も少なくないと思います。

しかし、本来、生活を支えるのは、医療や介護の仕事ではありません。生活を支えるために専門的な機能が求められることはあっても、生活は地域のなかにあるものです。そこで生活を続けることは、地域との相互作用のなかに生きるということ。居場所と役割があるはずです。

しかし、私たちは、医療介護を提供するという名目で、もしかすると、その居場所や役割を奪ってきたかもしれません。「支える」ことが目的化してしまい、何のために支えているのかを見失ってはいないでしょうか。

本当に豊かな未来をつくるために、私たちはどうあるべきなのか。

これに対する答えは、山崎さんに聞くのではなく、一人ひとりが自分の頭で考えるべきことなのかもしれません。

加齢に抗うのではなく、

加齢と共に成長を続けること。年を取ること は「衰弱」ではなく「成熟」である。いつまでも人間としての成長を続けること（スマートエイジング）こそが、これからの私たちの生き方。必要なのは社会環境を整えること、そして個人はいつまでも社会に必要とされる価値を保つこと。介護保険だけに依存するのではなく、よりポジティブな生き方を支える健康サービス産業を創造し、これから高齢化を追いかける世界をリードしよう。

村田裕之

東北大学加齢医学研究所特任教授、
村田アソシエイツ株式会社代表取締役

小川利久

株式会社エイジング・サポート代表取締役

世界が注目する高齢先進国、日本

少子高齢化が進展するなか、日本経済は成長が鈍化、労働力不足も大きな課題となり社会に立ちはだかっている。一方で、定年退職後も働きたい、地域活動に携わっていたいと考えるアクティブシニアは増えていて、高齢者の社会参加は日本の今後を占う上で、欠けてはならないピースとなりそうだ。ここでは、スマート・エイジングを提唱する村田裕之氏、小川利久氏に、「これからの高齢者のあるべき姿」について語っていただいた。

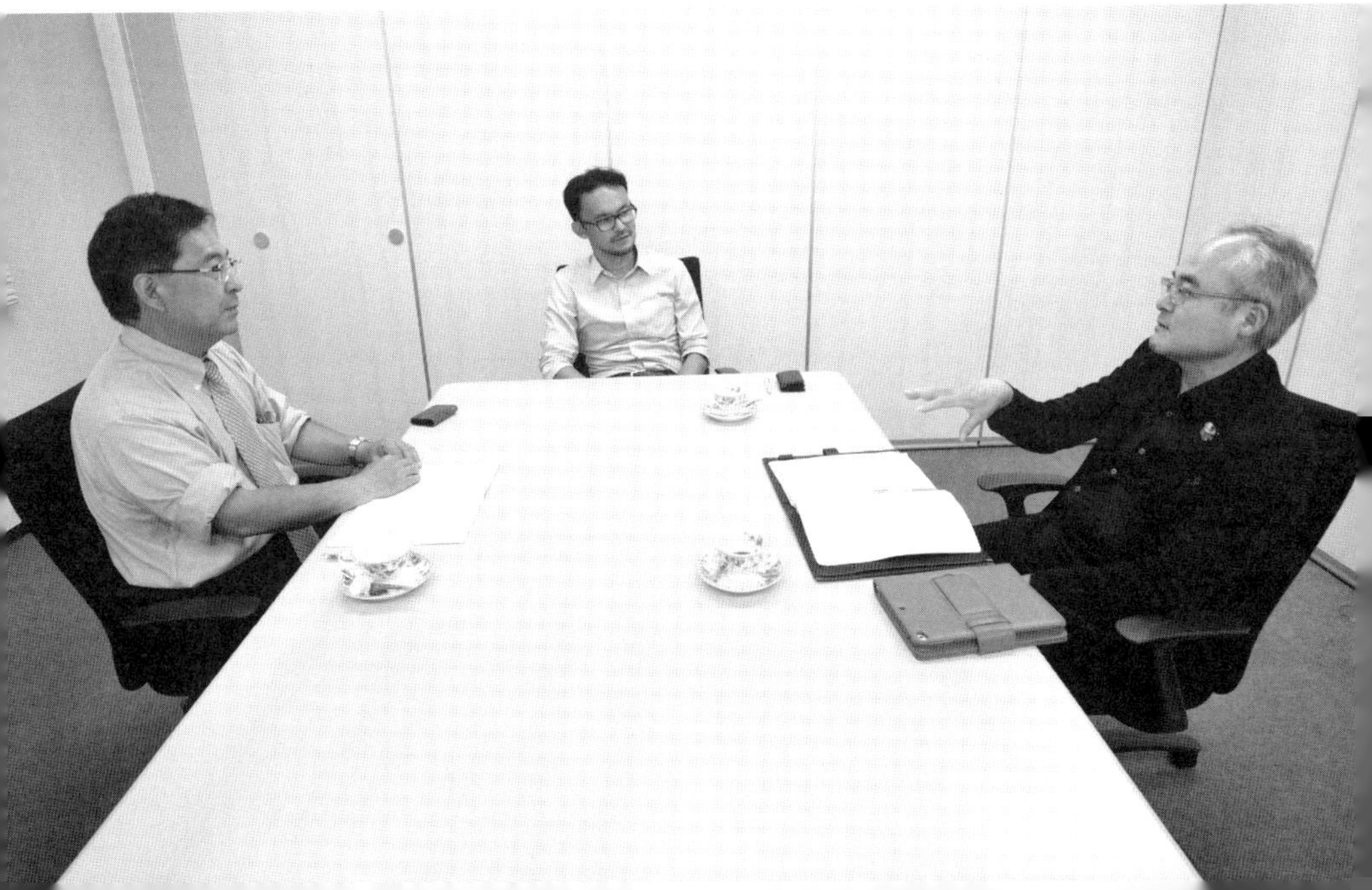

エイジングの既成概念を壊そう

佐々木　私は今から10年前、在宅療養支援診療所が定義されたタイミングで在宅医療を始めました。その後、日本の人口バランスや社会情勢は大きく変化し、2025年、2035年に向けてさらに変わっていくと思いますが、この高齢化というプロセスを多くの日本人は悲観的に捉えているようです。

　この社会の変化が本当にネガティブなものなのか、少子高齢化という社会をポジティブに捉えるには、何が必要なのかということについてお聞きしたいと考えています。

　超高齢化社会に立ち向かう日本の経験は、今後アジア諸国をはじめ、多くの国にとって〝前例〟になるに違いありません。日本のトライアルは大きなテストケースです。世界はこの挑戦を固唾をのんで見守っています。日本の一般生活者の思考や態度、経済活動、自治体政策を含めてどうあるべきかお考えをうかがいたいと思います。

　在宅医療に携わる私が感じるのは、仮に健康寿命が延伸しても平均寿命も延びる*ため、その差は決して埋まらないのではないかということです。

　現在、多くの男性は65歳で定年退職した後は悠々自適に生活したいなどとイメージしますが、男性の健康寿命の平均は70歳くらい。思い描いていたように暮らせるのは5年程度で、その後は要介護状態になってしまいます。このような切ない現状

健康寿命と平均寿命

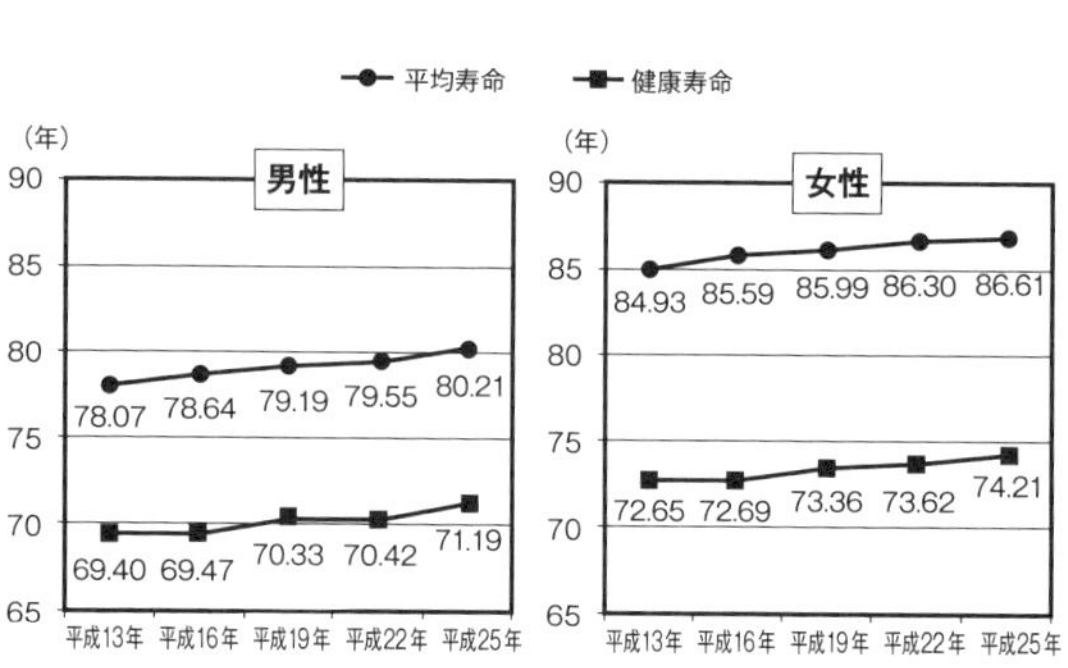

出典：厚生科学審議会地域保健健康増進栄養部会第2回健康日本21（第二次）推進専門委員会2014／10／1の資料1　健康日本21（第二次）各目標項目の進捗状況について

を考えても、健康寿命を延伸することは非常に重要だと思います。

しかし、病気や障害を負ってからの人生を見直す必要も感じています。今は要介護度が上がると介護施設に隔離され、お世話されて一生を終えていく人が多いですが、車いすがあれば社会に復帰できるとか、そのほかの支援機器でサポートすると、社会の中で一人前とはいかなくても、部分的な役割を持つことができるといったケースもあるはずです。

日本は経済成長の鈍化、労働力不足も大きな問題ではないかと感じます。高齢者や障害者に対する見方、健康寿命の定義を変えていくことが、こういった課題を解決するカギになるのではないでしょうか。

村田　高齢者が増える、社会が高齢化することがネガティブだと世の中の多くの人は見ているということですが、本当にそうなのか、あるいはそうだとして、ネガティブな見方をポジティブなものに変換するには何が必要かを考えなければいけませんね。

佐々木　なぜ、高齢者が増えると我々の社会は悲惨になると言われているのでしょうか。

村田　一般的に年金破たん、老後破たん、老後不安、介護地獄など、メディアが話題作りし、あおっているという側面は否めません。一方で、病気になりやすい、要介護状態になるなど身体的な機能の低下もあり、個人としても年を取ることをネガティブに感じるわけです。さらに、そう捉える高齢者が増えることで、よりイメージを拡大させるということもあるでしょう。

そこで私は10年前から「スマート・エイジング」という考え方を提唱しました。一般的に、年を取ることは良くない、ネガティブだと象徴するフレーズとして「アンチ・エイジング」が用いられていますが、そもそも「エイジング」とは年齢を重ねるという意味で、年寄りを指す言葉ではありません。人間は受精した瞬間からエイジングが始まり、子どもも大人も高齢者も、生命ある限りエイジングは続いていきます。従って、エイジングをアンチ、すなわち否定することは生きることの否定、つまり死ぬことであって、若返りではありません。

スマート・エイジングの本質は何かと言えば、個人については、年を取ることは「成長すること」だという見方です。

子どもから大人になるのは見るからに成長していると実感しますが、実は大人になってから、さらに高齢になる過程で肉体的に衰えても、例えば、知識が増える、語彙が増えるのは脳科学でも明らかになっています。

つまり、人間として知的に成熟していくという可能性があるのです。もちろん、それは誰もが約束されているのではなく、自助努力が求められますが、それも含めてエイジングであり、年を取ることは人間成長のプロセスと捉えることができます。

そう考えると、エイジングは個人としての成長、さらに成長する個人の集積体としての社会の成長機会だと結び付ける方が発展的ではないでしょうか。

一方、高度成長期と今が決定的に異なるのは、人口動態のシニアシフトが起きて、年齢層が高い人々がマジョリティになっているということ。そうすると儒教の影響もあり、年配の人の声が大きくなりがちで、若い人の声が無視されてしまうという危惧もあるようです。

「シルバーデモクラシー」[*]とも言われていますが、私は高齢者がより元気に、バリバリに過ごしていると、次の世代も元気になるという考えに立っています。

逆に、高齢者が元気をなくし、パワーダウンしていると、後につながる人々の活力も失われ、社会にネガティブな影響を及ぼします。そういう意味で、スマート・エイジングという考え方とその実践方法を定着させたい。

我々の加齢感を見直し、年を取ることは自己と社会の成長であり、身体的には機能が衰えて大変でも、人間というのはそういうものだと自覚するきっかけにすべきでしょう。大変ですが、大変だからこそ、そうならないように努力しようと、考えを切り替えすることができるのです。

佐々木　私は東北大学の東京キャンパスで村田先生の講義[*]に参加して、スマート・エイジングの概念を知りました。

それまで、私たち医療者の知っている高齢者は寝たきりに近い方ばかりで、どうしてもそのイメージに引きずられていましたが、他方、我々のケアを必要としない元気な高齢者もたくさんいるという現状を確認することができ、、成熟していく人が増える社会は悪くはないというイメージを持ちました。

若い人たちは確かに元気いっぱいですが、年を取るとそうもいきません。ですが、現代は必ずしも肉体労働をしなければならない社会でもなく、その人の身体機能に応じて活躍し続ける状況を作れるのではないかと思っています。

高齢者が増えると大変だと若い人たちが言っているのは、年金制度も関係してい

シルバーデモクラシー：全有権者に占める高齢者の割合が高いため、高齢者の意見が政治に反映されやすい状態を指す。人口の割合に加えて、高齢者の年齢別投票率が若者よりも高いことが、高齢者に有利な政策を実現しやすい要因となっている。

東北大学スマートエイジングカレッジ東京：東北大学の健康寿命延伸・スマート・エイジング分野の精鋭教授陣が、企業の経営者・実務担当者からなる受講生に対して、東北大学の研究シーズ情報をレクチャーとディスカッションの形で提供し、企業の健康寿命延伸ビジネスのイノベーションを促進する事業開発支援活動。http://www.sairct.idac.tohoku.ac.jp/

ると思われます。彼らは頑張って年金を納めてもそれほど見返りはないのに、高齢者は何倍も受け取っているという議論。または、高齢者は医療費や介護費をたくさん使って、若い人はそれを支えないといけないという、社会保障にかかるコストも気になります。

2060年には0・88人の生産人口で1人の高齢者を支えないといけないという試算もあります。ただし、これはすべての高齢者が65歳でリタイアして、そこから社会参加しないという前提に立ったものですが。高齢者が個々の体力に合わせて社会に参加し続けられる社会を作ることができたとすれば、状況は大きく変わってきます。

シニアは経験と知見を活かして働く

村田　私は医療（健康）保険や介護保険報酬に依存しない、中高年向けのビジネスをこれまで手がけてきました。理由は昔から税金が財源の補助金を使ったビジネスが好きではなく、それなしで自立すべきと考えているからです。

また、既に定年後は悠々自適に過ごすという時代は終わっていて、定年後も働きたいという人が増えているとハッキリしてきました。背景として、稼げるうちは稼ぎたいということもありますが、仕事を通じて社会に関わっていた方が身体のリズムもいいし、生活に張りがでるなど、お金以外の理由も重要になっています。

ところが、そうなると年寄りは仕事を続けながら年金がもらえ、反対に若者たちは高齢者を支えているにも関わらず彼らにポストを奪われ、職に就けないという議論になることがあります。実際、米国ではそうした世代間論争が多いです。

そこで提案したいのは、65歳を過ぎた人は20代の人と同じような仕事に就かないこと。むしろ、高齢者は年齢に見合った成熟した仕事に就くようにすることです。ただし、そのためには、40代、50代の段階でビジネスパーソンとしての自己修練、鍛錬をしておかないと、退職してからの市場価値を見い出すことはできません。

私は、年寄りが仕事をすることが若い人の雇用機会や活動機会が増えるようなルールがあるべきと考えます。例えば、シニアが起業すれば、その結果として若者の雇用が増える可能性があります。シニアが若者を雇うと税制優遇などインセンティブがあるなどの仕組みがあると拍車がかかるかもしれません。

つまり、高齢者が働くことが次世代のためになり、自分自身にとっても張り合いになるという「ハッピー・ハッピー」の関係をつくることです。

若い人たちも「年寄りは年金を使ってぬくぬくと旅行に出かけてばかり」など、不満やアンバランスを解消する手立てになり得るはずです。

佐々木　悠翔会にも実は高齢者が多く、その代表格が私の父です。団塊の世代で、現在は前期高齢者ですが、本人は高齢者の自覚はないようです。先日もスーダンに行くなど、月の3分の2は海外で暮らすほど。現役時代はベンチャーキャピタルの役員でしたが、退職し、今は悠翔会で資本政策や資金調達をサポートしてくれます。

我々、医療スタッフはファイナンスがあまり得意ではないので、正直、助かっています。父が会社員時代の同期も呼び、経理や総務、財務といったバックオフィスが整っていて、そこは任せっきり。診療スタッフは若手というように、世代が交わることで運営やマネジメントがうまくいっているのです。

村田　新興ベンチャー企業によく見られるパターンですね。

佐々木　彼らはフルタイム勤務ではなく、残業もありません。決められた時間でタスクをこなし、終われば帰っていきます。好きな時間に働いているようで、朝7時にオフィスにいるなんてことも。無駄なコストはかからず、業務に対する対価を支払うという形でやっています。

村田　経理やコーポレートファイナンスの経験が豊富な人は、退職後も活躍の場が多いです。ところが「事務職をやっていました」というだけでは、スキルが商品化、市場価値化されていませんから行き場がありません。定年後には、価値が認められにくいのです。

いずれにしても、若いスタッフとプロたるシニアがタッグを組み、高齢社会の課題に立ち向かうというのは素晴らしいと思います。

佐々木　高齢者が働くには健康も大切ですが、悠翔会にはこの前まで、80歳のドライバーもいました。老眼はなく運転も上手で、さすがに80歳を過ぎてリタイアしましたけど。

また、悠翔会の場合、シニアが対象というわけではありませんが、職種はなく、診療支援ユニットのなかに、保険の請求業務、車の運航、診療に同行してカルテの入力といったいくつかの業務があり、担当は一人にひとつと限りません。各人の希望に応じて研修プログラムを用意して、一人で三つの業務をこなすスタッフもいます。年齢や性別に関係なく働くことができる環境を考え、用意していますが、仕事に対する多様性を受けいれる姿勢も、モチベーションに寄与すると考えています。

能動的な労働で脳機能は維持される

村田　話をスマート・エイジングに戻すと、年を取って会社や近所、友達との付き合いが途絶えていくと、気付きや学ぶ機会が減り、一般に人は不感症になっていきます。

感覚器も衰え、インプットが弱くなり脳機能も弱くなるというものです。

悠翔会の80歳のドライバーが元気だと聞いて思い出したのは、英国で高齢かつ元気なタクシードライバーが亡くなった後に脳を解剖したところ、海馬が非常に発達していた話です。

業務をルーチンでこなすだけだと、そうはならずに疲弊するでしょうが、「今日はこの道にしよう」「別のルートにしよう」といった気付きや学び、工夫があると日々の業務も楽しくなり、脳機能が衰えにくくなるようです。スマート・エイジング的な生き方には、こういった効果も期待できます。

佐々木　悠翔会のドライバーも、国道は通らずに裏道をショートカットする、この時間帯はこのレーンは込むから使わないなど、深い知識があり、チャレンジを怠らない方でした。

村田　年を取っても気付きや学びがある体験が多いと達成感を感じることができ、

人生を前向きに感じられるようになります。そんなライフスタイルの人が増えていくと、年を取るのはいいことだとなっていくと思いますよ。

佐々木　悠翔会で元気で働いている年配者たちは、専門を極めてきたのと同時に、仕事を楽しんでいます。そのスキルに依存している我々もいるわけですが（苦笑）。

小川　彼らは専門職であり、ただ業務をこなすのではなく、なぜそうなのかって常に考えているのでしょうね。おまけに天気や時事ネタを話してくれたり。それって情報をもらっているようなものでしょう。

佐々木　医師は往診の電話が入った時、疲れていたりすると気が進まないことも。そんな時、年上のドライバーから「頑張って行きましょう」と言われると、なんとなくその気になることもあります（笑）。

村田　高齢者のなかには「生きていてもしょうがない」とか口にする人もいますが、「じゃあ死にたいの？」と聞くと黙ってしまいます。若い人が励ましたり、正論を告げると、「そうだよね」とうなずくことも。年は取っても甘えたい時はありますし、反対にズバッと核心を突かれてハッとすることだってあります。

年齢で境界線を引くのではなく、シニアと若者がお互いにエールを交換し合うというか、励まし、叱咤し合うというか、そんな関係が持てると孤立もしませんし、世代を超えた交流につながっていくはずです。

小川　老人ホームに入ってくる高齢者は極端な場合、「死にたい」と言います。食事をとらないなんてこともよくあることです。

しかしそのうち「子どもに迷惑をかけたくない」と少し心境に変化が起き、やが

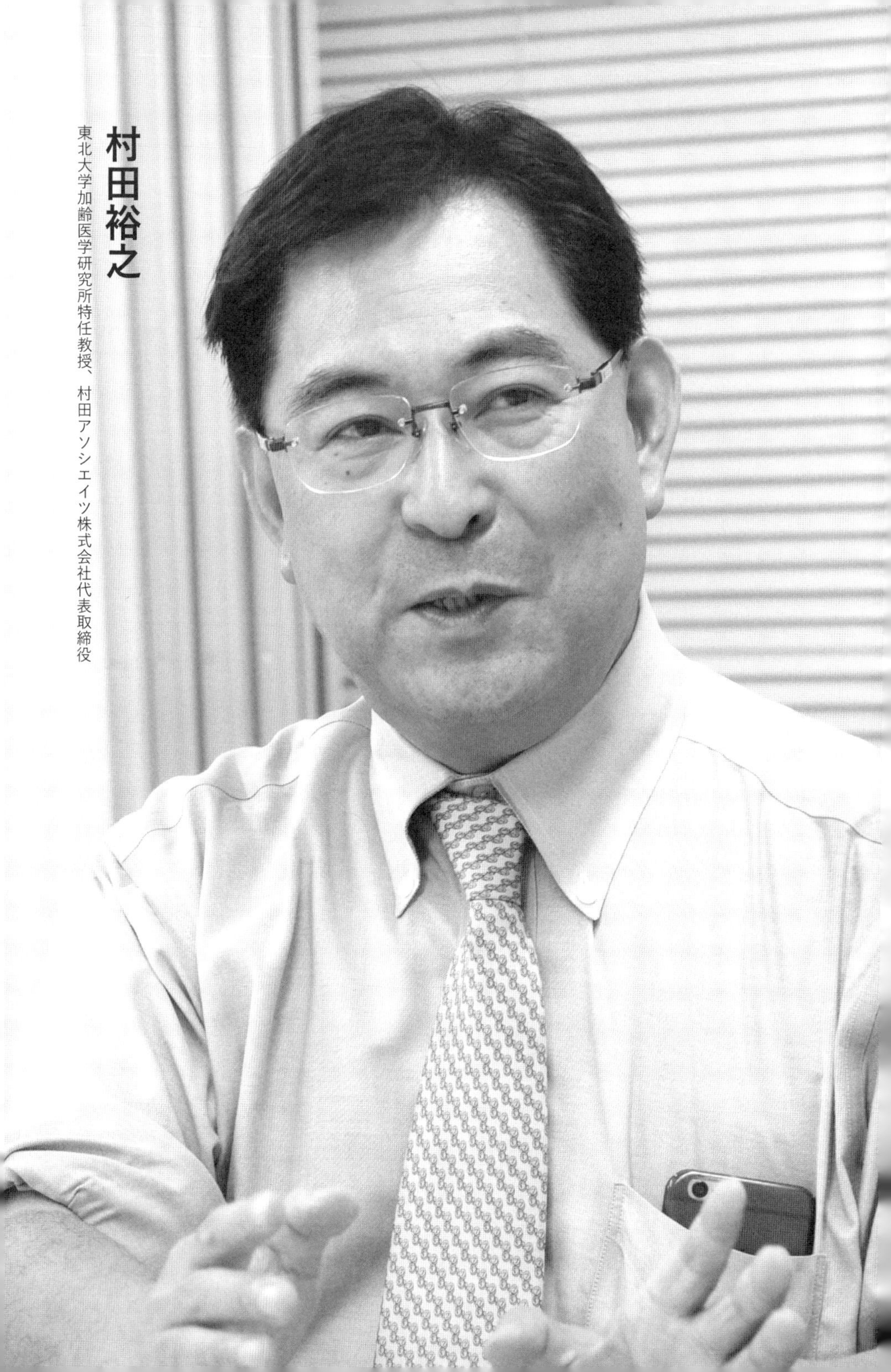

村田裕之

東北大学加齢医学研究所特任教授、村田アソシエイツ株式会社代表取締役

て「私の生きざまを見せてあげる」「人のためになりたい」というような人も。

背景には、若い介護スタッフの手厚いケアがあるわけですが、入居者や職員からポジティブな言葉が出てくるような施設は、総じて運営がうまくいっていると捉えて間違いはありません。

村田　高齢者の人たちがモチベートされていく時に重要なのは、自分の役割があり、自分が関わると誰かの役に立つという感覚があると、ネガティブがポジティブに変わってきます。

一方、冒頭の問題提起にあったように、若い人たちが高齢者、高齢社会をネガティブに見ていて、彼らに役割があるということが分かったとしても、それがクリアされるかというと、そう単純でもありません。

佐々木　うちは若いスタッフが大部分で、高齢社会と闘っているというか、そのなかにいるので、ネガティブには考えていません。

社内で働いている高齢のライバルにも「この年齢でこういった仕事ができるのか」と、尊敬の念を抱いています。社内の集まりでも締めの挨拶はシニアが登場するのが当たり前というように、愛されていますね。経理や財務とか資本関係の仕事など、専門性の違いもあるのでしょうね。

村田　昨年公開されたハリウッド映画『マイ・インターン』という作品をご存知でしょうか。

若手女性起業家が主人公で、会社が急成長を遂げた結果、社内に軋みが生まれ、女性起業家も孤立無援・唯我独尊といった状況……。そこで、ロバート・デニーロ

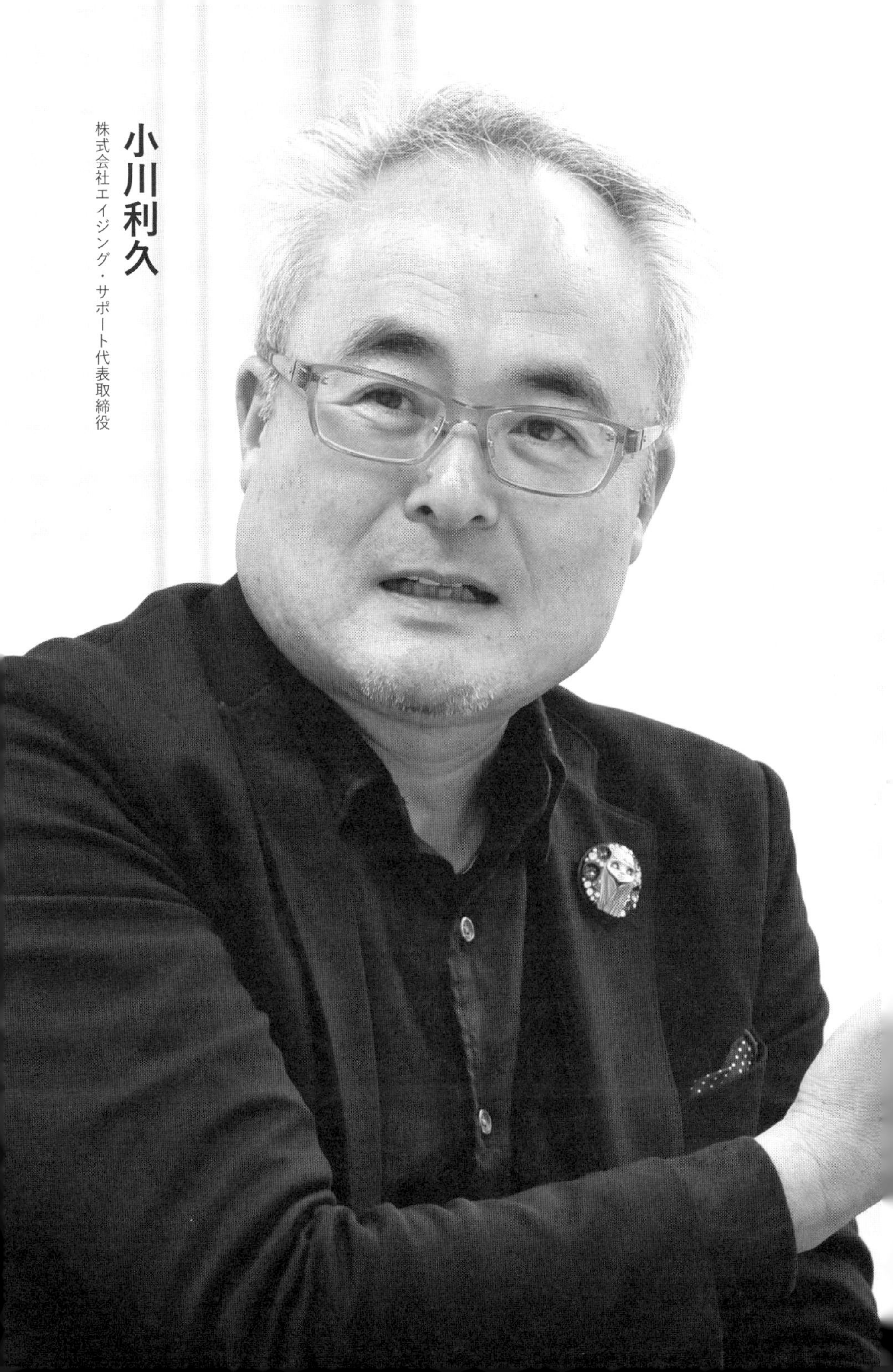

小川利久

株式会社エイジング・サポート代表取締役

扮するシニアのインターンがやってくるというストーリーです。

最初、女性起業家は「そんな人は頼んでいない」と無下に扱いますが、彼があまりにしっかりと仕事をこなすので、徐々に気持ちに変化が現れます。「シャツの裾はパンツに入れた方がスタイリッシュだ」なんて、若い社員とも価値観の交流を通じて人気者になっていく。

フィクションではありますが、普遍的な価値観を説いてくれるシニアの言葉は若者の心を打つというメッセージがある映画でした。

あながち荒唐無稽な話ではなく、現実にもあり得るでしょう。

佐々木　私は大学を卒業してしばらく、インターン時代も含めて、周りに同世代しかいませんでした。ところが在宅医療を始めると、高齢のヘルパーや学卒で医師になった在宅医など、年齢に関係ないコミュニケーションが生まれ、長く生きた人生の価値が個性になり、仕事に活かされていることを知りました。そういう関わりは新鮮で、居心地がいいです。

小川　介護施設も、20代の介護福祉士と、50代のベテランヘルパーの二層に分かれます。

すると、若手は何もできず、むしろ非常勤のベテランが職員を支え、それがモチベーションになっていたりします。ところが若手は専門的な教育を受けているので、2、3年もすると立場が逆転し、次は若い子がベテランにパソコンを教えたり、新しいケアをレクチャーするように。すると、非常勤職員たちは「同じ仕事なのに給料は安い」と不満を抱え始めるのです。

ならば、独自の手当を支給したり、勉強会をして、またもや立場が逆転するといったことも。この繰り返しで組織のバランスを取るのが面白くも難しいところです。

私は定期的に意識調査を実施し、内情を見える化していますが、異なる世代・立場の人間が同じ職場にいる場合は、こういったマネジメントが重要になってくると思います。

超高齢社会、発展のカギ

佐々木　若者と変わらない体力・知力の高齢者もいて、生物学的な老化のスピードは年齢と必ずしも比例しません。年を取ると弱る傾向はありますが、スマート・エイジングの社会だと、社会とのつながり、役割作りを考えていくのと並行して健康の維持も大切です。それができて、社会の中で役割があると、年齢や経験は個性として、同じコミュニティに属するメンバーとして自然に同居できるのではないでしょうか。

一方で、身体機能や認知機能が社会の中で活動するには厳しいレベルになると、医療や介護のサポートが入っていけばいいと思います。

今はそのリスクが高いフレイルの人がたくさんいて、医療介護のコストを考えると、一人ひとりが健康を管理しながら、弱っていく人をどのようにサポートしていくのかを考えたいところです。

現状、弱っている人をどうやって引き上げるのか。予防的な介入ができれば健康寿命が延びそうだという人に対するサポートは、日本の社会制度上で抜けているのではないでしょうか？　病気になれば医師、要介護になると介護がありますが、元気だけど弱い人は放置されています。スマート・エイジング社会では、こういった点もキャッチアップしていく必要があります。

村田　私は２００３年に「カーブス」という女性向けのフィットネスを日本に初めて紹介しました。２０１６年９月現在で会員数72万人、店舗数も１７２６ほどまで成長しましたが、当初は健康に対する意識の高い人ばかり。ところが今は、膝が痛くて歩行困難だった人が来て、３カ月や半年で元気になる事例が出てきています。

このサービスは介護保険を全く使っていません。介護保険を使わなくても自分の身体が健康になれるなら、月に５７００円を惜しまない人が少なくないわけです。元気になれる場所があるということを知らしめるのも重要だと思います。

佐々木　フレイルになってから、介護認定をして、介護保険のリハビリテーションを提供する、というのではなく、シニアも自分の健康や身体機能の維持や向上のために、積極的に消費をして、なおかつ健康になるということであれば、日本の社会保障の面でも、経済活動という面でも、非常に有意義な話になりますね。

村田　カーブスの利用者の平均年齢は62歳と比較的若いのですが、要支援の手前にいた人が元気になったというケースが多く見られます。

そして女性は元気になり、痩せてスタイルが良くなると、服や靴、カバンを買っておしゃれに努め始めます。外に出かけるのも楽しくなりますから、お化粧をして旅行やミュージカルなど、生活に彩りが出てくるようです。

身体が衰えるのを放置すれば要介護になり、車いすや紙おむつにお金を使っていたのがそうでなくなるのですから、大変有意義なお金の使い方です。

介護保険事業者も介護保険報酬に頼らないこういう事業を目指せばいいと思います。

小川　カーブスの月額利用料5700円は、65歳以上の被保険者の介護保険負担料とほぼ同額ですね。どうせなら前向きな行動に使いたいものです。

佐々木　日本の介護保険は自立支援と言いながら、経営のため、中途半端な介護サービスで身体の機能を低下させている面もあるのではと思います。

小川　与えるケアではダメで、与える機会を与えるケアを目指したいところです。そうでないと、残存能力が活かされず、生きる意欲が停滞します。

「やってあげます」ではなく、「あなたにはこういう能力があります」と示し、誰かに与えることを促すようなケアにしないと。

佐々木　お話をうかがい、高齢者は我々が持つイメージから変わりつつあると実感できました。高齢者を一概にひとまとめにすることはできませんし、多様化の一途をたどっているとは思いますが、ポジティブに考えることは可能ですね。

社会にとっても経験や価値観を持った人が増えていくことは悪くないことだと思います。

高齢化に伴って経済面ではハンディを負うことになるのではないかと感じていましたが、必ずしもそうではないということが分かりました。

高齢者と若者がそれぞれの強みを生かしながら、年齢に関係なく活躍できる社会を作れる可能性もありますね。

村田　私はシニアの方向けの講演で、「定年退職の区切りで旅行に行くのもいいですが、これからは時間の半分を自分の楽しみに使い、残り半分は次の世代のために使うことも考えましょう」と話をします。そういった利他の思想に響く人も少なくありません。動き始める人が今後はもっとたくさん現れると思います。

小川　とりわけ男性で、退職後にどう時間を過ごせばいいか迷っている人は地域にたくさんいるようです。

佐々木　これは地域包括ケアシステムを考える上でも重要だと思いますが、コミュニティごとにシニアが何らかの役割を持つ仕組みがあればいいですね。さらにカーブスのように、ビジネスという形で高齢者の介護予防をしていくサービスも周知されれば……。

介護保険制度があるので、ついその枠内で何かやろうと考えてしまいがちですが、まず保険制度ありき、という考え方は改めたほうがよいかもしれませんね。

村田　介護保険を使って儲けようというのは、自立支援の本質から外れた発想です。思考停止しないで、いろいろな方策を講じていかないといけません。

佐々木　介護保険事業というビジネスモデルがあり、そこから訪問看護、訪問介護などいくつか体系化されて、それぞれの成功モデルがあり、みんなそれを一生懸命に踏襲しているというのが現状ですが、あえてそこから飛び出す気概やアイデアも求められそうです。

世界で通用する介護予防ビジネスを

村田　介護業界の従来の価値観が、時代が求めている価値観とずれていると認識することも重要ではないでしょうか?

財源はどこから来ているのか、そういうことを突き詰めると、サービスやミッションは適正になっていくでしょう。現在の介護サービスが、例えば、国際競争の観点で、海外でも通用するのかという視点も必要だと思います。

小川　海外に打って出るという選択肢も考えられます。日本だけで物事を考える時代ではないとなると、やるべきことも変わるでしょう。

村田　シンガポールや香港は一人当たりのGDPでは日本よりも高く、日本でやっている取り組みに対する注目度は高いようです。

シンガポールの健康食は日本を参考にしています。他のことも含めてシンガポール政府はアジアで一番のジャパンウォッチャーです。

佐々木　在宅医療はありませんが、医療のレベルは高く、英国同様GPが活躍しています。退職者向けのコミュニティケア、高齢者に対する予防的ケアなどは日本よりも抜きん出ている印象すらあります。

村田　香港は英国系で優秀、平均寿命は日本と争っています。その答えの一つが医療の発達ですが、介護はまだまだといったところです。

佐々木　システマティックに在宅医療が進んでいるのは日本ですね。

村田　都市型に近い所は東京化していくので、日本から学びたいと考えています。ですが、日本はそれに安心するのではなく、日本の本当に優れている部分は何かを自問自答する必要があります。介護保険があるからできている部分が多いからです。介護保険にスポイルされている部分をはぎ取らないと、世界では通用しません。

佐々木　介護保険の枠組みでだけで高齢社会を支えるとなると、日本の未来も厳しいですし、国際社会の中で生き残れるかというと、疑問を覚えます。

村田　米国ほどドラスティックになる必要はありませんし、米国型や北欧型がどうと言うのではなく、日本の社会状況にふさわしいバランスの最適点があるでしょう。超高齢社会日本の行く末は世界各国も注目していると思います。

超高齢社会となった今、保険だけで支えるのは厳しいなら、いかに病気にならない、要介護にならない、要介護になっても早期に回復するといった点にリソースを向ける必要があります。

それは医療介護職だけが一生懸命になっても実現しません。生活者一人ひとりがスマート・エイジングについて考え、どうやって実現していくか、生き方を考え直さなければならない。その結果、日本で得た知見が世界でも通用することが願いです。

佐々木　一人ひとりが、スマート・エイジングという地域包括ケアの根幹というか、主体性を持って地域、コミュニティと関わっていくようなミニマムなユニットなっていけばいいですね。

小川　自然には成り立ちませんから、教育を変えていく必要もあります。年齢を問わず周知されていくことで、スマート・エイジングは定着してくに違いありません。

対談を終えて

「人間は受精した瞬間からエイジングが始まります」。

東北大学加齢医学研究所特任教授の村田裕之先生は、加齢に抗う（アンチエイジング）のではなく、加齢と共に成長を続けること（スマート・エイジング）こそ重要であると指摘します。

「老化＝衰弱」という前提に基づいた医療介護の充実こそが高齢者福祉、と考えている人もいるかもしれません。しかし社会福祉の財源は限られ、医療や介護の拡充だけでは幸せにはなれないことは誰もが感じているところです。しかし年齢を重ねていくことを「衰弱」ではなく「成熟」であると捉えることができれば、個人も社会全体も変わっていくことができるかもしれません。

「支える側」と「支えられる側」を年齢で区別することをやめれば、社会課題としての高齢化というワードは意味を失います。体力も可塑性も大きい若年層と豊富な経験とスキルを持つ大人たちが上手に役割分担することができれば、経済も活性化するかもしれません。

もちろん加齢に伴い生物学的機能は低下していきますが、それはコミュニティとテクノロジーで補完することができます。そして、それらが必ずしも公的保険サービスである必要もありません。

年を取っても輝き続けられる社会。必要なのは、一人ひとりが生物学的機能の低下に左右されない自分の「価値」を見出すことかもしれません。

山崎亮さんの著書の中に、１８００年代に社会改良家として活躍したジョン・ラスキンについての記述があります。ラスキンは、「炭素は石炭にもなるしダイヤモンドにもなる。人間も同じだ。洗練されないと石炭になってしまう。そうなったら産業革命の労働力になるだけだ。あなたたちは努力次第でダイヤモンドになれる」と、労働者たちに語りかけていたといいます。

制度に依存するのではなく、一人ひとりが自らの生きざまを考え、工夫し、努力することが大切な時代なのかもしれません。

最終章

在宅医療に取り組んだ医療法人社団悠翔会　10年の軌跡

Introduction

医療法人社団悠翔会が在宅医療への取り組みを始めたのは２００６年。在宅療養支援診療所が定義されたその年でした。

それから10年間。私たちは理想の在宅医療のカタチを模索しながら、試行錯誤を重ね、現在に至ります。

在宅医療に対する地域のニーズは、この10年間だけでも大きく変化してきたように思います。これから後期高齢者が急激に増加していく東京・首都圏というフィールドで、私たちは何を成すべきなのでしょうか。

これまでの歩みを振り返りつつ、これからの私たちのあり方を今、じっくりと考えてみたいと思います。

2006

在宅医療との偶然の出会い

2006年3月、当時大学院生だった私は、偶然、新宿区内の在宅医療のクリニック「フジモト新宿クリニック」*に非常勤で勤務することになりました。これまで急性期病院での臨床経験しかなかった私にとって、人生の大きな転機になりました。病気や障害と共に生きる人たちと医師としてどう関わるのか。クリニックに入職した当初は、目の前の人を「治せない」という居心地の悪さに戸惑いがありましたが、藤本進院長はじめクリニックで働くナースやソーシャルワーカー、そして多くの患者さんや介護事業者との出会いを通して、「支える医療」という新しい価値基軸に気付かされることになりました。

病気が治らなくても、すべてを失うわけではない。身体を治すことはできなくても、適切な支援があれば、その人らしい生活や、人生を生きることができる。急性期医療のようにガイドラインやプロトコールに従うのではなく、医師として、そして人として、患者との自由な対話の中で、ともに生きていくための医療を一緒につくっていく。新しく出会った「在宅医療」に大きな魅力を感じるとともに、この領域で仕事をしていきたいと強く思うようになりました。

*医療法人社団慈紹会 フジモト新宿クリニック：藤本進院長は新宿区医師会で在宅ケア担当理事、新宿区介護サービス事業者協議会の会長も務められている。佐々木は2006年3月からここで非常勤勤務、同年8月に開業後もこのクリニックでの非常勤勤務を続けながら在宅医療を教えていただいた。

東京・千代田区に最初の在宅療養支援診療所を開設

自分の力で自分の思う理想の在宅医療を実現してみたい。その思いは日に日に強くなり、同年8月大学院を退学、東京都千代田区に最初の在宅療養支援診療所「MRCビルクリニック」*を開設しました。

当初は東京23区全域を診療圏にしようと漠然と考えていました。千代田区をクリニックの開設地に選んだのは、そこからは半径16キロで23区が概ねカバーできたからです。幼少期から大学まで茨城県で過ごした私にとって、16キロという距離はさほど遠くないイメージでしたが、この目論見は程なく覆されることになります。

◆

クリニック開設にあたっては、まずは最低限の機能性を確保することを目指しました。

開設当初のクリニック*の診療理念は次の3つでした。

①在宅総合診療／さまざまな患者の医療ニーズに、できるだけ在宅で対応ができること。

②確実な24時間対応／いつでも電話がつながり、必要があればいつでも迅速に往診ができること。

③患者の価値観を大切にする医療／患者の想いに寄り添う医療を提供すること。

MRCビルクリニック：最初のクリニックは東京都千代田区猿楽町のオフィスビルの1フロアに開業した。開設にあたっては、私たちの診療理念に賛同して下さった新井義実氏が、自社ビル（MRCビル）の1フロアを好条件で貸してくださることになった。そこで、新井氏への感謝と敬意を込めて、最初のクリニックをMRCビルクリニックと命名した。このクリニックは現在廃院になっているが、いまだに悠翔会のことを「MRCさん」と呼んでくださるケアマネさんや退院支援のワーカーさんは少なくない。

わたしたちの基本理念：診療理念のベースとなる基本理念の策定にあたっては、メイヨークリニックの理念に大きく影響を受けた。地域に必要とされない医療機関には、存在する意義がない。また、誰にでもできる医療を提供するだけであれば、新しい医療機関を設立する理由はない。わたしたちは、地域社会のニーズに応じて新しい医療サービスを模索し

この3つの診療理念を旗印に、医師1名、准看護師1名で在宅医療をスタートしました。
その後、看護師・理学療法士・作業療法士などが加わり訪問看護・訪問リハビリテーションも本格的に開始、小さいながらも総合的な在宅医療が提供可能な体制を整えることができました。
この3つのコンセプトのうち、とくに「確実な24時間対応」は地域に歓迎され、病院や介護事業所からの患者紹介は順調に増えていきました。しかし紹介される患者の多くは地域の在宅クリニックでの対応を断られたケースで、終末期ケアや医療依存度の高い方が多く、クリニックはほぼ毎日24時間フル稼働状態で動いていました。

続けるとともに、すべての職員が医療専門家として成長を続けることができる組織を目指している。

「患者のニーズが最優先」

- 個々の患者さんの幸福を真摯に考え続ける。
- 利益ではなくサービスの理想を追求する。
- すべての業務を誠実かつ確実に遂行する。
- 全員が自分以外のスタッフの医療人としての進歩に関心を持ち続ける。
- 移りゆく社会のニーズに対して変化していく意欲を持つ。

2007

在宅医療の「チーム医療化」、専門医による診療支援開始

患者数の増加に応じて、主治医を担当する常勤内科医の確保を進めていきました。主治医はプライマリケア全般に対応しますが、「在宅総合診療」を実現するためには、プライマリケア領域の対応だけではカバーできないケースも存在します。そこで非

常勤専門医の確保にも取り組みました。

開業翌年には、整形外科・リハビリテーション科・精神科・麻酔科・形成外科・皮膚科・東洋医学（漢方）の専門医が在宅診療チームに加わり、より高度な在宅診療ニーズに対応することができるようになりました。その後、眼科（２００８年）・歯科（２０１０年）などの専門医がチームに加わり、常勤内科医のサブスペシャリティも考慮すると、現在は、耳鼻咽喉科と産婦人科を除くほぼ全診療科を網羅しています。

主治医の対応範囲を超える専門領域は、それぞれの分野の専門医が副主治医として関わることで、患者は在宅でワンストップの診療が受けられる体制になりました。また、摂食障害、認知症サポート、緩和ケア、褥瘡治療など、主治医と副主治医（専門医）、多職種がチームで診療を行うこと*で、チームとしての診療対応力が高まるのみならず、主治医にとっても専門診療スキルの向上が期待できると考えています。

悠翔会のチーム医療：悠翔会の診療体制は、内科主治医を中心に、必要に応じて専門医、必要時は医師以外の専門職がバックアップできる体制になっている。各科の専門医に加え、在宅栄養サポートチームなど多職種がチームでサポートできるのも悠翔会の診療の特色の1つでもある。多職種のチームは当初は法人内のメンバーで組織していたが、現在は、地域ごとに地域のメンバーが加わり、地域全体でのチーム医療を目指している。

2008

法人化と複数拠点化、「医療法人社団悠翔会」の誕生*

東京23区をカバーするという当初の計画に基づいて、広域からの在宅患者の受け入れを進めてきましたが、在宅患者数が増加してくると、交通事情などにより訪問

「医療法人社団悠翔会」の名前の由来：最初はMRCビルクリニックのまま医療法人化したが、サテライト

診療の効率が悪化し、また迅速な緊急対応も難しくなってきました。

そこで、患者さんの多いエリアにサテライトクリニックを配置し、23区という大きな診療圏を順次分割していく方針としました。

２００８年、法人化と共に新宿区早稲田にサテライトクリニックを開設。２００９年には、品川区大井、葛飾区金町にそれぞれサテライトクリニックを開設し、都心の東京都千代田区を中心に城西・城南・城東の各エリアを４つのクリニックで分担する体制*を整えました。４クリニックは、６名の常勤医師＋７名の非常勤医師により一体運営することで、フレキシブルで、フットワークの軽い診療体制を構築しました。これが現在の医療法人社団悠翔会の骨格となっています。

３６５日診療体制の確立、土曜日・日曜日診療ルートの開設

平日は仕事をしている家族から、診療に同席したいという希望する声が聞かれるようになっていました。

私たちも在宅療養支援においては家族とのコミュニケーションの重要性を感じていました。そこで家族の休みに合わせて、土日に定期診療ルートを開設することにしました。もともと、土曜日・日曜日は臨時往診の依頼も多く、日勤帯の３６５日診療体制を確立することで、週末の緊急対応にもより安定的かつ迅速に対応できるようになりました。

当時のスタッフの多くは土日週休2日という前提で雇用契約を結んでいましたが、

クリニックの開設に合わせて「悠翔会」と改名した。この名称は、スタッフからの「好きな漢字」の一般公募により行った。スタッフ全員から一文字ずつ好きな漢字を提出してもらい、その中から2つを選んで組み合わせた。スタッフが選んだのは「悠」と「翔」の2文字。いずれも当時勤務していたスタッフの子供の名前。

悠々と羽ばたく、というイメージは悠翔会にぴったり？ わが子のようにスタッフみんなで育てていってほしいという思いも込めて。

*悠翔会4クリニック体制：千代田区に開設したMRCビルクリニックに加え、当時患者数の多かった3区にサテライトクリニックを配置した。これにより各クリニックの診療半径は開業当初の16キロから、5～7キロ程度に集約することができた。当時は医師数が今ほど多くはなく、隣接するクリニックで相互支援することで、フレキシブルな診療体制を実現していた。

ほとんど全員が週末診療の必要性と重要性を理解してくれました。「患者のニーズが最優先」という基本理念が共有できていることを感じ、とても嬉しかったことを覚えています。

2009

摂食嚥下サポートの開始、歯科診療部門の開設

開設とほぼ同時に医科歯科連携に取り組みました。フジモト新宿クリニックでの勤務時から、在宅患者の誤嚥性肺炎や摂食障害による入院や在宅療養中止、そして死亡を経験してきたからです。

力を貸してくださったのは日本大学歯学部・摂食機能療法学講座の植田耕一郎教授のチーム。[*]在宅で嚥下内視鏡を行い、詳細なレポートと共に、介護者への食事介助までしっかりと対応していただき、多くの好事例を共有することができました。

しかし在宅医療の現場では、より多くの患者が口腔機能ケアを必要としていました。大学病院のチームだけに依存することの限界を感じ、2009年、東京医科歯科大学の歯科医師チームの協力を経て悠翔会在宅クリニック早稲田に歯科・口腔ケアチームを開設。訪問歯科診療・訪問口腔衛生指導を開始しました。

口腔機能へのアプローチは、食事を禁止・制限されていた多くの患者にとって、

日本大学歯学部・摂食機能療養科：植田耕一郎教授率いる摂食嚥下リハビリテーションの専門チーム。MRCビルクリニック創設当時から、訪問歯科診療により在宅医療をサポートしてくださっている。
摂食機能療法科とは『Whole body（身体全体）を一単位として、口から食べる機能の回復を支援する』診療科。高齢者の死因の第一位である誤嚥性肺炎とその原因になっている摂食嚥下障害に対し、一般歯科治療のみならず、口から食べるためのリハビリテーションや食事指導などを多職種と連携しながら行っている。

食べる喜びを取り戻すきっかけとなりました。また、低栄養の改善、誤嚥性肺炎の再発予防に対しても確実な手応えを感じることができました。

そして、この歯科チームの活動は、その後「在宅NST」へとつながっていきます。

2010

診療と経営の分離、運営部門の集約とMS法人の設立

クリニックを複数展開していく中で、診療運営の全体的な非効率さが目立つようになってきました。そこで、悠翔会全体で人的・物的資源を有効活用することを目的に、それらを4つのクリニックで共有することができる機能を集約し、「在宅医療部本部」*を設置しました。

同時に、診療品質と経営品質の両立を目指し、医療法人社団悠翔会から管理部門を切り離し、MS法人（株式会社ヒューマンライフ・マネジメント）*を設立。医療法人は診療品質の向上に、株式会社は診療支援と経営効率の向上に、それぞれが集中する体制を目指しました。

在宅医療部本部とMS法人は機能を統合し、汐留に合同でオフィスを開設。リーマンショックのさなかでもあり、客室稼働率が低下していた都心の好立地のホテル

医療法人社団悠翔会・在宅医療部本部：悠翔会の4つのクリニックから、総務・人事・経理・財務の4つの機能を集約。新たに経営企画室・地域連携室（法人間連携担当）を設置した。また、クリニック単位での人材の過不足を調整するため、医療連携室・診療支援部（医事課・ドライバー）の一部も本部付きとした。

株式会社ヒューマンライフ・マネジメント：医療法人の診療外業務を効率化するとともに、医療職が診療に専念できる体制づくりを目的にMS法人を設立した。現在は、医療法人社団悠翔会以外の在宅医療機関に対する後方支援業務、在宅医療と関連した遠隔医療やIoT関連事業のトライアルも行っている。高齢社会への社会的ソリューションを提案する数少ないベンチャーとして注目を集めている。イノベーションリーダーズサミット2016ではトップ100に選出されている。

2016 TOP100 INNOVATORS ILS Innovation Leaders Summit

内に拠点を構えることができました。*

患者情報共有プラットフォームの開発、クラウド型電子カルテシステムの開発

悠翔会は開設当初から電子カルテを使用していましたが、それは大手ベンダーが提供する一般的な外来クリニック用のものでした。インターネットとVPNでつないで在宅医療用として使っていましたが、その使い勝手は非常に悪いものでした。

また医療介護連携、書類作成、訪問スケジュール管理、衛生材料の準備など、在宅医療特有の業務には対応ができていませんでした。患者データベースもクリニックごとに分離しており、これは複数のクリニックを一体運営していく上では大きな障害でした。そして医師数・スタッフ数の増加によってライセンス料・通信コストも指数関数的に増大しつつありました。

既存システムの拡張性と将来性の限界を感じ、2010年10月、電子カルテシステムの独自開発に着手しました。

デバイスを選ばないクラウド型電子カルテシステムに、診療支援機能・経営支援機能を実装し、文書類もすべて電子化してアーカイブ、多職種連携にもスムーズに応用できるよう工夫しました。

当初はNTTエレクトロニクステクノをパートナーとして開発を進めましたが、診療現場の意見をリアルタイムに開発に反映させること、そして将来的には汎用性の高いシステムとして法人外の在宅療養支援診療所でも活用してもらえることを視

ロイヤルパーク汐留タワー：汐留の高層ホテル内（26F）に13室の客室を長期貸借、当直室として運用していた一室を除き、客室内のベッドなどの家具を搬出、オフィスとして利用していた。26階と地下4階（駐車場）をつなぐ業務用エレベータは朝夕非常に混雑し、垂直移動には時間がかかった。また東日本大震災の際にはエレベータがすべて停止し、26階を階段で移動しなければならなかった。

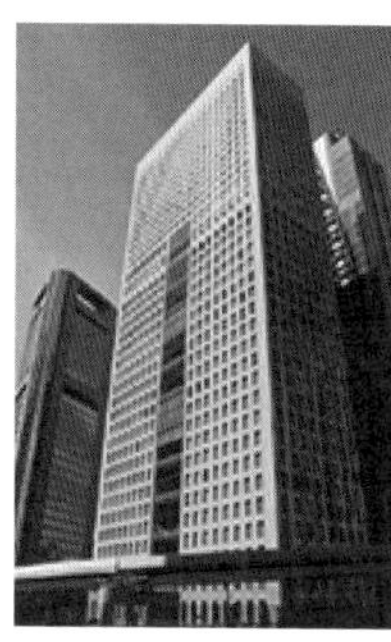

野に、新たにシステム会社（在宅医療情報システム株式会社）*を設立し、単独開発の方針に切り替えました。

在宅医療に最適化したクラウド型電子カルテシステムＨＯＭＩＳ*は、医師の診療外業務の最小化し、院内外の多職種をしっかりとつなぎながら、現在も毎月バージョンアップを続けています。

2011

施設在宅医療への参入、「もうひとつの在宅医療」への取り組み

私たちは設立以来、居宅患者への在宅医療に専念してきました。しかし、２０１1年10月、施設診療への取り組みを始めることになりました。埼玉県川口市に開設された高度医療対応型特定施設（らいふ川口）のテナントとしての誘致を受諾し、連携医療機関としての診療を開始したのです。

重度ケアへの対応を前提に看護師が24時間配置されたこの施設には、医療依存度の高い方、緩和ケアが必要な方が多く入居されてきます。経管栄養や中心静脈栄養、吸引や在宅酸素のみならず、人工呼吸器、気管切開、輸血、緩和ケアなど、医療依存度が非常に高い方々に対して、施設の看護職・介護職、そして連携薬局と密に連携した在宅医療を提供し、現在に至るまで非常に高い看取り率を維持しています。

在宅医療情報システム株式会社：東京都ライフサイエンスインキュベーションセンター（浜松町）内に医療情報ベンチャーとして設立。在宅医療に最適化したクラウド型電子カルテシステム（ＨＯＭＩＳ）の開発を進めている。現在、7名のシステムエンジニアが24時間体制で開発およびサポートにあたっている。

クラウド型電子カルテシステムＨＯＭＩＳ：在宅医療に最適化した電子カルテシステム。外来や入院（有床診療所）にも対応している。10の診療拠点を展開し、76名の医師で３０００名の在宅患者を支える悠翔会。その診療と運営、そして成長を支えてきたのがこのシステム。当初は悠翔会腺様の電子カルテ＋在宅診療支援システムだったが、連携医療機関への提供を通じて汎用化を進め、現在は全国35クリニックで使用されている。一人開業医、大規模在支診、有床診療所など、法人内外のさまざまな診療形態の１００名を超える医師が「共同開発」に参加している。

http://www.homis.jp/

ここは私たちにとっては施設における多職種連携の最初の学びの場となりました。

【COLUMN】施設在宅医療に対する私たちの姿勢

施設在宅医療のあり方についてはさまざまな議論があります。しかし私たちは、施設在宅医療は診療の品質と効率を両立できる重要なフィールドであると考えています。

施設には在宅医療を必要とする高齢者が集住しています。居宅のように一軒ずつ車で移動する必要がありません。そして入居者に関わる多職種メンバー（ケアマネジャー・看護師・薬剤師・ケアスタッフ）が固定されています。居宅のように患者ごとに関わるチームメンバーが異なるということもありません。

在宅医療の人的リソースが慢性的・絶対的な不足状態にあることを考えると、移動効率の良さ、そして連携の容易さという施設のアドバンテージは圧倒的に大きいと思いますし、この効率の良さをしっかりと品質に反映していく必要があると思います。

施設の多職種と目標を共有できれば、チームで共有する患者数が多い分、居宅よりも相対的に小さなエネルギーで、大きなアウトカムを期待することができます。ポリファーマシーの改善、認知症ケアの改善、施設看取り率の上昇*など、具体的な成果を定量化することも容易です。

施設（高齢者住宅）という療養場所において在宅医療が果たすべき役割は非常に大きいと考えています。施設在宅医療は、私たち在宅医療専門クリニックとしてのスキ

*施設在宅医療におけるアウトカムの定量化：

■ポリファーマシーの改善

千葉県内のサービス付き高齢者向け住宅（入居者38名）での取り組み。施設看護師、訪問薬剤師と連携し、内服治療の管理体制を見直し、半年間で延べ145種類の投薬を整理することができた。服薬回数も平均0・6回／日減少、介護職員の大幅な負担軽減となった。

（図）平均服薬薬剤数・1日の服薬回数・6種類以上服薬している患者の割合（介入前後の推移）

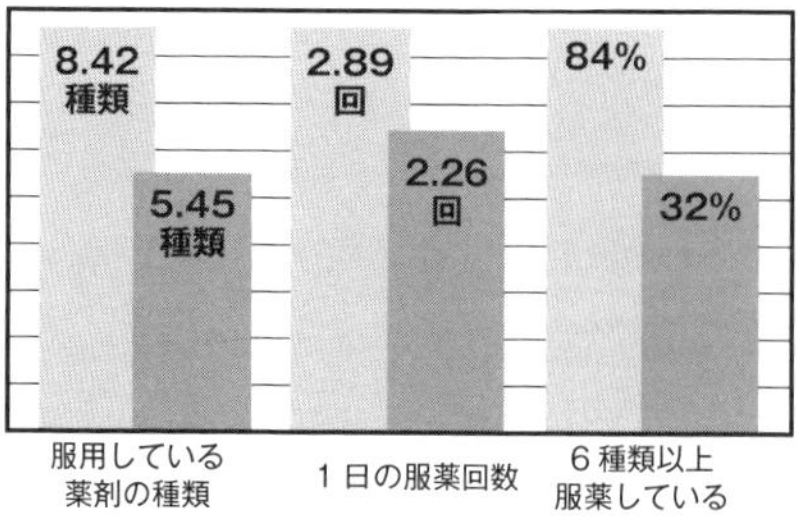

総戸数38／サービス付き高齢者向け住宅

■認知症ケア・要介護度の改善

埼玉県内の特定施設（入居者45名）での取り組み。認知症ケアの見直し

ルと経験を、より効果的に生かせる領域であると認識しています。

【COLUMN】特別養護老人ホームと在宅医療

私たちは現在複数の特別養護老人ホームにおいて配置医師を担当しています。*

特養には終の棲家としての役割が期待されていますが、現状、看取りに対応できている施設は多くありません。その大きな要因の1つが医療との連携の難しさにあると考えています。

特養には終末期のがん患者以外には訪問診療という形で入ることができず、基本的には契約の中で、施設の入居者の健康管理を支援するという形になりますが、私たちは自らの在宅医療のリソースを活用し、特養での療養支援・看取り援助においても、そのほかの施設診療と同様の対応で、積極的に協力していきたいと考えています。

と服薬の整理（向精神薬の減量・中止）により、認知症高齢者の日常生活自立度および平均要介護度を大幅に改善することができた。

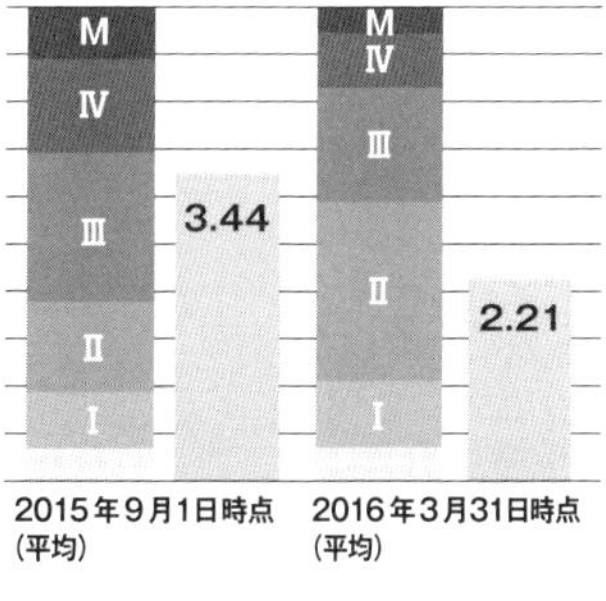

■施設内の看取り率の上昇
埼玉県内の特定施設（入居者48名）。重難度ケースを積極的に受け入れる施設で、施設内の専門職との連携により、年間10名以上をコンスタントに看取っている。

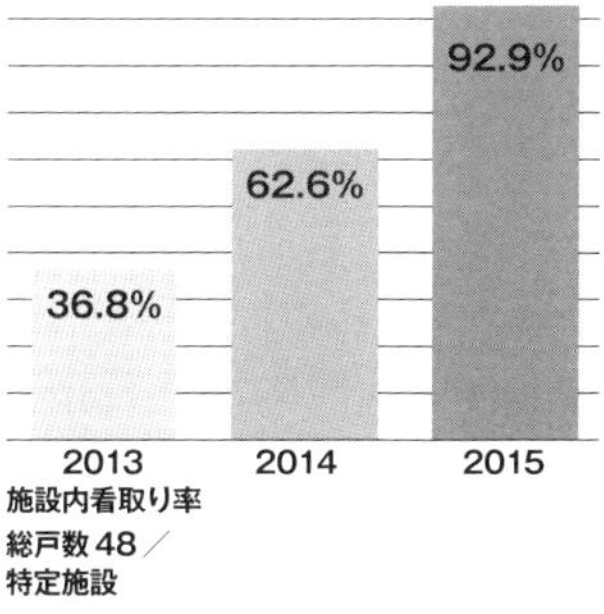

アウトカムによる診療品質の管理、診療成果の可視化とフィードバック

私たちはより良い在宅医療を提供するために日々努力しています。しかし「良い在宅医療」とは、どのようなものなのでしょうか。

在宅療養支援においては、全般的にプロセスそのものが重視されてきました。しかし、良い在宅医療を定義するためには、私たちはアウトカムを意識する必要があると考えました。

そこで私たちは「よい在宅医療」を次のように定義し、具体的な目標を設定し、その達成のために努力してきました。

①自宅（施設）で看取れること。

在宅での看取りを実現するためには、意思決定支援やアドバンスケアプランニングを含めしっかりとした療養支援が必要です。また看取りを支えるのは多職種です。多職種連携ができていなければ看取りはできません。

私たちは、在宅看取り率は、その両方を同時に評価しうるもっとも重要な指標であると考えています。在宅療養中の患者の多くは在宅看取りを望んでいます。本来は100％を目指すべきなのかもしれませんが、予期せぬ入院により在宅療養が中断するケース、家族介護力などにより在宅療養継続が困難になるケースも考慮し、70％という看取り率*を1つの目安としています。

特別養護老人ホームとの医療連携…東京都足立区内の特別養護老人ホーム「さくら」において、2015年より配置医師としての支援を開始。2014年までは看取り困難、入居者の年間入院延日数は1700日を超えていたが、支援2年目の2016年（半年間）は、死亡者11名（看取り率100％）、年間入院延日数は39日まで減少している。

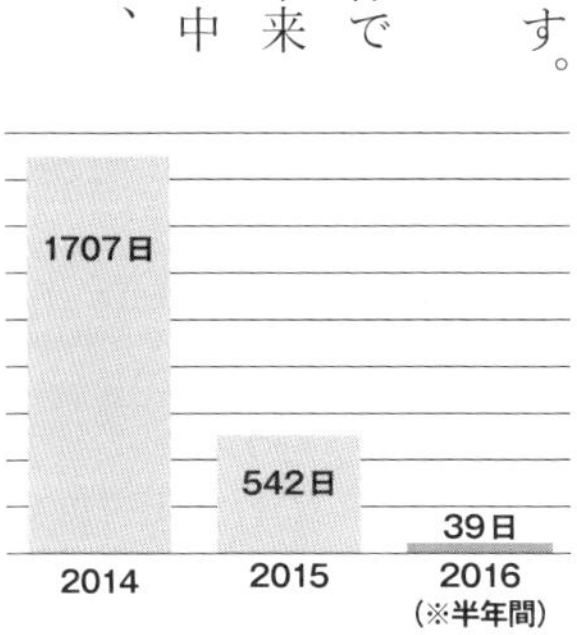

入居者の延べ入院日数

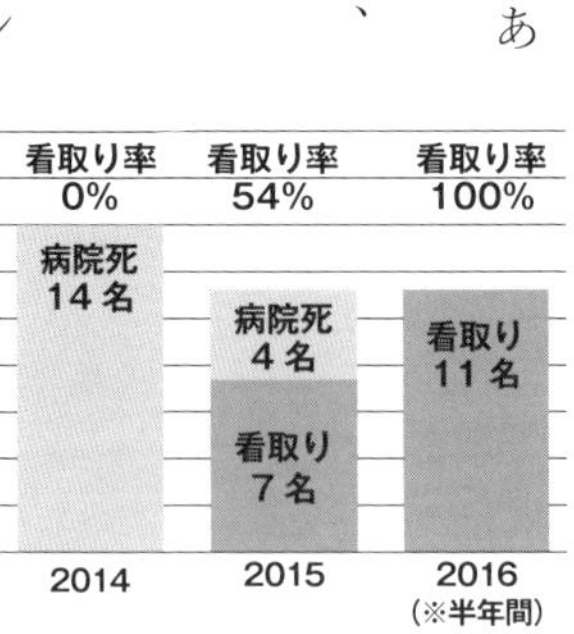

死亡者数と看取り率

②なるべく入院せずに在宅で過ごせること。

高齢者は人生の最終段階において入退院を繰り返し、徐々に衰弱していきます。そして入院は、サルコペニアを進行させ、身体機能・認知機能を低下させる要因にもなります。再入院のリスクを下げることは在宅医療の重要な使命ですが、そのためには予測できるリスクに予防的に対処する必要があります。残存機能の適切な評価と、それに応じた多職種による支援をコーディネートする力が求められます。私たちは、全療養期間に占める入院日数の割合、退院後から再入院までの期間を定量化し、入院の依存率を減らすための効果的な介入を模索しています。

③患者・家族が在宅医療に満足していること。

在宅患者の多くは、病気や障害の治癒が期待できず、最終的には死を迎えるという結末を変えることもできません。治療成績による評価は難しいと考えました。そこで、私たちの在宅療養支援のプロセスに対する評価を定量化することを試みました。

２０１１年から毎年1回、全患者（家族）およびその患者と関わる介護事業所（居宅介護支援事業所、訪問看護ステーション、地域包括支援センター、施設運営者・施設看護師）に13項目のアンケート調査を実施し*、在宅診療に対する意見や要望についても寄せていただいています。

70%という看取り率：クリニックによって多少のばらつきがあるが（２０１５年62・8%〜78・2%）、法人全体ではおおむね70%前後の看取り率で推移している。自宅で看取ることが目的化しないよう、看取り率の設定は目標ではなく、あくまで目安としている。

患者満足度調査：年に1回、法人全体で実施している。主治医単位で集計し、人事評価の1つの指標となる。記載されたコメントを含め、それぞれ理事長との人事面談で個別にフィードバックしている。
また、調査の結果は報告書にまとめ、寄せられたコメントも含め、すべて公開している。

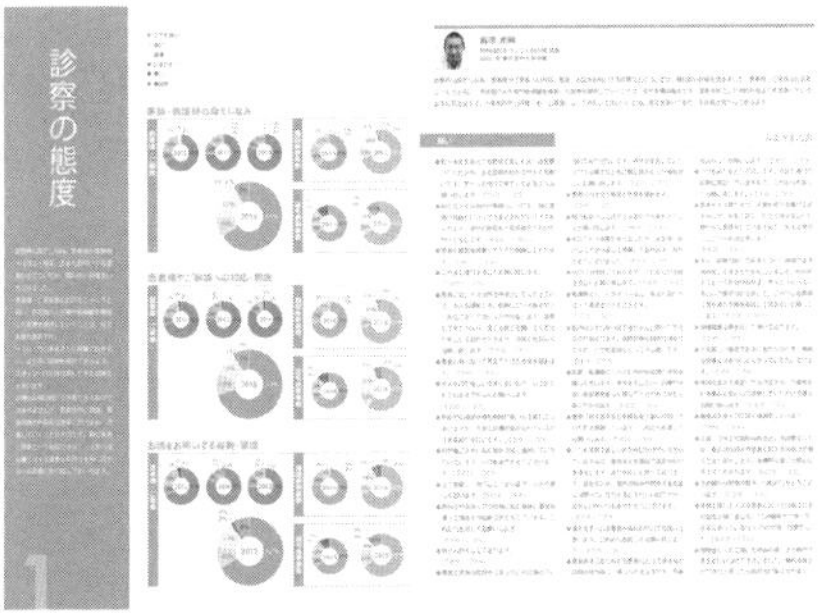

④地域から必要とされる存在であること。

悠翔会では新規患者のほぼ100％が病院または介護事業者からの紹介です。地域には数多くの医療機関が存在し、在宅医療を提供しているところも少なくありません。地域から必要とされないのであれば、私たちはその地域に存在する理由がありません。患者紹介数（特に紹介される居宅患者数）は、私たちに対する地域のダイレクトな評価そのものであると考えています。

地域から必要とされるためには、地域のニーズを理解し、そのニーズに応えられなければなりません。そのために必要なのはフィールドワークだと思います。スタッフ一人ひとりが、自ら地域とのインターフェイスとなり、多職種連携・病診連携を通じて自らがどうあるべきかを考え、行動できることが重要であると思います。

これらの指標はクリニック単位で（患者満足度については医師単位で）算出し、それぞれのクリニック（医師）に個別にフィードバックしています。改善が必要と考えられる部分については、具体的な行動計画や達成目標を設定し、患者・家族および関係する事業者にネガティブデータも含めすべてディスクロージャーしています。

ただ漫然と在宅医療を提供するのではなく、何のために在宅医療をしているのか、常に意識していくことが大切だと考えています。

診療圏の細分化

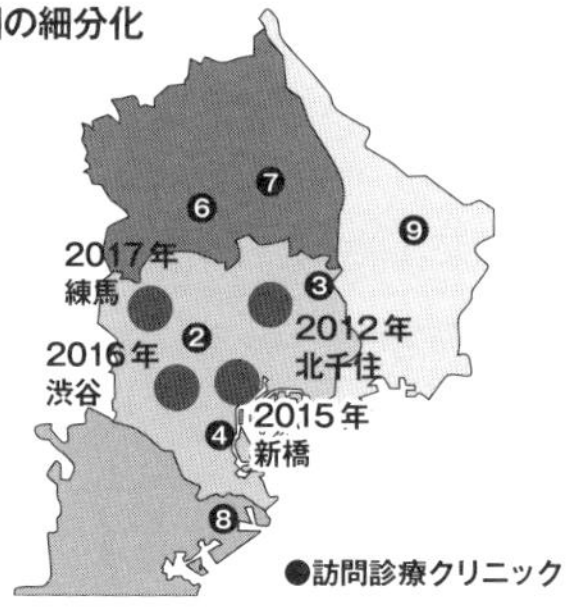

診療圏の拡大

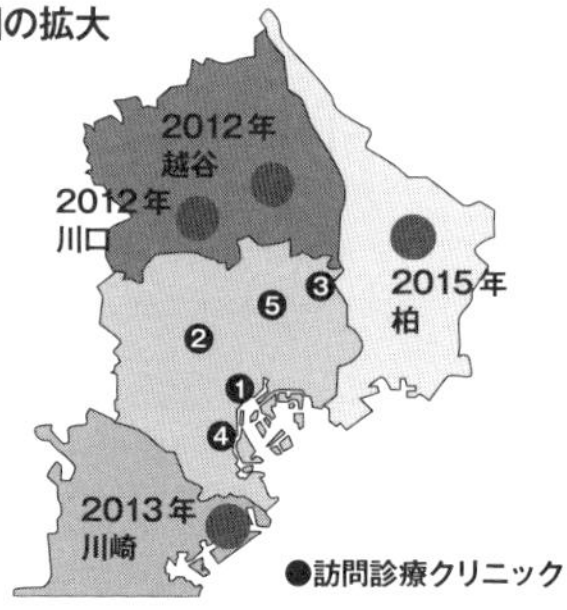

2012

診療圏の拡大、首都圏ドーナツ地帯への拠点展開

2011年、埼玉県川口市へのクリニック開設を皮切りに、首都圏郊外のドーナツ地帯へのクリニック展開を本格的に開始しました。地域の介護事業者からの要請に応じる形で、埼玉県越谷市（2012年）、神奈川県川崎市（2013年）、千葉県柏市（2014年）と、順次クリニックを開設、東京23区と隣接する三県をカバーする現在の形になりました。

多様なエリアでの診療活動を通じて、地域性による在宅医療へのニーズの違いを学ぶとともに、それぞれの地域に最適化した在宅医療を模索していくことになりました。現在、越谷市では24時間対応への依存度の高い重難度ケースを中心に、川崎市では精神科診療への対応力を強化するとともに0歳児の小児在宅医療まで、柏市では施設療養支援から末期がんまで幅広く対応しています。

診療圏の拡大は、潜在的な成長余地を大きくする一方で、スタッフ数やクリニック数、そして連携する法人外事業所の増加によりマネジメントが複雑化していきます。私たちの診療圏の適正規模は、診療品質が確実に管理でき、スケールメリットが生かせる範囲内であると考えており、現時点では、これ以上の積極的な展開は計画していません。

診療圏の細分化、地域密着性とフットワークの確保

診療圏の拡大を進める一方で、同時に進めてきたのが診療圏の細分化と地域密着性の確保です。

特に都心部は人口が密集しており、連携パートナーである介護事業所や病院も密に存在しています。多職種連携を効果的に実現するためには、地域包括ケアシステムの地域単位（中学校区）を意識する必要があります。また、特に都心部は、車での移動に時間がかかるため、クリニックから離れた場所で療養している患家は、緊急対応の遅れなどで不利益を被る可能性もあります。個々のクリニックの診療圏は、ある程度小さく絞り込んでいく必要があります。そこで、私たちは既存の在宅患者の分布に応じて、診療圏の再検討を進めています。

現在、在宅患者の多いエリアには新たに診療拠点を開設し、地域密着性を高めていくことにしています。足立区千住（２０１２年）、港区新橋（２０１５年）、渋谷区代々木八幡（２０１６年）、練馬区新桜台（２０１７年予定）に順次サテライトクリニックを開設、それぞれ地域と密な関係づくりに取り組んでいます。

一方で、クリニックから遠く、かつ担当患者の少ない地域からは徐々に撤退を進めています。当該地域からの新規の患者受け入れを停止するとともに、その地域で連携する在宅医療機関に診療を順次引き継がせていただいています。

診療圏の細分化により、現在、東京都内の６クリニックにおいては半径２・５キ

定期的な勉強会「みんなで看取れる地域を作るプロジェクト」：多職種連携のために、顔の見える関係づくりは非常に重要である。しかし、最も大切なのは目的共有。私たちはそのことを足立区北千住での取り組みで身をもって学ぶことができた。私たちが北千住にクリニックを開設したのは２０１２年。実はその前年から、地域の多職種との関係づくり、そして地域のニーズを探るための勉強会を定期的に開催していた。この

ロ圏、郊外の4クリニックにおいては半径8キロ圏に、在宅患者の95%が分布する形となっています。また、これは訪問診療の効率化（医師の拘束時間に占める診察時間／移動時間比の向上）にも大きく貢献しています。

【COLUMN】多職種協働で「地域をひとつのチームに」

在宅医療を始めて誰もが実感すること。それは「在宅医が一人で解決できる問題は少ない」ということではないでしょうか。実は医師でなければできないことはもちろんあります。しかし「生活を支える医療」を支えるのは、医師ではなく多職種であり、地域住民なのです。このことは私にとって、この10年で最大の学びだったかもしれません。

多職種が協働していく上で、顔の見える関係は重要です。専門職として専門性を磨くことも必要です。

しかし最も大切なのは、専門外領域における課題の広がりと、自分以外の専門職の役割を理解することではないでしょうか。そしてチームとして協働していくためには、目的の共有、そして課題意識（課題が存在しているという認識）の共有、課題解決に向けてのプロセスの共有が必要になると思います。

私たちは、地域の多職種と顔の見える関係をつくると共に、この「3つの共有」のために、それぞれのクリニックで定期的な勉強会*を開催してきました。当初は医学知

地域の一番の課題は、在宅看取りをどのように支援するか、ということにあった。

2012年、私たちは悠翔会在宅クリニック北千住を開設し、この地域での在宅医療を開始した。初年度のこのクリニックの看取り率は14%であったが、その後、45%、60%と改善し、現在は70～80%前後の在宅看取り率を維持するようになっている。

地域の多職種と「最期までこの地域で暮らす」を支えたい、と明確な目標を設定し、ともに学び、ともに取り組むことが、自宅で最期まで過ごすことが当たり前の地域を作ることにつながっていったのだと考えている。

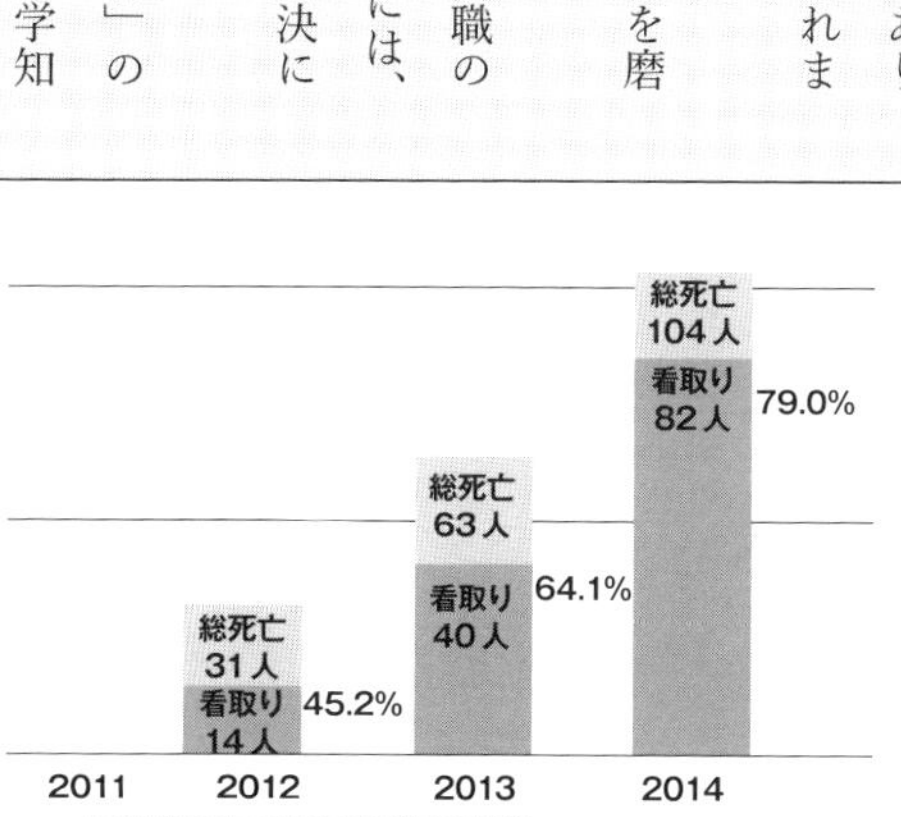

北千住地区における看取り率の推移

識を学ぶための講義形式のものが中心でしたが、徐々にワークショップ形式に移行し、参加者の主体性も高まってきました。千代田、葛飾、足立、品川、川口など、悠翔会がクリニックを展開する各地域で開催された勉強会は250回を超え、これまでに延べ1万8千人以上が参加しています。これらの勉強会の多くは、当初は悠翔会が主催または共催していましたが、現在は「ケアカフェ*」という形に引き継がれ、それぞれの地域の参加者によって主体的に運営されています。

◆

おいしい果物を収穫するために大切なのは、「畑づくり」です。在宅療養支援も同じだと思います。在宅療養支援における畑づくりとは、安心して在宅療養ができる地域環境づくりであり、そのためには、地域の多職種と連携し、畑をつくり、守ることで、初めてその成果を共有することができるのだと思います。

在宅医療の仕事は、訪問診療（収穫）＋地域連携（畑づくり）。私たちはたわわに実ったおいしい果実を横取りするような在宅医療ではなく、地域と共に学び、共に成長する在宅医療を目指していきたいと思っています。

持続可能な24時間対応体制の確立、救急診療部の設置

24時間の確実な緊急対応は悠翔会の設立当初からの診療理念のひとつであり、同時に在宅医療の品質を左右する重要な要素であることから、設立以来、診療部長と

*ケアカフェ：定期的な勉強会の多くは、地域のケアカフェとして自律的な運営に移行している。例えば、足立区の〝医療&介護カフェADACHI〟は地域の多職種の顔の見える関係づくり始まり、現在は、医療介護専門職以外の地域住民や大学生なども参加し、地域の課題をオープンに議論できる場となっている。そして、協働で取り組むテーマは、看取りから認知症、低栄養へ、そして街づくりへ、と深化してきている。

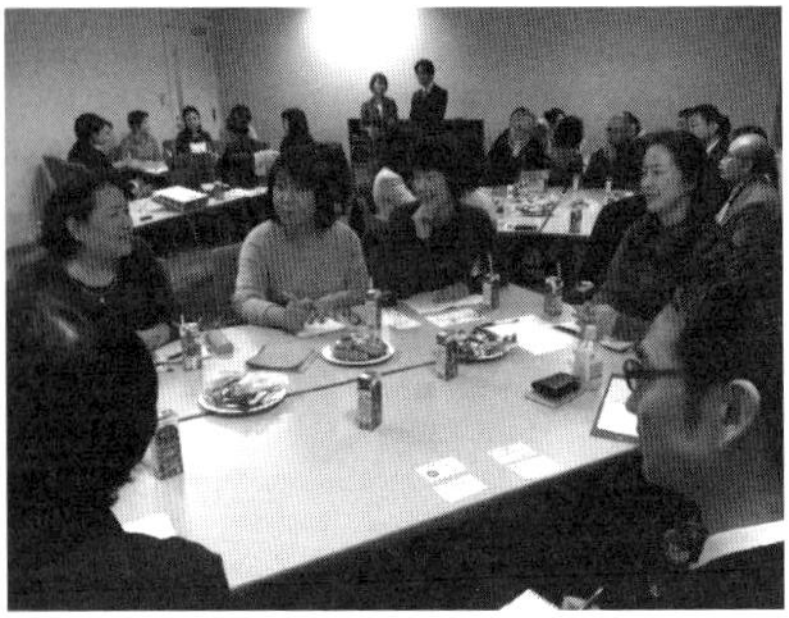

して佐々木淳が責任をもって夜間対応を担当し続けてきました。

しかし、患者数の増加に応じて、夜間緊急対応の頻度も増大し、個人で24時間対応を続けることが体力的な限界に達しつつありました。また、夜間対応による医師の疲弊は、日勤帯の診療に悪影響を及ぼし、それが夜間対応の頻度を増やすという悪循環に陥ることも分かりました。

そこで2012年10月、救急診療部（休日夜間専従当直チーム）を発足させました。佐々木が一人で担当していた夜間対応に、徐々に非常勤の総合診療医・救急医を加えていき、2013年4月、当直医のみによる夜間対応体制に完全移行しました。

現在、休日・夜間は、救急診療部の医師が主治医を介することなく電話対応・臨時往診に一元対応する仕組みとなっています。またクラウド型電子カルテシステムにより当直医―主治医間でリアルタイムの診療情報共有ができることも、この仕組みを可能にしている重要な要因です。

【COLUMN】私たちが考える「24時間対応」のあり方

在宅医療に対して「あかひげ先生」のイメージを思い浮かべる人が多いと思います。しかし医師も人間です。24時間働き続けることはできません。実際、それを試みて過労死やバーンアウトする医師は少なくありません。

在宅医療は、自宅で24時間安心して療養を続けるための地域のインフラです。そのために最も重要なのは「持続可能性」です。それは主治医個人のみが担うものではなく、地域全体で支えるべきものです。

私たちは、在宅医療が途切れることなく24時間のサービスを提供し続けるために、日勤帯と休日夜間の勤務シフトを完全に分離しました。これにより、主治医は日勤帯に担当する患者の在宅療養支援に専念し、休日・夜間は当直医が緊急対応を担当します。

現在、休日は3名の日直医、夜間は2名の当直医がクリニックに待機し、患者からのコールに即応体制で備えています。

◆

主治医を24時間対応の義務から外すことで、いくつかの副次的な効果も確認することができました。

①主治医の訪問診療の完成度が上がる
主治医に休日・夜間の急変対応をできるだけ減らそうというモチベーションが働くようになりました（急変が予想される患者については日勤帯のうちに訪問して対応しておく、急変時の対応についてあらかじめ患者・家族と方針を決めておく、など）。

これにより緊急コールの頻度も約60％低下*しています。

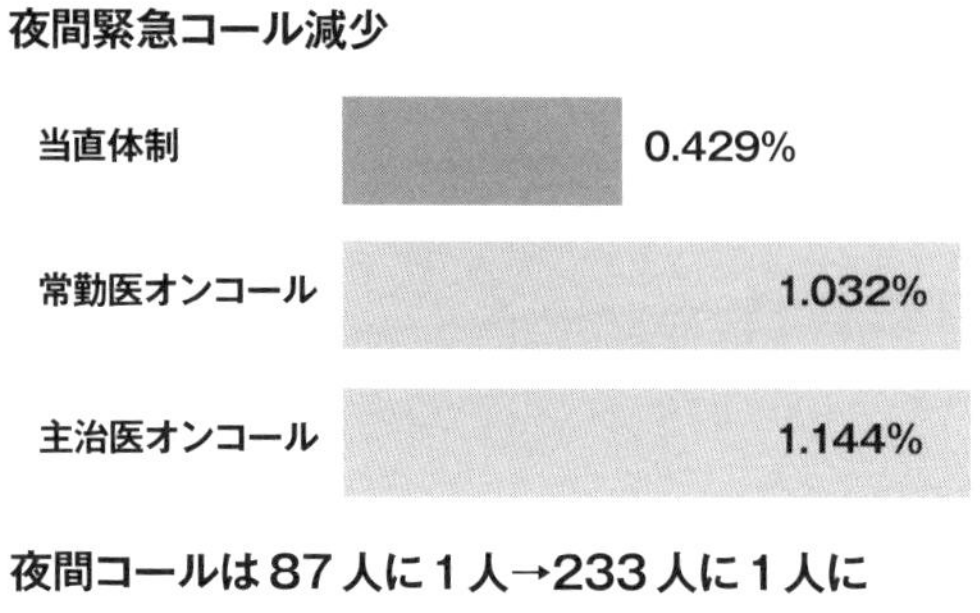

緊急コールの頻度の減少：夜間緊急コールの頻度は、当直体制に移行してからのほうが有意に減少していた。チーム医療化に伴い、アドバンスケアプランニングやレスキューオーダーの準備などが行われるようになったためと推測される。

②カルテの記載が充実する

主治医以外の医師がスムーズに対応するためには、病状経過や治療内容、緊急時の対応方針など、カルテにしっかりと記載しておく必要があります。私たちはチームでカルテの記載ルールを統一することで、主治医以外の医師にもスムースで連続性のある診療対応を可能にしました。

③緊急対応の品質が向上する

当直医が24時間院内に待機することで、往診が必要なケースには即応できるようになりました。これにより患者宅への到着時間はコールから平均35分と非常に短くなりました。医学的必要性が低いと考えられる場合でも、患者が往診を希望する場合には、原則として全例対応するようにしています。

④医師のライフワークバランスを確保する

常勤医から休日夜間対応の義務を外すことで、医師は昼間の診療に専念できるとともに、長期休暇の取得も可能になりました。医師の勤務環境に対する満足度が向上し、産休・育休明けのドクターの時短勤務など、さまざまな雇用形態も可能になりました。常勤医師の雇用確保にも貢献しています。

救急診療部発足直後は、緊急対応に対する患者評価が落ちるかもしれないという懸念もありましたが、診療満足度調査の結果はその逆*でした。また当初は、介護事

*緊急対応に対する患者満足度：休日夜間の緊急対応を実際に利用した患者・家族に対するアンケート調査の結果、当直医による緊急対応体制に対する満足度は、主治医および常勤医によるオンコールよりも高かった。

患者満足度向上

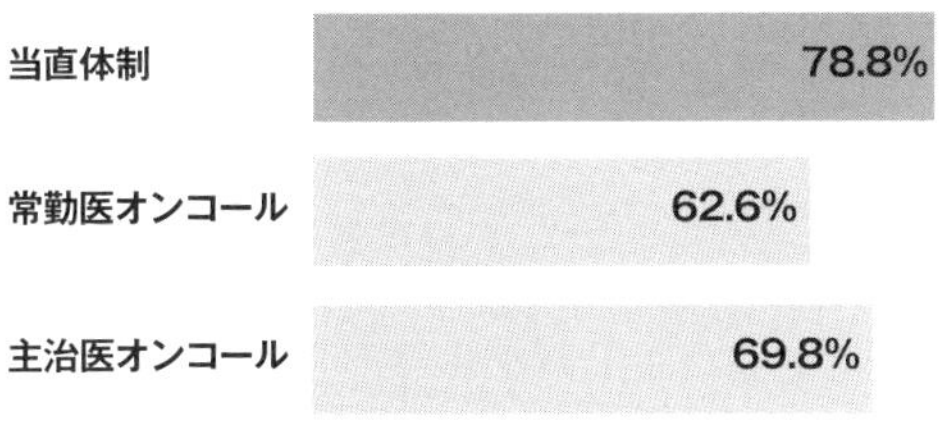

業所や施設運営者から、主治医が対応すべきだというお叱りを受けることもありましたが、現在は、多くの事業者から当直体制のほうが安心であるという評価をいただいています。

在宅医療の24時間対応は医師個人の責任から、地域全体の責任へ。

GP（家庭医）先進国の英国やオランダなどでも、家庭医は、休日夜間は時間外専門機関に対応を委託し、仕事を休むのが普通です。首都圏での後期高齢者の急増に備えるためには、日本においても同様の仕組みを整備していく必要があるのではないかと感じています。

2013

管理部門＋運営部門＋システム部門の集約、本部機能の統合・移転

クリニック数・スタッフ数の増加により、在宅医療部本部MS法人の汐留のオフィスはかなり手狭になってきました。また、ホテルの客室をベースとしたオフィスは部門別に壁によって遮られており、部門間の情報共有や協働の障害になっていました。

そこで2013年5月、新橋5丁目のワンフロア400㎡にオフィスを移転しました。同時に浜松町にあったシステム会社も同一オフィスに集約しました。

部門別に個室・別オフィスに分かれていた多職種が1つのオープンスペース・オープンアドレスで仕事をする環境を整えたことで、さらにスピーディで一体感のある運営が可能になりました。

在宅栄養サポートチームの設立、地域総合栄養ケアへの取り組み

栄養ケア・摂食機能ケアは患者のQOLや予後を左右します。そこで、私たちは開設当初から訪問歯科診療・口腔衛生指導には力を入れてきました。しかし、口腔機能へのケアだけでは十分なアウトカムが得られないケースも経験するようになってきました。

より総合的な栄養ケアのカタチを模索し、新宿食支援研究会[*]の門をたたきました。会を主催する五島朋幸先生とハッピーリーブスのメンバーの助言を通じて、2013年「在宅栄養サポートチーム（在宅NST）」を開設しました。既存の歯科・口腔ケアチーム（歯科医師・歯科衛生士）に、2名の管理栄養士、そして院内の精神科医・消化器科医・理学療法士・按摩マッサージ指圧師らが新たにメンバーとして加わり、総合的な在宅栄養ケアを提供する体制を整えました。

現在、悠翔会の在宅NSTは、各地域の専門職との連携を軸に、それぞれの地域の在宅ケアコミュニティに補完的に関わり、少人数ながらも効率的に支援が必要な在宅患者のケアに積極的に関わっています。

近年、ようやく低栄養・サルコペニア・フレイルの重要性が理解されるようにな

新宿食支援研究会：「最期まで口から食べられる街、新宿」を目指し、五島朋幸先生（ふれあい歯科ごとう代表）を中心に新宿区の医療介護多職種が集まり、食支援をテーマに多様な活動を展開、「結果の出せる地域栄養ケア」に積極的に取り組んでいる。
http://shinnshokukenn.org/

ってきましたが、地域によってはまだまだ認知度が低いのが現状です。これらの啓蒙活動も在宅NSTの重要な使命と考え、チームのメンバーは各地域で啓発活動*や各種媒体への情報発信を積極的に行っています。

また、これらの情報を実際のケアに生かせるよう、ケアマネに対する栄養アセスメントの研修、ヘルパーに対する介護職の調理実習*なども地域ごとに開催しています。

在宅NSTは、診療収入的には黒字化することが難しい部門です。しかし、法人全体の診療レベルの向上に貢献するとともに、患者や地域に対する付加価値の大きな事業であることは間違いありません。今後も社会事業として積極的な活動を継続展開していく予定です。

当直機能のオープンサービス化、法人外との診診連携の推進

在宅医療の普及の最大の障壁となっているのが365日×24時間対応の義務です。在宅医療を標榜している診療所も、休日・夜間対応への限界などから、実際には看取りに対応しているのは約5割、その大部分が年1から3人程度の看取りにとどまっています。

私たちは、在宅医療の24時間対応は医師個人の責任から、地域全体の責任へ移行すべきであると主張してきました。そして、法人内においては「救急診療部」を設置し、日勤帯と休日夜間の勤務シフトを完全に分離し、診療品質の向上につなげてき

*低栄養に対する啓蒙活動：在宅NSTに所属する医師・歯科医師・歯科衛生士・管理栄養士らが、法人の診療圏を超えて全国で専門職および地域住民向けの講演活動を展開し、在宅における栄養ケアの重要性を伝えている。また、各種メディアへの情報提供も積極的に行っている。

*ヘルパーへの調理実習：栄養学の講義と実習の組み合わせ。全6回の実習を通じて、病態食・介護職（嚥下食・咀嚼食）の調理の実際と工夫を学ぶコース。在宅NSTの管理栄養士が地域に出張して開催している。

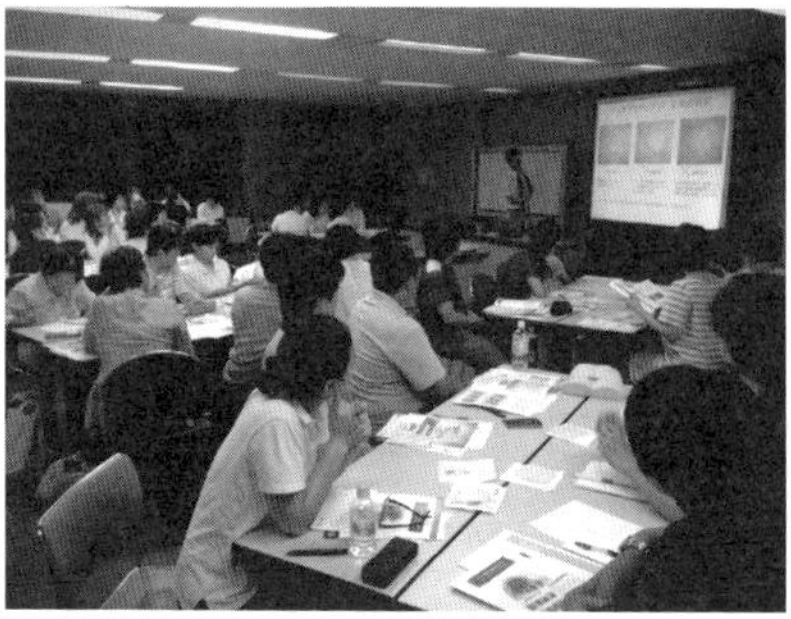

ました。

「救急診療部」という当直機能は、悠翔会の診療サービスにおける重要な強みであり、地域の他の在宅クリニックとの差別化の要因です。しかし、悠翔会が地域の在宅患者を抱え込むことは、「患者のニーズが最優先」という私たちの基本理念とは合致しません。

これまで長く診てくれた主治医が、在宅になっても最期まで伴走してくれる、そんな地域を創ることこそが、私たちの本当のエンドポイントなのだと考えました。

そこで2013年、地域の在宅医療対応力・看取り力を強化するため、法人外の地域のクリニックに対して休日夜間対応のバックアップを開始しました。これは、連携型機能強化型在宅療養支援診療所の枠組みによるもので、クラウド型電子カルテシステムで患者情報をリアルタイムで共有しながら、必要に応じて救急診療部が連携するクリニックの休日夜間対応を支援します。

この取り組みにより同年から連携を開始した7クリニックは1年間で在宅患者数が78%に増加し（管理料算定患者数409人→727人＝318人）、在宅看取りは145%も増加（年間看取り件数22人→76人＝54人）しました。これまで在宅看取りの経験のなかった4クリニックも合計で24人を看取ることができました。*

現在、連携医療機関は14クリニックまで拡大し、2千人の法人外の在宅患者の休日夜間対応を適宜バックアップしています。

◆

2016年診療報酬改定では「在宅医療専門クリニック」が初めて認められまし

在宅看取り数増加

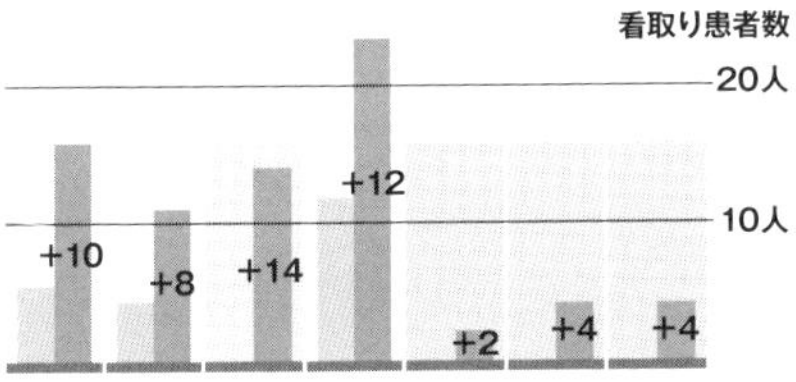

在宅看取り件数22人→76人＝54人増加

看取りの経験のない4クリニックも合計で24人を看取ることができた。

在宅患者数増加

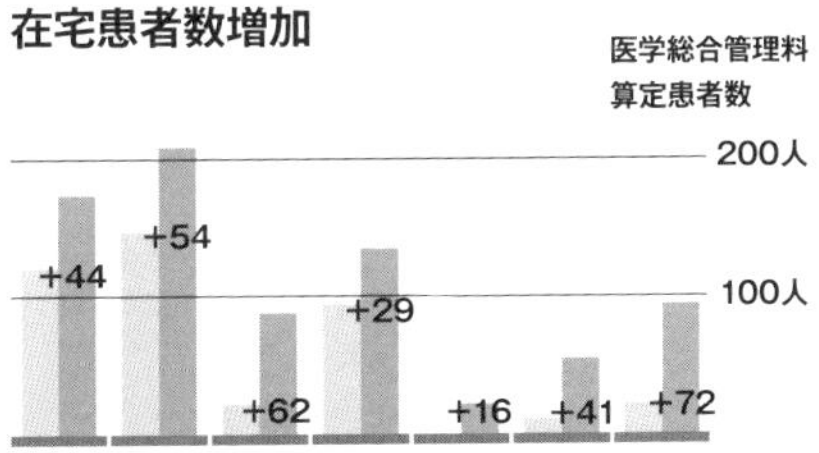

在宅患者数409人→727人＝318人増加

た。年間看取り20件以上、平均要介護度3以上などの医療介護依存度の高い患者の割合が50％以上など、高いハードルが示されていますが、在宅医療に特化してきた私たちにとって、在宅医療が一つの専門領域として認識されたものとして高く評価しています。

今後、在宅医療機関も機能分化が進んでいくものと予想していますが、私たち在宅医療専門クリニックは、かかりつけ医では在宅対応が難しい重難度ケース、そして休日・夜間の診療支援を中心に在宅医療に関わり、地域のセイフティネットとして機能していくべきではないかと考えています。

24時間多目的コールセンターの開設、業務効率化・アウトソーシングの推進

事務的業務を集約・効率化することも目的に、沖縄県宜野湾市に24時間対応のコールセンター*を開設しました。

クラウド型電子カルテシステムＨＯＭＩＳを情報共有プラットフォームとして活用しながら、電子カルテの夜間サポート、書類の出力・封函・発送などに対応しています。将来的には訪問看護ステーションや介護事業所のコールセンター機能の受託、請求業務のバックアップ機能などの実装を想定しています。

※電話再診や往診依頼等はコールセンターではなく、直接担当医師の電話につながる仕組みになっています。

＊沖縄在宅医療情報システム株式会社：24時間対応の多目的コールセンターおよび診療外事務業務の遠隔バックアップ。悠翔会では月間一万通近く発生する書類の出力・封函・発送などを一元管理（委託）している。http://rmc-okinawa.com/system/callcenter.html

2015

在宅医療カレッジの定期開催、多職種連携を支える学びのプラットフォーム

悠翔会ではこれまで法人内のスタッフ向けの勉強会を継続的に開催してきました。しかし、この学びを地域の多職種と共有しなければ、その成果を有効に活用することができないのではないかと考えるようになりました。

そこで2015年3月、スタッフ向け勉強会を外部に開放し「在宅医療カレッジ*」としての定期開催を開始しました。在宅医療カレッジは、専門性の枠を超えた学びのプラットフォームを地域の多職種に提供することで、在宅療養支援に必要な知識やスキルの全体像を俯瞰し、より効果的な役割分担、そしてそれぞれの専門職の役割を再定義することを目指しています。

◆

在宅医療における「学び」には難しさがあります。在宅ではそれぞれの専門職が独立して仕事をしていることが多く、現場で同職種・他職種から学ぶ機会は多くありません。自ら意識しなければ最新の知見に触れることも難しく、専門職としての成長が滞る傾向があります。

また、多職種連携の役割分担の中で専門外領域との接触機会は少なく、「知らない」こと自体に気が付いていないケースも少なくありません。在宅医療カレッジは、

在宅医療カレッジ：在宅医療に学ぶ定期勉強会グループです。多職種がともに学び、ともに考え、ともに実践し、よりよい地域連携・地域包括ケアを実現するための学びのプラットフォームを目指している。

〔CONCEPT〕

●先進の知見をトップランナーから学び、実践する。地域医療のエキスパートを目指す。

●「その人の生きることの全体」を多角的に捉える能力と幅広い対応能力を身につける。

●自分以外の職種の専門性を知り、相互に尊重し合い、相互に協力し合える関係を構築する。

●体系的かつ刺激的な講義を通じて、自主的かつ継続的な学びのモチベーションを提供する。

各専門職の学びのモチベーションを刺激すると共に、学びのためのオリエンテーションとナビゲーションを提供したいと考えています。

在宅医療カレッジでは、それぞれの領域のトップランナーを招聘し、セミナーを開催してきました。このセミナーを通じて、まずはその領域の存在を知り、その領域の全体像を理解し、在宅医療職として総合的な知識を身に着けると共に、専門職として学びを深めるべき部分を見つけ出すことができます。また、普段は孤独に仕事をしている多職種が交流することで互いのモチベーションを高め合うこともできます。

2015年3月の発足以来、私たちの診療圏内でセミナーを24回（毎回約200名が参加）、被災地などへの出張キャンパスも開催しました。昨年末の地域包括ケアシステムをテーマにしたシンポジウムには約600名が参加しています。

超高齢社会日本の未来を暗くするのも明るくするのも、医療介護の専門家である私たち次第。一つひとつの人生が最期まで輝き続けることができたら、この国全体がきっと輝きを増すはずです。

シームレスな多職種連携はそのための絶対条件です。まずは職種の壁を越えて「共有」するところから始めなければならないと感じています。

訪問看護事業への参入、「学研ココファン・ナーシング」の設立

2015年10月、私たちは株式会社学研ココファンホールディングスと合弁会社

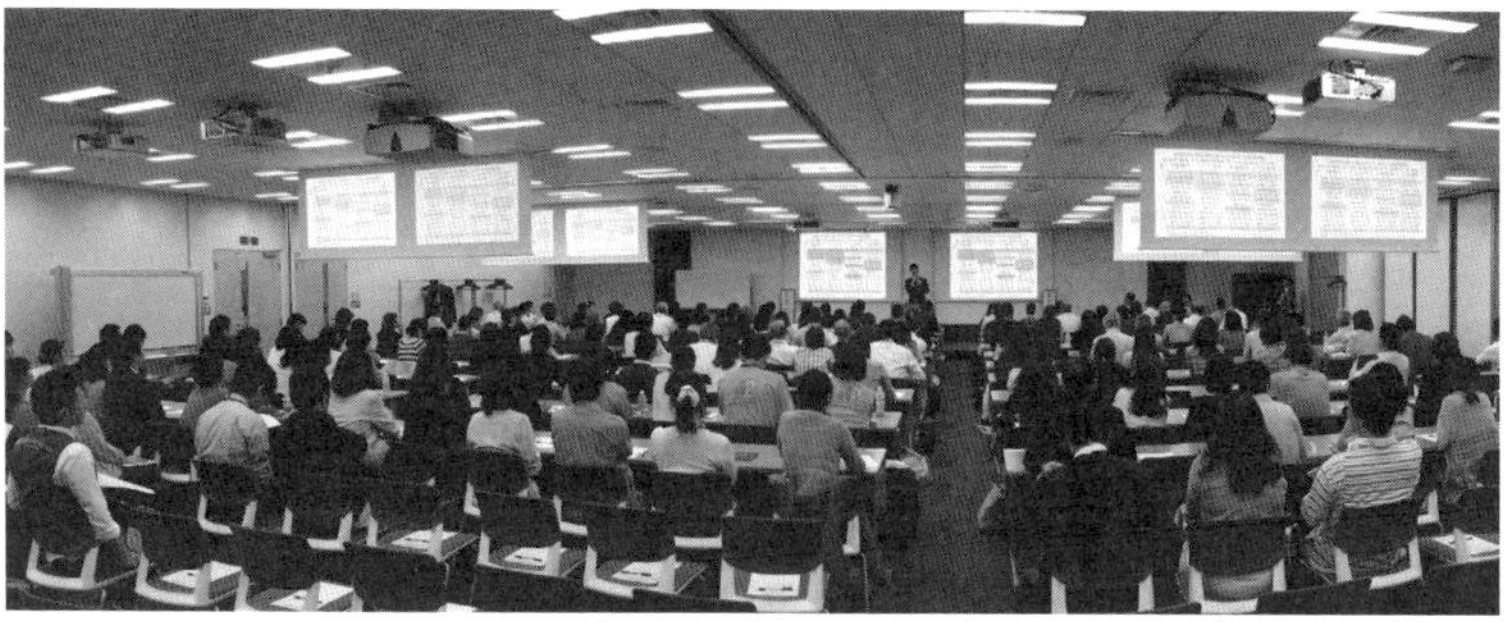

現在、月に1度程度の定期的な勉強会を開催、毎回200名程度が参加している。

「株式会社学研ココファン・ナーシング」*を立ち上げました。これは訪問看護を主たる事業とする株式会社で、悠翔会はMS法人を通じて34%を出資、役員を2名派遣しています。

悠翔会と医療連携している横浜鶴見のサービス付き高齢者向け住宅（学研ココファン横浜鶴見）に最初の訪問看護ステーションを開設、ここを拠点に事業を拡大、現在、神奈川県内3拠点で訪問看護を提供しています。今後、首都圏に順次ステーションを開設していく予定です。

私たちは訪問看護ステーションとの連携を非常に重視しています。現在、300を超えるステーションに訪問看護指示書を発行し、1千人以上の患者さんに訪問看護をお願いしています。このパートナーシップは今後も変わることはありません。

学研ココファン・ナーシングがステーションを開設する地域においては、悠翔会との医療連携を効果的に行っていくことを目指しますが、これは排他的なものではありません。クリニックも訪看ステーションも、地域に選択肢があるということは患者・家族にとって重要なことだと思いますし、それぞれの現場で働く専門職が、受け持つ患者さんにとっての一番のパートナーを選択するはずです。

選択される事業所となるべく、相互に研鑽を重ねていく。

緊張感のある連携を通じて、よりよい地域づくりに貢献していきたいと考えています。

*学研ココファン・ナーシング：代表取締役社長　五郎丸徹
〒141-8420　東京都品川区西五反田二丁目11番8号
[tel] 03-6431-1867　[fax] 03-6431-1864
資本金　30,000,000円
設立　平成27年10月1日
事業内容　介護予防訪問看護及び訪問看護事業の企画・運営
http://nursing.cocofump.co.jp/

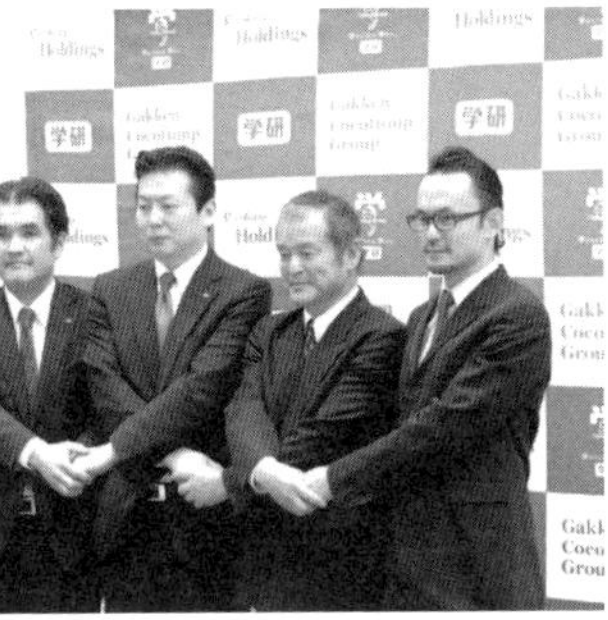

【COLUMN】在宅医療のメインプレイヤーは訪問看護

在宅医療において、支援側のメインプレイヤーは医師ではなく看護師であるべき、というのが私たちの以前からの考えです。

在宅療養支援において、医師（医療行為）が提供できるものは限られています。患者の生活や参加に直接的に関わるのは、看護師・理学療法士・歯科衛生士・管理栄養士などのコメディカルであり、その中核は看護師だと思います。医療と介護の橋渡しとして、予防から緩和ケア・看取りまで幅広く支援できる専門職として、在宅での看護師の役割はさらに重要になっていくと考えています。

私たちは、この新しく立ち上げる訪問看護事業会社を通じて実現したいことがあります。

●「持続可能な訪問看護」を実現する

これまで地域にはたくさんのステーションが生まれては消えていきました。どんなに高い理念を掲げても、疲労やストレスに耐え続けることはできません。悠翔会は「持続可能な在宅医療」を実現するために、昼と夜のシフトを分離し、それぞれがそれぞれの持ち分の中でベストを尽くす形を目指しました。

それは結果として日中の診療の質を高め、夜間の緊急対応の頻度を減らし、患者満足度の向上にも寄与しました。訪問看護においても、同様の仕組みを早期に完成させ、働く人のやりがいとライフワークバランスが両立できる場所をつくりたいと思います。

●訪問看護をより一般的なキャリアにする

「訪問看護に挑戦してみたい」という気持ちに応えられる研修と教育の仕組み。そして病院と在宅という両方のステージを自由に行き来することができるようなキャリアパス。訪問看護を一定期間経験してから、病院で緩和ケアや退院支援などの業務を経験することは非常に有意義であるように思いますし、病棟勤務を続けたいという方が一定期間、訪問看護を経験するということにも大きな意味があるように思います。

●地域全体をサポートできる後方支援型（機能強化型）訪問看護ステーションをつくる

悠翔会は地域の在支診との24時間連携により、地域全体の在宅医療対応力・看取り力の強化に取り組んできました。

訪問看護においても、24時間対応をサポートすることができれば、地域全体の訪問看護力を強化することができるのではないでしょうか。単体ではオンコール体制の維持が難しい小規模ステーションの夜間対応の負担を軽減することができますし、それは地域の患者さんに対する在宅対応力の強化につながるかもしれません。

2016

アジアへの情報発信、高齢先進国日本から世界へ

私たちは、これまでも主にアジア各国からの海外視察を積極的に受け入れてきました。また、悠翔会の法人内のみならず、日本の優れた医療介護事業者の視察のコーディネートなどにも協力してきましたが、２０１６年は私たち自身が海外で情報発信をする機会に恵まれました。世界が日本の高齢化への取り組みに注目しているということを肌で感じた1年でした。[*]

◆

日本で介護保険法が成立したのは１９９７年。当時の日本の高齢化率は14・5%でした。

それから19年、日本の高齢化率は2倍になりました。２０００年に介護保険法が発効、様々な事業体から多様な介護サービスが提供される体制が確立しました。介護予防や保険外サービスの拡充など、積極的に取り組むべき新しい課題も生まれてきていますが、日本が高齢化対応で世界の先端を走っていることは間違いありません。

いま香港の高齢化率は15・1%。介護保険法を成立させた当時の日本の高齢化率を超えました。同じく高齢化率13・1%の韓国、11・%のシンガポール――アジア

海外への情報発信

●Ageing Asia Innovation Forum2016／4th Eldercare Innovation Award（シンガポール）

医療法人社団悠翔会が3部門（在宅ケア運営者部門／生産性革新実装部門）／エイジングインプレイス支援製品部門）でファイナリストにノミネート、プレゼンテーションの結果、うち2部門（前二者）で最優秀アワードを受賞。

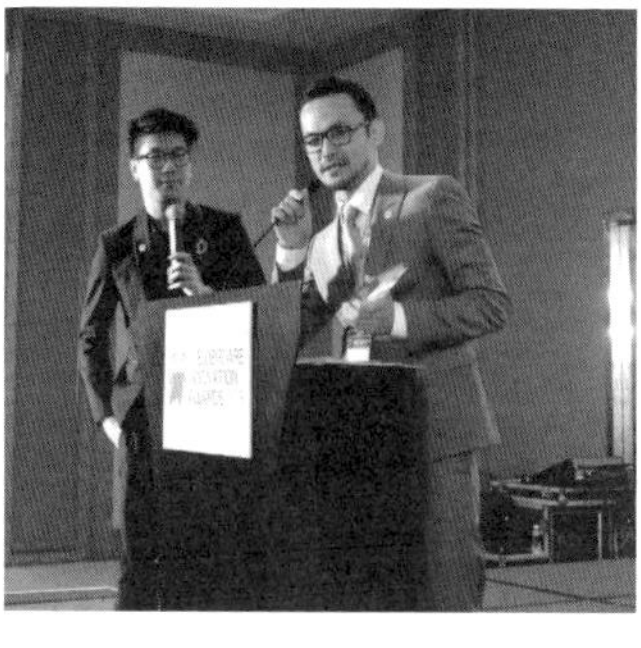

●The 3rd Japan-Singapore Inter-Professional Collaboration Symposium 2016（シンガポール）

シンガポール家庭医協会と日本のプライマリケア連合学会の合同シンポジウム。保健相のDr.Lamも参列する中、日本の在宅医療の診療運営および経営について講演。

●RWLSEA2016 Malaysia（クアラルン

の国々も確実に日本の来た道を進んでいます。韓国とシンガポールは2032年に、中国本土は2050年に、いまの日本の高齢化率に到達します。そして、これらの国々はいま、避けられない未来に向けて準備を急いでいます。

高齢先進国として、日本がアジアやオセアニアの国々にどう貢献していくのか。そしてアドバンテージをどう生かしていくのか。日本の成功事例をうちに秘めておくことなく、自信をもって世界に飛び出していく時期なのかもしれません。

私たちは自ら海外で医療介護事業を展開する計画はありませんが、それぞれの国の事業者が、日本のノウハウを活用できるよう、求められれば積極的な支援を行っていくつもりです。現在、MS法人を通じて中国、タイ、マレーシアなどの大学や現地事業者と継続的な対話を行っています。

プール）
日本の在宅医療の仕組みと多職種による統合的ケアの実践について講演。
●Ageing Asia Innovation Forum 2016 JAPAN（新宿）
病院から地域への医療シフトについて、誤嚥性肺炎予防と栄養ケアについて講演。
●RWLSEA2016 China（上海）
日本の在宅医療の仕組みと多職種による統合的ケアの実践について講演。

2017

これからの10年、私たちはどうあるべきか

かつてのノストラダムスの予言のように多くの人が恐れる2025年。首都圏では後期高齢者の激増が予想されています。一方で介護施設は慢性的な不足状態にあり、介護の専門職も大幅に不足しているかもしれません。通院困難になる人が増え、施設入所や入院はますます難しくなり、少ない多職種でより多くの高

齢者を支えなければなりません。在宅医療の不足も深刻化しているかもしれません。予想可能な未来に向けて、私たちは在宅医療機関として、そして地域の一員として、2つのテーマに取り組んでいきたいと考えています。

●在宅専門ＧＰから、地域のＧＰへ。

悠翔会はいま一部のクリニックで外来診療を開始しています。そして、２０１７年に開設予定の練馬のクリニックでは、ＧＰ外来・認知症外来、そして退院支援病床の運用を計画しています。

私たちはこれまでの10年間、在宅医療に特化した診療を展開してきました。そして現在、約3千人の在宅患者にＧＰとして関わり、地域の多職種とともに在宅でのプライマリケアから看取りまで総合的に対応しています。

しかし在宅医療が患者との関わりを許されるのは、患者が通院困難になってからです。もう少し手前から関わらせてもらうことができれば、この人の人生をもう少し違った形にできたのではないか——う感じることが少なくありません。

今の日本の医療システムは、高齢化社会に最適化しているとは言い難い状況です。急性期病院と専門診療だけで高齢者の疾病治療・健康管理を支えていくことはできません。高齢者に必要なのは、病気別の専門医ではなく、心身から生活までを包括的に診ながら人生に伴走してくれる総合診療医なのだと思います。

在宅専門のＧＰから、地域のＧＰへ。在宅医療で培った総合力を、在宅医療が必要になる前に地域の高齢者や終末期患者に提供することで、その人たちの人生にもう少し違う形で関わることができるのではないかと考えています。

●地域の在宅医療ネットワークの一員として

私たちは、在宅医療専門クリニックとして、地域のクリニックをバックアップし、地域全体の在宅医療力・看取り力を向上させることは自分たちの使命であると考え、積極的に取り組んできました。そして、地域で在宅医療に積極的に取り組むクリニックと機能強化型の診診連携を通じて相互の診療支援を行い、連携グループ全体での在宅患者数・看取り数も大幅に増加しました。

しかし医師会とは異なるレイヤーで連携を進めていくことに緊張感を感じている地域の先生方がいらっしゃることは事実です。また、少数の在宅患者さんを診ているかかりつけ医の先生方を機能強化型の連携の中でバックアップすることは制度的に困難です。

今後は各地域の医師会の一員として、地域づくりの活動を通じて地域の先生方と信頼関係を築きながら、医師会というよりパブリックな枠組みの中で在宅医療クリニックとしての役割を果たしていかなければならないと考えています。

おわりに

在宅医療はどうあるべきか。

10年前、私が在宅医療と出会ってから、ずっと向き合ってきたテーマです。

一人で考え、一人で試行錯誤していた最初の数年間。実践を重ねるなかで、さまざまな人や価値観と出会いました。私たちが実践している在宅医療は、これらの出会いを通じて、少しずつ形や方向性を変えながら今日に至っています。

医療法人社団悠翔会として10周年を迎えたこの機会に、私たちが大きな影響を受けた方々に改めて対談という形でお話を伺い、これまでの取り組みを振り返るとともに、これからの進むべき道をご教示いただこうと考えました。

日本医療企画さんに企画のご相談をさせていただいたのが7月下旬、その後8月16日にキックオフミーティング、11月18日に印刷へ入稿という非常にタイトなスケジュールとなりました。

できるだけ多くの方のお話をお伺いしたいと思いましたが、紙面とスケジュールの制約もあり、メインテーマを10に絞り込み、それぞれの領域で私たちにとってキーとなった方々に対談のご依頼をさせていただきました。いずれも多忙を極める方々ばかりで、短い期間中に対談をセッティングするのはかなり困難な作業でしたが、どなたも快くご協力くださり、本日、無事刊行にこぎつけることができました。対談にご協力くださいました先生方に、改めて御礼申し上げます。

私自身、日常診療の合間に、時に日帰りで九州に飛び、週末に欧州に飛び、目の回るような3カ月でしたが、24人のトップランナーの方々との対談は、非常に贅沢で有意義な機会となりました。

そして、先駆者たちの見識と実践を通じて、未来は「やってくるもの」ではなく「つくるもの」であるということを改めて感じました。私たち一人ひとりが現状の課題を認識し、目的意識を共有し、そして行動することができれば、新しい価値観に基づく新しい社会をつくっていくことは不可能ではないと思います。医療介護専門職は、この「協働」のコアになり得るはずです。私たちも在宅医療の領域から、よりよい未来をつくるために、最大限の努力をしていきます。

厳しいスケジュールの中、13件の対談のコーディネートとアテンド、そして膨大な対談内容のエッセンスを絶妙に集約していただいた日本医療企画の編集チームのみなさん、心から感謝申し上げます。みなさんの総合力と機動力、そして情熱がなければ、この企画を世に出すことは難しかったかもしれません。

そして、本書での対談は叶いませんでしたが、医療者として大きな影響を受けた方がいます。

佐藤伸彦先生は、在宅医療の現場で感じてきた「曖昧さ」に論理的な骨組みを与えてくださった方です。「ナラティブ」の意味と、Biologicalな「命」とBiographicalな「いのち」のバランスを教えていただきました。

西村元一先生からは、医師が理解できていない「患者の思い」の存在を、そして医師として生きることの本質的な意味をご教示いただきました。

村上智彦先生には実はまだ一度も直接お会いしたことがありません。しかし、保険診療の枠にとらわれず、多職種と共に積極的に地域に出ていくこと、医療に依存させるのではなく、住民の主体性を引き出していくこと。瀬棚で、夕張で、そして岩見沢・旭川での実践を通じて、「ささえる医療」とは何かを示していただきました。

そして藤本進先生。私の在宅医療の指導医です。包容力と柔軟性のある臨床医として、医師会や行政とのコーディネータとして、地域医療としての在宅医療のあり方を教えてくださいました。

最後に、この場をお借りして御礼申し上げます。本当にありがとうございました。

佐々木　淳

［プロフィール一覧］

第1章　日本が迎えた「超高齢社会」を識る

提言1

辻 哲夫

東京大学高齢社会総合研究機構特任教授。東京大学法学部卒業後、厚生省（当時）に入省。老人福祉課長、国民健康保険課長、大臣官房審議官（医療保険、健康政策担当）、官房長、保険局長、厚生労働事務次官を経て、2008年4月から田園調布学園大学教授、2009年4月から東京大学高齢社会総合研究機構教授を務める。厚生労働省在任中に医療制度改革に携わった。

西村周三

一般財団法人医療経済研究・社会保険福祉協会医療経済研究機構所長。京都大学経済学部卒業。同大学院を経て、京都大学助手、横浜国立大学助教授、京都大学助教授、同教授、京都大学副学長などを歴任。国立社会保障・人口問題研究所所長を経て現職。専門は医療経済学。同分野の日本における草分け的存在の一人で、医療経済学会の初代会長を務めた。

第2章　医療と介護の未来を拓く

提言2

森田洋之

南日本ヘルスリサーチラボ代表。日本内科学会認定内科医、日本プライマリ・ケア連合学会指導医。一橋大学経済学部卒業、宮崎医科大学医学部卒業。県立宮崎病院、同心会古賀総合病院を経て、市の財政破綻後、市内から病院がなくなり、診療所だけとなってしまった夕張市立診療所勤務。2012年同所長となる。ナカノ在宅医療クリニックを経て現職。著書に『破綻からの奇蹟　～いま夕張市民から学ぶこと～』（南日本ヘルスリサーチラボ刊）。

澤 憲明

英国のGeneral Practitioner（家庭医療専門医）。英国高校課程を経て、レスター大医学部（前レスター大／ウォーリック大医学部）卒業。英国初期研修を経て、2012年英国家庭医療専門医教育および認定試験（MRCGP）を修了し、同年より英中部リーズ近郊の診療所にて勤務。共訳書に『メディカル・ジェネラリズム　なぜ全人的医療の専門性が重要なのか』（日本プライマリ・ケア連合学会）がある。NHK『視点・論点』、NHKスペシャル日本新生『日本の医療は守れるか？～〝2025年問題〟の衝撃～』などに出演。

提言3

秋下雅弘

東京大学大学院医学研究科加齢医学教授、医学部附属病院副院長、老年病科科長。東京大学医学部卒。同大学医学部老年病学教室助手、ハーバード大学研究員、杏林大学医学部助教授、東京大学大学院医学系研究科准教授などを経て現職。高齢者への適切な薬物使用の研究に携わり、日本老年医学会『高齢者の安全な薬物療法ガイドライン2015』を中心になってまとめる。ほかに、老年病の性差、性ホルモン研究。

平井みどり

神戸大学医学部内科系講座薬剤学分野教授、同附属病院薬剤部長。京都大学薬学部卒業後、1975年神戸大学医学部入学、出産・育児を挟み1985年卒業。1990年同大学院修了、同附属病院薬剤部文部技官、同年8月京都大学医学部附属病院薬剤部文部教官助手等を経て1995年神戸薬科大学助教授、2002年10月同教授、2007年3月神戸大学医学部附属病院教授・薬剤部長。薬剤師と医師の資格を持つ医療薬学教育界の第一人者。

前田圭介

玉名地域保健医療センター摂食嚥下栄養療法科内科医長、NSTチェアマン。熊本大医学部卒業。2005年よりへき地病院、急性期病院、介護施設、回復期リハビリテーション病院等で診療、2011年より現職。2013年「たまな在宅ネットワーク」事務局長、NPO法人「食事ケアサポーターズ」等の在宅医療・介護関連活動を開始。2015年『Clinical Nutrition』誌にて誤嚥性肺炎と栄養についての論文を発表。

戸原 玄

東京医科歯科大学大学院医歯学総合研究科老化制御学系口腔老化制御学講座高齢者歯科学分野准教授。東京医科歯科大学歯学部歯学科卒業。ジョンズホプキンス大学留学等を経て2013年より現職。高齢者を中心とする摂食嚥下障害の治療・リハビリテーションに取り組み、往診による在宅診療や地域連携、情報発信を積極的に行う。厚生労働省長寿科学総合研究事業「高齢者の摂食嚥下・栄養に関する地域包括的ケアについての研究」主任研究者。

宇都宮宏子

在宅ケア移行支援研究所宇都宮宏子オフィス代表、京都大学医学部人間健康科学学科非常勤講師、聖路加国際医療大学臨床教授。京都府看護協会担当委員（認知症サポートナース・退院支援・看取り支援人材養成研修等）、東京都在宅療養推進会議退院支援強化事業・在宅療養支援員養成研修委員等、奈良県立医科大学在宅看護人材育成員・在宅看護特別教育プログラム研究会委員。京都大学医療技術短期大学部看護学科卒。医療機関で看護師として勤務した後、1991年から、訪問看護の世界に入る。2002年7月から京都大学病院で退院調整看護師として活動。2012年4月に独立起業、在宅ケア移行支援研究所を立ち上げ、医療機関の在宅移行支援、地域の在宅医療コーディネーター事業のコンサルテーションを行う。著書に『チームで行う退院支援』（共著、中央法規出版）、『退院支援実践ナビ』（医学書院）、『これからの退院支援・退院調整』、『看護がつながる在宅療養支援』（日看協出版会）、『退院支援ガイドブック〜「これまでの暮らし」「そしてこれから」をみすえて関わる』（学研メディカル秀潤社）など。

渡辺美恵子

医療法人悠翔会在宅医療部本部看護部長。千葉大学医学部付属看護学校、同助産学校を経て、1983年から国立国際医療センターで助産師として勤務。1992年、デイサービスセンターの立ち上げに関わる。1998年、曙橋内科クリニック、2000年フジモト新宿クリニックで訪問診療・訪問看護の業務に従事する。2009年、悠翔会に入職。

提言4

山崎泰広

株式会社アクセスインターナショナル代表取締役会長。順天堂大学医学部整形外科学講座 非常勤講師。1979年、留学中の米国で事故により下半身麻痺となる。米国でのリハビリ後復学。ボストン・カレッジ経営学部卒。食品会社を経て1990年に独立。当時遅れていた日本の福祉機器を変えようと、欧米から高性能なモジュラー型車椅子や褥瘡予防クッション等の支援機器を国内に広めるため起業。1993年、米国で「車椅子シーティング」に出会い、その優れた考え方と技術を日本に紹介、普及に取り組む。著書に『愛と友情のボストン』、『運命じゃない！―シーティングで変わる、障害児の未来。』(共に藤原書店)。

提言5

加藤忠相

株式会社あおいけあ代表取締役、慶應義塾大学客員講師。東北福祉大学卒業後、神奈川県横浜市の介護施設を経て、2001年、株式会社あおいけあを設立する。グループホーム「結」、デイサービス「いどばた」を運営。2007年より小規模多機能型居宅介護「おたがいさん」を開始。2012年、「かながわ福祉サービス大賞～福祉の未来を拓く先進事例発表会～」の大賞を受賞。2013年、デイサービスを小規模サテライト事業所に切り替える。

前田隆行

DAYS BLG！NPO町田市つながりの開理事長。江戸川大学社会学部卒。2000年、医療法人財団鶴川サナトリウム病院に勤務。退職後、町田市在宅福祉サービス公社（当時）のヘルパーステーションへ。2007年に創設したおりづる工務店が、認知症介護研究・研修センターの『「認知症でもだいじょうぶ」町づくりキャンペーン』で「町づくり2007モデル」を受賞。2012年、NPO法人町田市つながりの開、DAYS BLG！を開設し、理事長に就任。

樋口直美

レビー小体病当事者として認知症に対する誤解、偏見を覆す活動を精力的に行う。30代後半から幻視があり、41歳でうつ病と誤診される。2013年、症状からレビー小体型認知症と診断され、2015年、実名で体験記『私の脳で起こったこと　レビー小体型認知症からの復活』(ブックマン社)を刊行。同書は2015年、日本医学ジャーナリスト協会賞の書籍部門で優秀賞を受賞。

提言6

堀田聰子

国際医療福祉大学大学院教授。博士（国際公共政策）。京都大学法学部卒業後、東京大学社会科学研究所特任准教授、ユトレヒト大学客員教授等を経て2015年より現職。現在、社会保障審議会介護給付費分科会及び福祉部会、地域包括ケア研究会、地域力強化検討会等において委員を務める。

高瀬比左子

未来をつくるKaigoカフェ代表。介護福祉士・社会福祉士・介護支援専門員。2012年、ケアマネジャーとして働きながら「未来をつくるKaigoカフェ」を主宰。小中高への出張カフェ、一般企業や専門学校でのキャリアアップ勉強会や講演、コラボレーション企画の提案やカフェ型の対話の場づくり、勉強会の設立支援も行う。著書に『介護を変える　未来をつくる　カフェを通して見つめる　これからの私たちの姿』（日本医療企画）
HP　http://www.kaigocafe.com
Facebook page　https://www.facebook.com/miraikaigocafe

提言７

小澤竹俊

めぐみ在宅クリニック院長、一般社団法人エンドオブライフ・ケア協会理事。東京慈恵会医科大学医学部卒業。１９９１年山形大学大学院医学研究科医学専攻博士課程修了。救命救急センター、農村医療に従事した後、１９９４年より横浜甦生病院内科・ホスピス勤務、１９９６年にホスピス病棟長。２００６年めぐみ在宅クリニックを開院。「自分がホスピスで学んだことを伝えたい」との思いから、２０００年より学校を中心に「いのちの授業」を展開。２０１５年、有志とともに一般社団法人エンドオブライフ・ケア協会を設立。著書に『今日が人生最後の日だと思って生きなさい』（アスコム）などがある。

岩本ゆり

ＮＰＯ法人楽患ねっと副理事長、楽患ナース訪問看護ステーション所長。看護師、助産師、看護学士。東京医科大学看護専門学校、三楽病院附属助産婦学院卒業。東京医科大学病院産科病棟、東京大学病院婦人科病棟、同特別室・緩和ケア病室勤務などを経て、２００２年ＮＰＯ法人楽患ねっと設立、副理事長就任。２００３年「医療コーディネーター」として独立。患者が「納得して医療を受けるため」の意思決定をサポートしている。２００７年楽患ナース株式会社を設立、取締役就任。共著に『患者中心の意思決定支援』（中央法規出版）など。

第３章　地域と社会の明日を創る

提言８

上野千鶴子

ＷＡＮ（認定ＮＰＯ法人ウィメンズ アクション ネットワーク）理事長、立命館大学特別招聘教授、東京大学名誉教授。京都大学大学院社会学博士課程修了。１９９５年から２０１１年３月まで東京大学大学院人文社会系研究科教授。２０１１年４月から認定ＮＰＯ法人ウィメンズアクションネットワーク（ＷＡＮ）理事長。専門は女性学、ジェンダー研究。この分野のパイオニアであり、指導的な理論家のひとり。高齢者の介護問題にも関わっている。主な著書に『ケアの社会学』（太田出版）、『みんな「おひとりさま」』（青灯社）、『ケアのカリスマたち』（亜紀書房）『おひとりさまの老後』『男おひとりさま道』（法研）、『おひとりさまの最期』（朝日新聞出版）など多数。

川口有美子

特定非営利活動法人ＡＬＳ／ＭＮＤサポートセンターさくら会副理事長、事務局長。１９９５年に母が筋萎縮性側索硬化症（ＡＬＳ）に罹患。１９９６年から実家で在宅人工呼吸療法を開始し、２００３年に訪問介護事業所ケアサポートモモ設立。同年、ＡＬＳ患者の橋本操とＮＰＯ法人ＡＬＳ／ＭＮＤサポートセンターさくら会を設立。ＡＬＳなど運動ニューロン疾患（ＭＮＤ）の患者支援に取り組む。２００４年立命館大学大学院先端総合学術研究科。２００５年日本ＡＬＳ協会理事就任。２００９年ＡＬＳ／ＭＮＤ国際同盟会議理事就任。

下河原忠道

株式会社シルバーウッド代表取締役。１９９２年より父親の経営する鉄鋼会社に勤務し、薄鋼板による建築工法開発のため、１９９８年に単身渡米。帰国後２０００年に株式会社シルバーウッドを設立。２００５年に高齢者向け住宅工事を受注したのを契機に、高齢者向け住宅・施設の企画・開発事業を開始。２０１１年７月、千葉県にサ高住「銀木犀〈鎌ヶ谷〉」を開設し、現在は銀木犀シリーズを７棟直轄運営。一般財団法人サービス付き高齢者向け住宅協会理事。

提言９

山崎 亮

ｓｔｕｄｉｏ－Ｌ代表、東北芸術工科大学教授（コミュニティデザイン学科長）、慶應義塾大学特別招聘教授。大阪府立大学大学院および東京大学大学院修了。博士（工学）。建築・ランドスケープ設計事務所を経て、２００５年にｓｔｕｄｉｏ－Ｌを設立。地域の課題を地域に住む人たちが解決するためのコミュニティデザインに携わる。まちづくりのワークショップ、住民参加型の総合計画づくり、市民参加型のパークマネジメントなどに関するプロジェクトが多い。「海士町総合振興計画」「ｓｔｕｄｉｏ－Ｌ伊賀事務所」「しまのわ２０１４」でグッドデザイン賞、「親子健康手帳」でキッズデザイン賞などを受賞。著書に『コミュニティデザイン』（学芸出版社：不動産協会賞受賞）『コミュニティデザインの時代』（中公新書）『ソーシャルデザイン・アトラス』（鹿島出版会）『ふるさとを元気にする仕事』（ちくまプリマー新書）『コミュニティデザインの源流』（太田出版）などがある。

提言10

村田裕之

東北大学加齢医学研究所特任教授、村田アソシエイツ株式会社代表取締役。東北大学大学院工学研究科修了。民間企業勤務後、仏国立ポンゼショセ工科大学院国際経営学部修了。仏国営石油会社エルフ・アキテーヌ（現トタール）を経て、株式会社日本総合研究所入社。２０００年シンクタンク・ソフィアバンク設立に参加、２００２年村田アソシエイツ設立。２００６年東北大学特任教授、２００７年関西大学客員教授、２００８年より東北大学加齢医学研究所スマート・エイジング国際共同研究センター特任教授に就任。

小川利久

株式会社エイジング・サポート代表取締役。新潟大学農学部林学科卒業。現（株）長谷工コーポレーションにて住宅企画、有料老人ホーム・シニア住宅の事業企画等を担当、その後、民間シンクタンクにてシルバー事業等の企画コンサル業務を経て、複数の社会福祉法人の法人本部長、ユニット型特養施設長を歴任、法人経営＆施設マネジメントに携わる。２０１４年10月東北大学加齢医学研究所附属スマート・エイジング国際共同研究センター東京分室スマート・エイジング・カレッジ（ＳＡＣ）東京事務局長兼務。２０１５年10月、スマート・エイジング・マネジメント・スクール（ＳＡＭＳ）開校、社会福祉法人の経営マネジメントに関するコンサルティング業務、現職。

●編集協力

下平 貴子

●取材・執筆（順不同）

石井 悦子

［秋下雅弘×平井みどり／前田圭介×戸原 玄］

大正谷 成晴

［辻 哲夫×西村周三／上野千鶴子×川口有美子×下河原忠道／山崎 亮／村田裕之×小川利久］

下境 敏弘

［宇都宮宏子×渡辺美恵子／加藤忠相×前田隆行×樋口直美／堀田聰子×高瀬比佐子］

田之上 信

［山崎泰広／小澤竹俊×岩本ゆり］

佐々木 淳

［森田洋之／澤 憲明］

●写真撮影（順不同）

北神 智子

［山崎泰広／小澤竹俊×岩本ゆり］

原 恵美子

［山崎 亮］

前田 逸郎

［森田洋之］

佐々木 淳

［澤 憲明］

関口 宏紀（日本医療企画）

［辻 哲夫×西村周三／秋下雅弘×平井みどり／前田圭介×戸原 玄／宇都宮宏子×渡辺美恵子／加藤忠相×前田隆行×樋口直美／堀田聰子×高瀬比佐子／上野千鶴子×川口有美子×下河原忠道／村田裕之×小川利久］

羽切 利夫

［P.167］

●装幀

高田 康稔（株式会社ensoku）

●デザイン

アントニー・ブルネス（医療法人社団悠翔会）

●編著者
佐々木 淳
医療法人社団悠翔会理事長。筑波大学卒業後、三井記念病院に勤務。2003年東京大学大学院医学系研究科博士課程入学。東京大学医学部附属病院消化器内科、医療法人社団哲仁会井口病院副院長、金町中央透析センター長等を経て、2006年MRCビルクリニックを設立。2008年東京大学大学院医学系研究科博士課程を中退、医療法人社団悠翔会理事長に就任し、24時間対応の在宅総合診療を展開。

これからの医療と介護のカタチ
超高齢社会を明るい未来にする10の提言

2016年12月11日　初版第1刷発行
2017年4月7日　初版第2刷発行

編 著 者　佐々木 淳
発 行 者　林　諄
発 行 所　株式会社日本医療企画
〒101-0033　東京都千代田区神田岩本町4－14　神田平成ビル
TEL. 03-3256-2861（代表）
印 刷 所　図書印刷株式会社

ISBN 978-4-86439-516-8　C3047　定価はカバーに表示しています。